就労支援の作業療法

ー 基礎から臨床実践まで ー

編著

中村 俊彦
建木 健
藤田 さより

JN003025

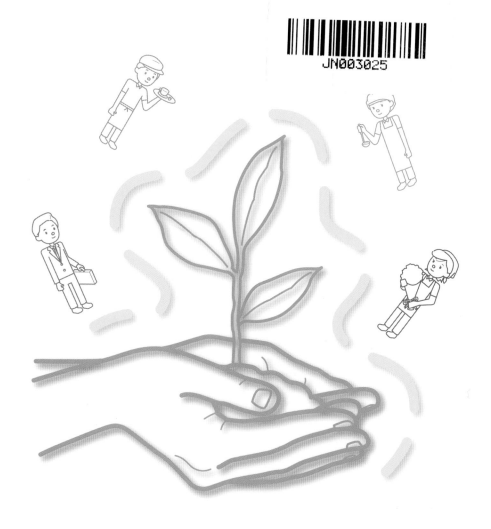

医歯薬出版株式会社

序　文

「働くこと」は，多様化が叫ばれる現代社会において注目を浴び続けているテーマの一つである．そのなかで「就労支援」という言葉は社会にかなり浸透してきたのではないだろうか．

本書の目的は，作業療法士（以下，OT）が障害をもつ人たちへの就労支援にかかわる際の基礎知識，および介入方法を示すことである．制作にあたり念頭に置いたのは，日本作業療法士協会が2019年に公表した『作業療法教育ガイドライン2019　作業療法士養成教育モデル・コア・カリキュラム 2019（以下，カリキュラム）』である．カリキュラムの地域作業療法学に含まれる「就労支援領域における作業療法」では，職業の基礎的概念，介入理論，就労支援制度の理解に加え，「障害ごとの作業療法について説明・模擬実践できる」ことが謳われている．この点を踏まえ，本書では大きく「基礎編」と「実践編」に分け，OTを目指す学生や就労支援を学ぼうとするOTが，基礎から臨床実践へと切れ目がなく理解できるように工夫した．また，各障害については，代表的な障害を中心に掘り下げ，新たな領域として関心を集めている分野にも焦点を当てている．

1章では，就労支援の歴史，法制度，基礎概念，介入理論，管理的側面など，就労支援を支える基盤について述べ，2章以降の各論では，各疾患の概要，必要な評価，OTならではの介入，チーム連携にもつながる視点などを示した．また，各所にコラムとして，昨今のトピックスやOTの斬新な取り組みなどの紹介を設け，就労支援の可能性を記載した．巻末には「国家試験過去問題」として，近年の国家試験の出題傾向の分析，問題・解説を記載したので，必要に応じ活用してもらいたい．

障害者自立支援法（現　障害者総合支援法）が施行され15年以上が経過し，障害者への就労支援が作業療法分野において発展してきたなかで，筆者自身，就労支援に関する知識や理論を臨床実践に結び付けた書籍の必要性を感じていた．そうしたなかで本書の制作が決まり，臨床現場で就労支援の実践に取り組まれているOTの方々，各養成校教員の先生方など全国から執筆協力者を得ることができた．執筆を担当された皆様に深く感謝申し上げます．

本書を制作するにあたり，共同編者の建木　健氏，藤田さより氏に多大なご協力をいただいたこと，また，約2年前の構想段階では静岡県浜松市周辺で活躍するOT各氏からアイデアを提供してもらったり，執筆を快諾していただいたりするなど，本書を築くうえで大きな助けをいただいたことに御礼申し上げます．そして，すべての段階においてきめ細かなサポートをいただいた医歯薬出版株式会社の濵みなみ氏に厚く御礼申し上げたい．

本書が，学生諸君の学びや就労支援に関心をもつOTの知識の整理，臨床実践に役立つことができれば何よりの喜びである．

2022年7月吉日

編者を代表して　中村俊彦

目次

執筆者一覧

編集

中村 俊彦　常葉大学　保健医療学部　作業療法学科
建木 健　NPO法人えんしゅう生活支援net
藤田 さより　聖隷クリストファー大学　リハビリテーション学部　作業療法学科

執筆 (50音順)

大川 浩子　北海道文教大学　人間科学部　作業療法学科
太田 英未　社会福祉法人天竜厚生会　天竜厚生会診療所
大庭 潤平　神戸学院大学　総合リハビリテーション学部　作業療法学科
大庭 英章　静岡医療科学専門大学校　作業療法学科
金川 善衛　就労支援センターオンワーク
鴨藤 菜奈子　ぴあクリニック
後藤 将斗　榛原総合病院
菅沼 映里　ammikkal
鈴木 達也　聖隷クリストファー大学　リハビリテーション学部　作業療法学科
髙橋 章郎　首都医校
田尻 寿子　静岡県立静岡がんセンター　リハビリテーション科
建木 健　同上
建木 良子　NPO法人えんしゅう生活支援net　ワークセンターふたば
千葉 由香里　就労移行支援事業所ハートスイッチ倉敷
仲地 宗幸　合同会社キングコング　就労移行支援事業所　GoRiLla
中西 伸彰　三重県立こころの医療センター　地域生活支援部生活支援室作業療法グループ
中村 俊彦　同上
野口 佑太　鈴鹿医療科学大学　保健衛生学部　リハビリテーション学科作業療法学専攻
野崎 智仁　国際医療福祉大学　保健医療学部　作業療法学科／NPO法人 那須フロンティア
芳賀 大輔　日本学び協会ワンモア
原田 若奈　社会福祉法人復泉会　KuRuMiX
藤田 恵子　榛原総合病院
藤田 さより　同上
松尾 絹絵　甲南加古川病院　リハビリテーションセンター
水谷 とよ江　国立障害者リハビリテーションセンター　自立支援局第二自立訓練部肢体機能訓練課
峰野 和仁　社会福祉法人復泉会　くるみ共同作業所
宮崎 宏興　いねいぶる
向 文緒　中部大学　生命健康科学部　作業療法学科
山下 祐司　NPO法人コネクトスポット
吉田 裕紀　常葉大学　保健医療学部　作業療法学科

1章

就労支援に関する総論

わが国における障害者への就労支援は，対象を広げつつさまざまな取り組みがなされている．その制度や実践は，社会経済の情勢，国際的な障害者政策の動向や疾病構造の変化に対応しつつ，形を整えてきたといえよう．

1章「就労支援に関する総論」では，初めに障害者に対する就労支援の歴史的変遷，法制度の成り立ちと現状についての理解を促すために就労支援の概観を示す．そして，人にとっての職業発達の基礎概念を学ぶことで，障害者が働くことの意義について理解を深めていただきたい．作業療法士が障害者へ就労支援の介入を行う際の手がかりとなる諸理論については，事例を用いながら理解を促す．

また近年では，作業療法士の臨床におけるマネジメント面での知識や技術の習得の必要性が増してきていることを踏まえ，就労支援の現場における職員間の連携などの重要性についても言及する．障害者への就労支援の基盤を構成する基礎知識を整理したうえで，職業評価の考え方，評価体系の理解，臨床場面を想定した種々の検査・測定および評価に至るまでのプロセスを整理していただきたい．

本章での学びは，2章以降の各疾患や障害への就労支援に関する，作業療法士ならではの基本的な知識の理解の助けとなるであろう．

（中村俊彦）

障害者就労の歩み

障害者への就労支援を学ぶにあたり，わが国において障害者の職業問題はどのようにして顕在化し，その対応はどうなされてきたかについて整理する．就労支援について歴史的には，職業リハビリテーションとして包括的にとらえられていたことも理解してほしい．

1. 就労支援の歴史

働くことを希望する者が職を得ることは「収入の確保」という経済的側面だけではなく，「社会との接点」「他者との交流」「自己研鑽」など多くの意味をもつ．ここでは，明治以降のわが国において，障害者への就労支援[※1]がどのように歩んできたのかを概観する．

2. 1945年の終戦まで —関東大震災，戦時体制と傷痍軍人—

明治期における障害者への救済制度は1874（明治7）年公布の恤救規則[※2]が存在する程度であった．その適用は極度の貧困層を基準としており，ごく一部の者しか対象にならなかった．同法は，その後1929（昭和4）年の救護法へとつながるが，恩恵的な側面が強く，対象となる者もきわめて限定された点は変化しなかった．今日的な公費による職業リハビリテーション（以下，職リハ）活動は，1924（大正13）年，同潤会が同潤啓成社を設立して，その前年に関東南部を襲った関東大震災の被災障害者を対象として実施した職業再教育事業が始まりとされる[1]．

戦傷兵のリハビリテーションで大きな役割を担ったのは，1938年に神奈川県相模原市に開設された臨時東京第三陸軍病院（現　独立行政法人国立病院機構相模原病院）であった．敷地面積は10万坪以上と広大であり（現在の相模原病院は約3分の1），機能検査室や理学療法室，職業準備教育室などがあった[2]．頭部外傷および脊髄損傷の者は，東京第一陸軍病院の特殊治療を受けた後，前者は傷痍軍人下総療養所に，後者は傷痍軍人箱根療養所に移され，特殊療法，生活訓練，作業訓練が行われた[3]．

傷痍軍人に対する職リハの面では，1938年に傷兵保護院が設置され，翌年1939年には軍事保護院となった[4]．軍事保護院を中心に展開された傷痍軍人対策は，敗戦後占領軍によって軍人に対する一切の特殊有利な扱いが禁止された結果廃止となり，旧傷痍軍人は何の保障もされないまま社会に投げ出されることとなった[5]．

第二次世界大戦（1939〜1945年）時，特に陸軍では，軍内治療の体系化を叫び，傷痍軍人を必要に応じ専門病院に収容し，生涯にわたり機能障害が残る者は機能回復病院に送った．代表的な機能

[※1] 障害者への就労支援：現在でいう「障害者への就労支援」はその歴史を辿るなかでは「職業リハビリテーション」と包括的に表現されることが多いため，この2用語の使用については当時の状況を尊重して用いることとする．

[※2] 恤救規則：1874（明治7）年に明治政府により発布された，70歳以上の老衰者，廃疾者，病院，貧困で独身，労働能力が全くない者などを対象として最低の米代を換算して支給するものである．わずかでも労働能力をもつ者は対象とせず，頼れる身寄りのない者にのみ救済を限定しており，「貧困は怠惰が原因である」として個人・家族の責任とするものであった[6]．

回復病院として，東京第三陸軍病院（現 国立相模原病院）が創設され，上肢切断者を含む数千名の機能障害者が常時訓練に従事し，東京第一陸軍病院（現 国立病院医療センター）においては，数百名の下肢切断者が義肢による機能回復訓練に従事していたとされている[7]．

3. 戦後間もないころの障害者の就労問題　―身体障害者福祉法―

　わが国は，戦後すぐに傷痍軍人政策の解体という大きな改革を経験した．この政策転換により，戦前戦中を通じ，名誉の負傷として尊敬を集めた傷痍軍人は一障害者として扱われることとなった．社会経済状況が混沌とするなか，1947（昭和22）年には，労働者災害補償保険法，職業安定法が公布されている．同年，オランダでは障害者雇用法（法定雇用率2%）が制定され，日本と同じ敗戦国側のドイツでは重度障害者法が制定されている．

　1949（昭和24）年に身体障害者福祉法が制定されたころ，新しく国立身体障害者更生指導所（後の国立身体障害センター）が前述の相模原病院に隣接して設立され，各都道府県でも県営の更生指導所を設置するに至った[3]．厚生省管轄の身体障害者更生指導所（後の身体障害者更生相談所）は，わが国の職リハにかかわる行政窓口として重要な役割を担うこととなる．労働省管轄では，1949（昭和24）年に九州労災病院と東京労災病院が開設され，その他の労災病院も1950〜1960年代にかけて全国の炭鉱地域や工業地域を中心に次々と開設され，労災事故をはじめ，後には地域住民など一般の多くの身体障害者への治療機関として高度経済成長期の職リハをリードする役割を担った（図1-1）．

　障害者就労に関しては，1950年代初めにリハビリテーションの概念が欧米から輸入されたことにより，職リハに関連した立法，行政も進展をみせた．1950（昭和25）年には，精神衛生法が公布され，精神衛生相談所，訪問指導の新設がなされた．また1951年には第1回身体障害者実態調査が実施された．

4. 高度経済成長期の進展　―東京パラリンピック，法定雇用率の導入―

　1955（昭和30）年にILO[※3]総会で採択された第99号勧告「障害者の職業更生に関する勧告」は，わが国の身体障害者雇用促進法制定（1960年）の大きなきっかけとなり，採択以来1970年代まで障害者の職リハおよび雇用に関する国際基準になってきた[8]．

　精神科領域での現代に通じる職リハの原形は1960年代が起源とされ，当時の精神科医療は，ようやく近代精神医療の体裁を整えつつあった．その病院中心型精神医療も，このころすでに院内に滞留しつつあった統合失調症を中心とした長期在院慢

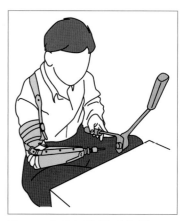

図1-1　右手切断（義手装着）にての巧緻性トレーニング

※3 ILO (International Labour Organization，国際労働機関)：条約や勧告を通じて，世界の労働者の生活水準の向上，基本的人権の確立，労働条件の改善，経済的・社会的安定の推進を図る国際組織．

性化患者群を多数抱え，これに対し院内作業療法などの生活療法とともに，院外作業療法（ナイトホスピタル）の適用による退院促進（社会復帰）の試みが推進されようとしていた．精神科病院から送り出されるナイトホスピタル患者は，労働力不足に悩む中小零細企業にとって安価な労働力として受け入れられることとなる[9]．身体障害者の職リハに関しても社会経済状況との関与は強く，高度経済成長期に進展した製造業への人手不足に呼応する形で，比較的障害の軽度の者は何らかの仕事に就くことも可能であった．一方，産業の重工業化が進むにつれて増加した労災事故や交通事故に加え，成人病（生活習慣病）や公害病，サリドマイド，スモンなどの薬害は心身の多様な障害を引き起こすに至った．

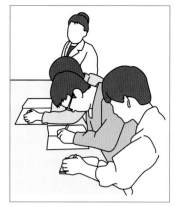

図1-2　作業療法士の指導による事務作業の練習風景（1960年代）

1960（昭和35）年に，身体障害者雇用促進法（以下，促進法）が公布され，わが国初となる障害者雇用率制度が導入された（義務規定ではない）．知的障害者に対しては，促進法制定と同じ1960年に，自立と社会経済活動への参加を促進させることを目的とした精神薄弱者福祉法（知的障害者福祉法）が公布された．

1964（昭和39）年に開催された東京パラリンピックは，わが国の身体障害者福祉が先進国より大きく遅れをとっていることを顕在化させることとなり，大会後にはいくつかの先駆的な障害者雇用の取り組みが展開された．障害者就労に関する諸施策も拡大される気運が高まり，1967（昭和42）年の精神薄弱者（知的障害者）に対する職場適応訓練制度の運用など，障害者の職リハ推進もみられた（図1-2）．

1970年代に入ると，オイルショック（1973年）やその後の雇用調整の波などにより，経済成長の流れも低成長へと変わった．身体障害者の雇用が期待されたようには上向かない情勢を踏まえ，1976（昭和51）年には，障害者雇用率を義務化する促進法改正が実施され，一定規模以上の企業などでは，身体障害者の法定雇用率に則った雇用が，「努力義務」から「義務」となり，障害者雇用納付金制度なども盛り込まれることとなった．この義務化は今に続く障害者雇用の基盤をなすこととなった．

5. 1980〜1990年代　―ICIDH，国際障害者年―

1980（昭和55）年，WHO（世界保健機関）は，国際障害分類（International Classification of Impairments, Disabilities and Handicaps：ICIDH）を発表した．ICIDHは，「機能形態障害」「能力障害」「社会的不利」の側面から障害モデルを説明するものである．1981（昭和56）年の「国際障害者年」に続き，「国連・障害者の十年」（1983〜1992年）のころから，障害者の雇用対策は国際的な動きに連動しつつ拡充され始めた．国際障害者年が掲げた「完全参加と平等」という目標は職リハ領域にも通じる理念として，その後の社会にも影響を与えることとなった．

1980年代半ば以後の政策には，1983（昭和58）年のILO 159号条約「障害者への職業リハビリテーション及び雇用に関する条約」による影響も少なからず存在した．1987（昭和62）年には障害者雇用

促進法が「障害者の雇用の促進等に関する法律」として大きな改正がなされた．同法では，その対象範囲をすべての障害へと拡大し，知的障害者も納付金制度の対象に含めることなどが定められた．そして，職リハの研究や実践の拡大を目指して障害者職業総合センター(NIVR)，広域障害者職業センター，地域障害者職業センターが整備された．1992(平成4)年には，「障害者の雇用の促進等に関する法律」が改正され，雇用率制度における重度知的障害者のダブルカウントが適用されることになった．1997(平成9)年の障害者雇用促進法改正では，雇用率制度の対象に知的障害者も含むようになり，精神障害者も助成金の対象となった．

6. 2000年代〜現在　—ICF，障害者自立支援法から障害者総合支援法へ—

2001(平成13)年，WHO(世界保健機関)総会において，ICF(International Classification of Functioning, Disability and Health, 国際生活機能分類)が採択された．ICFは「健康の構成要素に関する分類」であり，ICIDHとは異なる視点での分類で，すべての人の健康状態に通じるモデルである．2003(平成15)年の支援費制度によって，児童福祉や高齢者福祉サービスを皮切りに，福祉政策はこれまでの行政が措置や支給を決めていた「措置制度」から，自己決定権による「利用者との契約中心の制度」へと大きく転換した．2006(平成18)年には，精神保健福祉法を含めて障害種別にかかわりのない共通の給付などに関する事項を規定した障害者自立支援法が施行された[10]．自立支援法では，3障害の一元化(身体障害，知的障害，精神障害の障害種別にかかわらずサービス利用の仕組みを統一すること)，就労支援の強化，安定財源確保などをポイントに掲げ，当初，利用者負担は応益負担とするシステムを導入した．自立支援法は，障害者の社会的自立を促すことを目指し，これまで支援費制度の対象外であった精神障害者も加え，身体・知的・精神の各障害へのサービスを一元化したことに大きな特色があり，その柱の一つとして就労支援が掲げられた．この就労支援には，就労移行支援と就労継続支援の2種類のサービス体系が設けられ，就労継続支援にはA型(雇用型)・B型(非雇用型)が設定された．自立支援法は，障害者の就労支援への社会的関心を喚起することにもつながったともいえよう．

自立支援法の利用者負担については，当初"応益負担"であったが，見直しの議論が進み，2010(平成22)年には自立支援法が改正され，1割の自己負担額を改め，利用者の収入に見合った自己負担の設定，つまり"応能負担"となった．2013(平成25)年4月からは，自立支援法は障害者総合支援法(以下，総合支援法)へと発展的に改められた．総合支援法では，新たに障害者の範囲に難病が加わり，地域移行支援の対象を拡大するなど，今後の時代を見越した改正がなされている．総合支援法は法の施行後3年経過の時点で内容を見直すことになっており，2016(平成28)年に法改正がなされ，2018(平成30)年4月から施行されており，同年からは精神障害者にも雇用義務が適用されるようになった．

自立支援法施行以来，障害者の就労支援に関連するさまざまな連携事業(民間企業の参入，農福連携など)が起こり，障害者の就労環境の裾野は広がってきた．最近では，がんや呼吸器疾患，難病，人工透析患者などが"治療をしながら働く"ことも珍しくはなくなってきている．

また，病気や障害のある人だけではなく，ひきこもり，ニート，司法領域など社会的な課題への対応としての就労支援への取り組みもみられるようになってきた．このような情勢を踏まえると，

表1-1　戦後の就労支援の主な歴史（抜粋）[11]

西暦（和暦）	障害者の就労支援に関連する法制度，動き	海外の障害者就労への動き	医療保健にかかわる社会情勢
1946（昭和21）		イギリス：レンプロイ公社設立	
1947（昭和22）	職業安定法，労働者災害補償保険法制定	オランダ：障害者雇用法（法定雇用率2％）公布	児童福祉法公布
1948（昭和23）	身体障害者職業補導所開設（大阪）		日本肢体不自由児協会設立
1949（昭和24）	身体障害者福祉法公布 国立身体障害者更生指導所が設置（神奈川県） 九州労災病院，東京労災病院開設		
1950（昭和25）	精神衛生法制定	ILO勧告88号を採択（身体障害者を含む成年者の職業訓練に関する勧告）	
1951（昭和26）	身体障害者実態調査を開始（以後5年毎実施）		死亡原因1位が結核から脳溢血へ
1952（昭和27）		アメリカ：アビリティーズ社設置	
1953（昭和28）	国立伊東保養所設置（のちに国立伊東重度障害者センターに改称）		軍人恩給の復活
1955（昭和30）		ILO勧告99号を採択（障害者の職業リハビリテーションに関する勧告）	
1956（昭和31）		アメリカ：社会保障法改正	
1957（昭和32）			労働福祉事業団発足
1958（昭和33）	職業訓練法（身体障害者職業訓練所を規定）公布	イギリス：身体障害者雇用法公布	
1959（昭和34）		デンマーク：1959年法（ノーマライゼーション理念）	
1960（昭和35）	知的障害者福祉法 身体障害者雇用促進法（雇用努力）公布	第1回パラリンピック競技大会（ローマ）	全国にポリオ集団発生
1961（昭和36）	身体障害者雇用促進月間を設定	カナダ：職業リハビリテーション法公布	
1963（昭和38）	国立療養所東京病院附属リハビリテーション学院開校		
1964（昭和39）			ライシャワー大使刺傷事件 東京パラリンピック開催
1965（昭和40）	理学療法士及び作業療法士法公布，精神衛生法の改定	汎太平洋リハビリテーション会議 アメリカ：職業リハビリテーション法改正	
1967（昭和42）	知的障害者福祉法の改正（授産施設新設） 身体障害者福祉法の対象拡大（内部疾患） 身体障害者雇用促進法の改正（障害の範囲拡大，身体障害者相談員など）		
1968（昭和43）	労働省発基686号[※4]発令（労災保険によるリハビリテーション報酬） 東京都心身障害者福祉センター設置		イタイイタイ病，水俣病が公害病認定
1969（昭和44）	国立福岡視力障害者センター設置	ドイツ：雇用促進法公布，オランダ：保護雇用法公布	肢体不自由養護学校が全県設置
1970（昭和45）	心身障害者対策基本法公布	リハビリテーションの10年の宣言	
1972（昭和47）	身体障害者福祉工場の制度化		
1973（昭和48）		アメリカ：リハビリテーション法	福祉元年，オイルショック（秋）
1974（昭和49）	理学療法・作業療法の診療報酬点数化	オーストラリア：障害者援助法	
1976（昭和51）	身体障害者雇用促進法の改正（雇用義務へ）：雇用納付金制度を創設，法定雇用率1.5％		
1979（昭和54）	国立職業リハビリテーションセンターを設置（所沢市） 総合せき損センターを設置（福岡県飯塚市） 養護学校教育の義務化		
1980（昭和55）		WHO：ICIDH（国際障害分類試案）を発表	
1981（昭和56）		国際障害者年「完全参加と平等」	

表1-1　つづき

西暦（和暦）	障害者の就労支援に関連する法制度，動き	海外の障害者就労への動き	医療保健にかかわる社会情勢
1983（昭和58）		ILO「職業リハビリテーション及び雇用に関する条約」（159号条約），「職業リハビリテーション及び雇用に関する勧告」国連・障害者の十年（1983～1992）	
1986（昭和61）	職場適応訓練を精神障害者にも適用		
1987（昭和62）	精神衛生法の改正（法律名称を精神保健法へ，精神障害者社会復帰施設の法定化等）		
1989（昭和64）	手話通訳士制度創設		
1990（平成2）		アメリカ：ADA（障害を持つアメリカ人法）	
1991（平成3）	障害者職業総合センター設置		
1995（平成7）		イギリス：障害者差別禁止法公布	障害者対策推進本部「障害者プラン（ノーマライゼーション7カ年戦略）」を策定
1997（平成9）	知的障害者を含む雇用率設定，民間企業1.8％等		
1998（平成10）		アメリカ：労働力投資法（WIA法）改正	精神薄弱者を知的障害へ用語の改正長野パラリンピック
2000（平成12）			介護保険法施行，社会福祉法改正
2001（平成13）		WHO：ICF（国際生活機能分類）を正式に承認	
2002（平成14）	職場適応援助者（ジョブコーチ）支援事業障害者雇用促進法の改正（ジョブコーチの制度化など）		身体障害者補助犬法公布
2003（平成15）	支援費制度の実施		
2004（平成16）	発達障害者支援法制定		
2005（平成17）	障害者自立支援法成立精神障害者（手帳所持者）を実雇用率に算定可		
2006（平成18）	学校教育法の改正（2007年4月より特別支援教育の開始）		
2007（平成19）		障害者権利条約署名（日本）	
2010（平成22）		イギリス：平等法	
2012（平成24）	国等による障害者就労施設等からの物品等の調達の推進等に関する法律（障害者優先調達推進法公布）		
2013（平成25）	障害者総合支援法施行		
2014（平成26）	難病の患者に対する医療等に関する法律成立	アメリカ：労働力の革新および機会に関する法律（WIOA法）	「障害者権利条約」批准
2016（平成28）	がん患者等に対する就職支援モデル事業障害者の雇用の促進等に関する法律の一部を改正する法律の一部施行（障害者に対する差別の禁止，合理的配慮の提供義務）		
2018（平成30）	精神障害者が雇用義務の対象に加わる		
2019（令和元）	民間企業の法定雇用率を2.0％から2.2％に引き上げ		

※4労災病院のリハビリテーション医療の理念と施設基準の整備，リハスタッフの充実化を図っていく指針として以降生き続けていくことになる[12].

　今後障害者の就労支援は従来の医療や福祉の枠の中だけではなく，社会的課題への対応策など産業保健への垣根を超えた連携とアプローチにも注目が集まるであろう．

（中村俊彦）

7. 就労支援における研究とエビデンスの必要性

エビデンス（evidence）とは，「証拠」や「根拠」などを意味する．1990年代後半より，科学的証拠に基づいた医療（Evidence-Based Medicine：EBM），科学的根拠に基づいた実践（Evidence-Based Practide：EBP）の重要性が求められるようになった．2000年に入るころには，作業療法士にもEBOT（evidence-based occupational therapy）という用語が用いられ[13]，エビデンスに基づく作業療法の実践が雑誌や学会などで特集やテーマとなるなど，多く報告されるようになった．

職リハの分野においても当然エビデンスに基づく実践が求められるようになり，米国をはじめ職リハの研究成果が報告されるようになった．日本においても年々職リハに関する研究が蓄積され，エビデンスの高い研究も行われるようになっている．しかしながら，他分野の研究と比較すると，職リハ分野においての研究成果は高いエビデンスレベルを示す研究報告の数が少なく，今後の研究実践が期待される．

支援を行うにあたって，職リハ従事者が事前にエビデンスのある支援方法についての情報を知っておくことは，対象者ごとに効果的な支援を行うためには当然の義務であるといえよう．またそれらの研究報告は日々更新されており，支援者には常にアンテナを張り，新たな情報を収集することが求められる．ただしエビデンスがあるからといって誰にでも効果があるということは決してなく，対象者の障害，能力，性格，個性，時期，興味，また支援者自身の経験値や性格，対象者との関係性によって左右されるものであり，まずは個々の対象者を理解し，どのような支援が適しているか十分に検討する必要がある．

エビデンスに基づく実践報告を収集する場合には，科学的根拠が高い研究，つまりエビデンスレベルがどの程度であるかを理解しておく必要がある．エビデンスレベルの高い研究デザインは，ランダム化比較研究，準実験研究，非実験的な記述研究，専門家個人の意見や臨床経験の順となる．

エビデンスレベルの高い研究は効果のある支援方法といえるが，一方で，現場では重複障害や稀な疾患など，支援例が少なく通常の支援では対応が困難な対象者などにも遭遇する．エビデンスの高い研究だけでなく，症例報告などにも視野を広げ検索・閲覧していただきたい．また有効な支援方法を開発し，研究成果を報告しようと思っていざ研究しようとしても，エビデンスレベルの高い研究の実施には，研究に関する一定の知識や協力者，費用や日数も必要となる．しかし，そこで諦めることなく，まずは担当の1事例について支援の経過を記録し，まとめ，学会などに報告することから挑戦していただきたい．それらの蓄積が後々，有効な支援の構築につながる可能性は大いにある．

わが国において急速に進む就労支援であるが，現在は，その質が問われている．今後の職リハの発展のためには，就労支援に関する研究のデータの蓄積は必要不可欠であり，支援者一人ひとりが日々の自己研鑽をしていただき，また支援の成果をぜひ積極的に学会発表したり論文投稿したりしていただきたい．

（藤田さより）

■引用・参考文献

1) 日本職業リハビリテーション学会編：職業リハビリテーションの基礎と実践．p14，中央法規，2012.
2) 上田早記子：昭和十年代の臨時陸軍病院におけるリハビリテーション —傷痍軍人の就労への道—．四天王寺大学紀要 第54号：141-142，2012.
3) 吉田幸雄：わが国の病院におけるリハビリテーションの発達について．病院24(5)：15-16，1965.
4) 溝口 元：傷痍軍人とリハビリテーション—温泉療法ならびに職業補導を中心に—．立正大学社会福祉研究所年報 第19号：239，2017.
5) 松井良輔：職業リハビリテーションの歴史．総合リハビリテーション15(4)：258，1987.
6) 高島 進：社会福祉の歴史 慈善事業・救済事業から現代まで．pp194-195，ミネルヴァ書房，2002.
7) 稗田正虎：日本のPTの原点を振り返って PT前史—学校発足前の胎動期．臨床理学療法7(1)：12，1980.
8) 松為信雄・菊池恵美子(編)：職業リハビリテーション学 キャリア発達と社会参加に向けた就労支援体系 改訂第2版．協同医書出版社，2006.
9) 日野田公一：精神障害者の職業リハビリテーション 就労移行支援を促す施設サービスの在り方をめぐって．吉備国際大学 社会福祉学部研究紀要11：193-205，2006.
10) 栢森良二：学生のためのリハビリテーション医学概論 第3版．p11，医歯薬出版，2020.
11) 建部久美子：現代社会福祉年表 社会福祉士，介護福祉士のために．明石書店，2004.
12) 住田幹男：わが国のリハビリテーション医療全般からみた労災病院の役割．日本職業・災害医学会会誌．JJOMT 53(2)：61-62，2005.
13) 浅井憲義・他：作業療法におけるエビデンス．作業療法24(2)：106-110，2005.
14) 作業療法ジャーナル(0915-1354)36巻2号．
15) 福井次矢・他編著：Minds診療ガイドライン作成の手引き2007．医学書院，2007.

就労支援における法制度は，福祉分野の障害者総合支援法と，労働分野の障害者雇用促進法がある．それぞれの制度下で独立した支援を行うのではなく，制度を超えて連携した支援が求められる．支援を受け就労を目指す障害者は，年々増加の一途を辿っている．

1. 日本における障害者の就労状況

1─障害者の就労状況

　障害をもちながらも就労を希望する対象者は年々増加の一途を辿っており，2020（令和2）年障害者雇用状況の集計結果によると，民間企業における雇用障害者数は57万8,292.0人（対前年3.2%，1万7,683.5人増加）であり，17年連続で過去最高を更新し続けている．公的機関においても同様の傾向にあり，国では9,336.0人（対前年7,577.0人増加），都道府県では9,699.5人（対前年9,033.0人増加），市町村では3万1,424.0人（対前年3万1,424.0人増加），教育委員会では1万4,956.0人（対前年1万3,477.5人増加）であった[1]．また，ハローワークによる障害者の職業紹介件数も増加しており，2019（令和元）年度の就職件数は103,163件と11年連続で増加，新規求職申込件数は223,229件と20年連続で増加し続けている[2]．

　障害者雇用が進み続けている背景の一つに，障害者雇用の必要性やノウハウなど，社会的な認識の広がりが挙げられる．障害がある当事者や家族，その支援者らによる社会参加を望む声は，徐々に大きくなっており，「地域のなかでどのように生活をしていくか」という考え方が今日では主流である．就労を含めた地域生活を実現するためのノウハウについても，メディアや書籍，学術的な報告など，さまざまな場面で目にすることが多くなってきた．また，行政が積極的な助成制度を導入し，地域の支援関係機関が連携を図りながら，効果的・効率的なチームアプローチを実施していることも大きい．地域の現状や要望を踏まえて支援を展開するためには，支援関係機関のみならず，企業や地域住民などとの連携も欠かせない．最近では，そのようなインフォーマルなつながりを実際に活かす取り組みが多くなってきた．このことにより，一律的な就労支援ではなく，障害者ごと，また企業ごとの要望に合わせて，支援を展開することが可能となる．

　就労状況における障害種別の割合に変化が生じている．ハローワークにおける職業紹介状況の割合を，2009（平成21）年度と2019（令和元）年度で比較すると，2009年度では身体障害者49.0%，知的障害者25.3%，精神障害者24.1%であったのに対して，2019年度では身体障害者24.7%，知的障害者21.2%，精神障害者48.1%[2]と，就職件数の総数の違いはあるが，職業紹介のうち半数近くが精神障害者となり，精神障害者の伸び率が非常に高くなってきていることがわかる．

2─障害者の離職問題

　障害者の就職件数が増加し続けている一方で，障害者の離職に関する問題も生じている．障害者の職場定着状況について障害種別にみると，就職後1年時点での定着率は，身体障害者，知的障害

者，発達障害者では60%以上，精神障害者では49.3%と，定着率が低いとされている[3]．就職することが到達目標ではなく，いかに本人が望む就労生活を続けられるかが大切であり，障害種別に限らず，就職後のフォローアップ支援が重要な位置付けとなる．精神障害者をはじめ，長期的に医療的ケアが必要とされる障害特性では，この観点は必要不可欠である．また，障害の有無にかかわらず，人は生涯を通じて成長し続ける存在であるため，「就労を通じてどのようなキャリア形成をしていくか」という観点も重要となる．就労支援を実践する立場では，単に就労が続けばよいということではないことを念頭に置くべきである．

3―障害者への就労支援の制度設計

　障害者の就労状況を支えている日本の障害者雇用対策は，「障害者総合支援法」と「障害者雇用促進法」の2つに大別し制度設計がされている．福祉的な支援を受けながら就労する場合，福祉制度における就労支援が実践されることが多く，障害者総合支援法が適用される．また，一般企業や特例子会社などで雇用契約に基づき就労する場合は，労働制度における就労支援が実践されることが多く，障害者雇用促進法が適用される．それぞれについては後述する．

　実際の就労支援では個々の法制度のみで運用されることは少なく，障害者総合支援法と障害者雇用促進法の関係機関が連携して支援することが多い．そのため，支援者としては，自身の所属施設の基準となる法・制度のみならず，関係する他の法・制度も熟知していることが望ましい．

　また，障害者自立支援法等の一部改正により，2012（平成24）年4月から法制化された自立支援協議会がある．法律では，「関係機関等が相互の連携を図ることにより，地域における障害者等への支援体制に関する課題について情報を共有し，関係機関等の連携の緊密化を図るとともに，地域の実情に応じた体制の整備について協議を行うものとする」としている．自立支援協議会は，都道府県や市町村単位で設置されており，地域特性に応じて必要な体制整備について協議している．現行の法・制度において対応しきれない事情について，地域独自のあり方を検討する場であり，福祉計画の策定にも関与している．就労支援についても検討できる場であり，地域課題を共有することから活用していくことも大切である．

2. 福祉制度における就労支援（障害者総合支援法）

1―障害者総合支援法の目的

　障害者総合支援法は，正式名称を「障害者の日常生活及び社会生活を総合的に支援するための法律」という．この法律の目的は，「（前略）障害者及び障害児が基本的人権を享有する個人としての尊厳にふさわしい日常生活又は社会生活を営むことができるよう，必要な障害福祉サービスに係る給付，地域生活支援事業その他の支援を総合的に行い，もって障害者及び障害児の福祉の増進を図るとともに，障害の有無にかかわらず国民が相互に人格と個性を尊重し安心して暮らすことのできる地域社会の実現に寄与することを目的とする」としている．

　つまり，障害者・障害児の，基本的人権が守られ，日常生活だけでなく，自立した社会生活を送れるように総合的に支援するものである．

2─障害者総合支援法制定のねらい

　障害者総合支援法の前法であった障害者自立支援法は2006（平成18）年に施行された．障害者自立支援法制定による改革のねらいは，障害者の福祉サービスを一元化することにあった．それまでは，障害種別により異なる法・制度で福祉サービスが提供されていたが，この法律による給付の対象者は，身体障害者，知的障害者，精神障害者，障害児とされた．また，障害者がもっと「働ける社会」を目指すこととし，具体的には，企業などへの一般就労へ移行することを目的とする事業を創設し，働く意欲と能力のある障害者が働けるようなサービスを創設した．

　2013（平成25）年に施行された障害者総合支援法は，前法を踏襲しつつ，問題点を考慮して改正された．その一つに，障害者の範囲の見直しなどがされ，制度の切れ目のない支援を提供する観点から，障害者の定義に新たに難病などが追加された．基本理念は，「法に基づく日常生活・社会生活の支援が，共生社会を実現するため，社会参加の機会の確保及び地域社会における共生，社会的障壁の除去に資するよう，総合的かつ計画的に行われることを法律の基本理念として新たに掲げる」とした．しかしながら，障害者総合支援法の施行後も，問題となる部分は依然として生じているため，3年経過を目途に障害福祉サービスのあり方を検討することとなっている．

3─福祉サービスの内容

　障害者総合支援法における福祉サービスには，自立支援給付と地域生活支援事業の2つがある．

　自立支援給付とは，在宅や通所，入所により福祉サービスを利用した際に，行政が費用の一部を負担し，利用者に個別で給付されるものをいう．そこに障害福祉サービスがあり，介護給付と訓練等給付に分けられ（表1-2），訓練等給付には就労系サービスなどが含まれる．就労系サービスには，以下の4つがある．

・就労移行支援

　一般企業などへの就労を希望し，通常の事業所に雇用されることが可能と見込まれる者に対して，就労に必要な知識および能力の向上のために必要な訓練などの支援を行う．また求職活動に関する支援，適性に応じた職場開拓，職場定着のために必要な相談などの支援を行う．年齢制限は

表1-2　障害福祉サービス等の体系（介護給付・訓練等給付）

介護給付	訪問系	居宅介護	訓練等給付	居住支援系	自立生活援助
		重度訪問介護			共同生活援助
		同行援護		訓練系・就労系	自立訓練（機能訓練）
		行動援護			自立訓練（生活訓練）
		重度障害者等包括支援			就労移行支援
	日中活動系	短期入所			就労継続支援（A型）
		療養介護			就労継続支援（B型）
		生活介護			就労定着支援
	施設系	施設入所支援			

65歳までである．ただし，65歳以上の場合には，65歳に達する前5年間（入院などのやむを得ない事由により，障害福祉サービスの支給決定を受けていなかった期間を除く）に障害福祉サービスの支給決定を受けており，65歳に達する前日において就労移行支援の支給決定を受けていた場合には利用ができる．利用期間は2年間である．

・就労継続支援A型

　一般企業などでの就労が困難であり，雇用契約に基づく就労が可能である者に対して，就労の場を提供するとともに，知識および能力の向上のために必要な訓練などの支援を行う．年齢制限は65歳までである．ただし，65歳以上の場合には，65歳に達する前5年間（入院などのやむを得ない事由により，障害福祉サービスの支給決定を受けていなかった期間を除く）に障害福祉サービスの支給決定を受けており，65歳に達する前日において就労継続支援A型の支給決定を受けていた場合には利用ができる．利用期間には制限がなく，利用者には工賃が支払われる．2019年度の平均工賃は月額78,975円である[4]．利用者は支援事業所と雇用契約を結ぶため，最低賃金が保証され，社会保険や雇用保険に加入することができる．

・就労継続支援B型

　一般企業などでの就労が困難であり，雇用契約に基づく就労が困難である者に対して，就労の場を提供するとともに，知識および能力の向上のために必要な訓練等の支援を行う．対象年齢・利用期間共に制限はなく，利用者には工賃が支払われる．2019年度の平均工賃は月額16,369円である[4]．

・就労定着支援

　就労移行支援，就労継続支援，生活介護，自立訓練の利用を経て，新たに一般企業などに就労し，6か月継続している者に対して，就労に伴う生活面の課題に対応するための支援を行う．利用期間は3年間である．

　地域生活支援事業は，市町村などの創意工夫により，利用者の状況に応じて柔軟なサービスを行うものである．各地域事情に応じて実施される事業や，個別給付には該当しない事業を行う．詳細な内容は各都道府県や市町村に委ねられている．地域生活支援事業は，理解促進研修・啓発事業，成年後見制度利用支援事業，成年後見制度法人後見支援事業，意思疎通支援事業，地域活動支援センター機能強化事業などがある．

4―就労系サービスにおける作業療法士への期待

　障害者総合支援法は，3年経過を目途に内容を見直し・検討されているが，2018（平成30）年4月より，就労移行支援に作業療法士（以下，OT）が配置された場合，福祉専門職員配置等加算として報酬が加算されることとなった．この背景には，OTの配置のある就労移行支援事業所では，OTの配置のない事業所に比べて2倍以上の就職者を出しているという根拠が示されたことにあった．また，OTが配置されているほうが，就労継続者が多いという結果も示されたことから[5]，厚生労働省障害福祉サービス等報酬改定検討チームにより審議され，法律においてOTの職名記載がされることとなった．

　2020（令和2）年9月に開催された厚生労働省第15回障害福祉サービス等報酬改定検討会において，表1-3に示す内容が議論された[6]．議論の方向性は，就労継続支援A型・就労継続支援B型を利用する対象者において，一般就労への移行促進を目指す内容であった．

表1-3 第15回障害福祉サービス等報酬改定検討会における検討事項

- 就労継続支援においても障害者本人の希望と能力・適性に応じて一般就労への移行を実現していくべきとの観点から，引き続き就労移行支援体制加算により移行実績等に応じた評価をすることとし，さらなる評価も検討してはどうか.
- 就労継続支援から就労移行支援に送り出した場合についても，一般就労への移行に向けて次のステップに上がったとして一定の評価をすることも検討してはどうか.
- 就労移行支援と同様に，就労継続支援についても，一般就労への移行のさらなる促進を見込み，作業療法士を福祉専門職員配置等加算における有資格者として新たに評価することを検討してはどうか.

(厚生労働省，2020)[6]

これについては，2017年に日本作業療法士協会が行った調査において，OTを配置している就労継続支援A型・B型の就職者の割合が高いという結果[7]が根拠となった．それらを踏まえ，2021 (令和3) 年4月より，就労継続支援A型・B型に作業療法士が配置された場合，福祉専門職員配置等加算として報酬が加算されることとなった．

3. 労働制度における就労支援 (障害者雇用促進法)

1─障害者雇用促進法の目的

障害者雇用促進法は，正式名称を「障害者の雇用の促進等に関する法律」という．目的は，「障害者の雇用義務等に基づく雇用の促進等のための措置，職業リハビリテーションの措置等を通じて，障害者の職業の安定を図ること」である．つまり，障害者が社会的経済活動を構成する労働者の一員として，本人の希望や能力を発揮して，安定して働ける機会を確保するものとしている．

2─障害者雇用促進法制定のねらい

第二次世界大戦後，日本では軍人恩給が廃止され，傷痍軍人が復員したとしても就労場所を獲得できず，収入を得ることが困難となっていた．そのようななか，1960 (昭和35) 年に身体障害者雇用促進法が制定され，企業には障害者を雇い入れる最低雇用率制度が，非強制ではあったが義務付けられるようになった．これが今日の障害者雇用促進法の始まりとされている．1976 (昭和51) 年に，身体障害者の雇用を努力目標から法的義務とする改正がされた．その後，度重なる改正により，対象となる障害種別も拡大していった．そこには，障害者の一般就労を通じた社会参加への希望の高まりと，関連法規の整備により実現可能性が高まり続けていたことが背景にある．

1987 (昭和62) 年に「障害者の雇用の促進等に関する法律 (障害者雇用促進法)」と改称し，これまで身体障害者のみであった実雇用率に知的障害者も含められることになった．職業リハビリテーションが (以下，職リハ) 初めて法律に明記されたのもこのときであった．1998 (平成10) 年に障害者雇用義務の対象として知的障害者を追加する改正が，2018 (平成30) 年に障害者雇用義務の対象として精神障害者を追加する改正がなされた．現在では，障害者の定義を「身体障害，知的障害又は精神障害があるため，長期にわたり，職業生活に相当の制限を受け，又は職業生活を営むことが著しく困難な者」としている．この障害に含まれるのは，身体障害者，知的障害者，精神障害者，その他障害者 (発達障害者，難治性疾患患者など) である．本法において，障害者の雇い入れの義

表1-4 障害者雇用促進法の改正経緯

1960年	「身体障害者雇用促進法」制定
1976年	身体障害者が雇用義務の対象となる 法定雇用率の強化（民間企業1.5%） 雇用納付金制度の制定
1987年	「障害者の雇用の促進等に関する法律」（障害者雇用促進法）に改称 知的障害者が実雇用率の適用対象となる 法定雇用率1.6%
1998年	知的障害者が雇用義務の対象となる 法定雇用率1.8%
2002年	障害者就業・生活支援センター事業を実施 職場適応援助者（ジョブコーチ）事業を実施
2006年	精神障害者である労働者および短時間労働者が実雇用率の適用対象となる
2010年	障害者雇用納付金制度の対象事業主が，常用雇用労働者201人以上となる
2013年	法定雇用率2.0%
2015年	障害者雇用納付金制度の対象事業主が，常用雇用労働者101人以上となる
2016年	障害者に対する差別の禁止および合理的配慮の提供が義務化される
2018年	精神障害者が雇用義務の対象となる 法定雇用率2.2%
2019年	障害者雇用の対象となる民間企業規模を，従業員数45.5人以上に範囲拡大
2021年	法定雇用率2.3%

務，つまり障害者雇用率制度が設けられているが，その対象については後述する（表1-4）.

　現在の基本理念としては，「障害者である労働者は，経済社会を構成する労働者の一員として，職業生活においてその能力を発揮する機会を与えられるものとする」「障害者である労働者は，職業に従事する者としての自覚を持ち，自ら進んで，その能力の開発及び向上を図り，有為な職業人として自立するように努めなければならない」としている．つまり，障害がありながらも社会参加を可能にしていくというノーマライゼーションの考え方に基づいており，さらに障害者自身が自主的に職業における自立を目指す必要があるともされている．本法は，事業主に対する措置（雇用義務制度，納付金制度）と，障害者本人に対する措置（職リハの実施）に分けられる．

3―雇用義務制度

　事業主に対し，障害者雇用率に相当する人数の障害者の雇用を義務付けるものであり，雇用率制度といわれている．ここで定められた法定雇用率は，改正により引き上げが続いており，2021（令和3）年4月時点では，以下のとおりである．

・民間企業・・・・・・・・・・・・2.3%
・国，地方公共団体，特殊法人等・・・2.6%
・都道府県等の教育委員会・・・・・・2.4%

　公共事業においては，民間より率先して障害者雇用を推進させていく必要があるという観点から，民間企業より高い法定雇用率が設定されている．民間企業では，法定雇用率が2.3%であるた

め，対象となる事業所は労働者を43.5人以上雇用している企業に雇用義務が生じることとなる（2021年3月時点）．

　この障害者雇用率制度の算定対象となる障害者は，法律全体における障害者の範囲より狭まる．具体的には，以下の者が対象となる．

・身体障害者・・・・・身体障害者手帳をもつ人
　（重度身体障害者・・・上記のうち，1・2級をもつ人）
・知的障害者・・・・・療育手帳をもつ人，または知的障害者判定機関の判定書をもつ人
　（重度知的障害者・・・上記のうち，重度判定がされた人）
・精神障害者・・・・・精神障害者保健福祉手帳をもつ人のうち症状が安定し，就労が可能な状態にある人

　法定雇用率の対象には，労働時間の条件がある．週30時間以上の労働時間により「常用労働者」とされ，週20時間以上30時間未満の労働時間により「短時間労働者」とされる．週20時間未満の労働者は，法定雇用率の対象とはならないが，特例給付金の対象とはなる．

　重度身体障害者・重度知的障害者を雇い入れると，倍の人数を雇い入れたとみなされる（ダブルカウント）．カウントの仕方は，以下のとおりである．

常用労働者（週30時間以上の労働時間）
・身体障害者・・・1人分（重度判定・・・2人分）
・知的障害者・・・1人分（重度判定・・・2人分）
・精神障害者・・・1人分
短時間労働者（週20時間以上30時間未満の労働時間）
・身体障害者・・・0.5人分（重度判定・・・1人分）
・知的障害者・・・0.5人分（重度判定・・・1人分）
・精神障害者・・・0.5人分[※1]

　障害者雇用率制度においては，障害者の雇用機会の確保は個々の事業主ごとに義務付けられている．一方，障害者の雇用の促進および安定を図るため，事業主が障害者の雇用に特別の配慮をした子会社を設立し，一定の要件を満たす場合には，特例としてその子会社に雇用されている労働者を親会社に雇用されているものとみなして，実雇用率を算定できるとしている．これを特例子会社制度という．また特例子会社をもつ親会社については，関係する子会社も含め，企業グループによる実雇用率算定を可能としている．

4─障害者雇用納付金制度

　障害者の雇用に伴う事業主の経済的負担の調整を図るとともに，全体としての障害者雇用水準を引き上げることを目的にしている．具体的には，雇用率未達成企業（常用労働者100人超）から納付金を徴収し，雇用率達成企業に対して調整金，報奨金を支給するとともに，障害者の雇用の促進等を図るための各種の助成金を支給している．助成金には，障害者を雇い入れるための施設の設置（障害者作業施設設置等助成金）や介助者の配置等（障害者介助等助成金）などがある．対象となる企業規模は，改正により拡大してきており，2015（平成27）年6月30日までは労働者数201人以上300人以下の企業，2020年（令和2）年3月31日までは労働者数100人以上200人以下の企業が追加された．未達成企業の納付金，達成企業の調整金，報奨金の金額は図1-3に示す．

[※1] 精神障害者である短時間労働者であり，以下（1）かつ（2）を満たす場合には，1カウントとみなされる．
　（1）新規雇い入れから3年以内の人または精神障害者保健福祉手帳取得から3年以内の人．
　（2）令和5年3月31日までに雇い入れられ，精神障害者保健福祉手帳を取得した人．

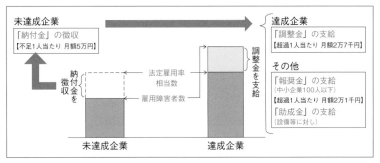

図1-3　障害者雇用納付金制度について

4. 職業リハビリテーションの実施

　「障害者雇用促進法」では，「障害者に対して職業指導，職業訓練，職業紹介その他この法律に定める措置を講じ，その職業生活における自立を図ること」と定義している．つまり，障害者一人ひとりの特性に配慮して，前述の職リハを，医療，保健福祉，教育などの関係機関の連携のもとに実施するのである．本法に定められている職リハを実施する機関は以下のとおりである（**図1-4**）．

1─公共職業安定所（ハローワーク）

　就職を希望する障害者の求職登録を行い，ケースワーク方式により障害の種類・程度に応じたきめ細やかな職業相談・紹介，職場定着指導を実施する．

　各種助成金事業やハローワーク独自の事業を実施している．一例を以下に紹介する．

・トライアル雇用

　一定期間試行雇用した場合に助成するものであり，それらの求職者の適性や業務遂行可能性を見極め，求職者および求人者の相互理解を促進することを通じて，その早期就職の実現や雇用機会の創出を図ることを目的としている．

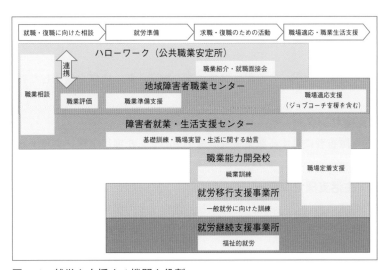

図1-4　就労を支援する機関と役割

・職場適応訓練

　実際の職場で作業について訓練を行うことにより，作業環境に適応することを容易にさせる目的で実施するものであり，訓練終了後は，その訓練を行った事業所に雇用してもらうことを期待して実施するものである．訓練を行った事業主に訓練費が支給される．

・ジョブガイダンス

　ハローワークから学校や医療機関，就労支援事業所などに訪問し，就職活動で必要な知識（ビジネスマナー，心構えなど）や方法（履歴書の書き方，求人票の見方など），模擬面接など，求職活動に関する指導を行う．

2―障害者職業センター

　障害者職業総合センター，広域障害者職業センター，地域障害者職業センターがある．

・障害者職業総合センター

　高度の職リハ技術の研究・開発，専門職員の養成などを実施する．

・広域障害者職業センター

　障害者職業能力開発校や医療施設などと密接に連携した系統的な職リハを実施する．

・地域障害者職業センター

　障害者に対して，職業評価，職業指導，職業準備訓練および職場適応援助者などの専門的な職リハ，事業主に対する雇用管理に関する助言などを実施する．

　地域障害者職業センターに所属する障害者職業カウンセラーが，職場適応援助者（ジョブコーチ）支援の計画書を作成する．ジョブコーチの種類を以下に紹介する．

・配置型ジョブコーチ

　地域障害者職業センターに配置されるジョブコーチ．就職などの困難性の高い障害者を重点的な支援対象として自ら支援を行うほか，訪問型ジョブコーチおよび企業在籍型ジョブコーチと連携し支援を行う．

・訪問型ジョブコーチ

　障害者の就労支援を行う社会福祉法人などに雇用されるジョブコーチ．指定された研修を修了した者であって，必要な相当程度の経験および能力を有する者が担当する．

・企業在籍型ジョブコーチ

　障害者を雇用する企業に雇用されるジョブコーチ．指定された研修を修了した者が担当する．

3―障害者雇用支援センター

　就職が特に困難な障害者に対する職業準備訓練を中心とした雇用支援を実施する．

4―障害者就業・生活支援センター

　障害者の身近な地域において，雇用，保健福祉，教育などの関係機関の連携拠点として，就業面および生活面における一体的な相談支援（職場・家庭訪問，職場実習など）を実施する．

5—障害者職業能力開発校

訓練科目・訓練方法などに特別の配慮を加えつつ，障害の特性に応じた職業訓練，技術革新の進展などに対応した在職者訓練などを実施する．

5. 雇用分野での差別の禁止と合理的配慮の提供義務

2016（平成28）年改定により，雇用分野において障害者に対する差別が禁止され，合理的な配慮の提供が義務となった．雇用分野での差別の禁止とは，募集・採用，賃金，配置，昇進，教育訓練などの雇用に関するあらゆる局面で，障害者であることを理由に障害者を排除すること，障害者に対してのみ不利な条件を設けること，障害のない人を優先することを禁止することである．合理的配慮とは，募集および採用時においては，障害者と障害者でない人との均等な機会を確保するための措置で，採用後においては，障害者と障害者でない人の均等な待遇の確保または障害者の能力の有効な発揮の支障となっている事情を改善するための措置のことをいう．

6. 医療における就労支援

昨今の就労支援において，対象となる障害像も多様になってきており，医療的ケアを受けながら就労実現を目指す対象者も増えてきている．また，医療機関における治療から，就労支援へのスムーズな移行も求められており，関連職種間または関連施設間での連携が欠かせない．これまで，作業療法士をはじめとしたリハビリテーション職による就労支援は，医療機関に所属する割合の多さから医療分野で実践されることが多かった．医療分野での蓄積された知識や技法について，他分野からも期待が寄せられている．

がんや脳血管疾患，精神疾患など，治療を継続しながら就職や復職を目指す対象者は多いものの，対象者自身の自助努力だけで乗り越えることは困難である．この治療と仕事の両立支援についても，就労支援においては重要な位置付けであり，厚生労働省により『事業場における治療と仕事の両立支援のためのガイドライン』が作成され，職場が適切な就業上の措置や治療に対する配慮を行うことができるような取り組み例などが取り上げられている．また，独立行政法人労働者健康安全機構が両立支援コーディネーターの養成を始めており，両立支援体制の確立を目指している．

7. 就労支援の実践事例

1—患者背景

Ａさん．30歳代前半の男性．双極性障害．

生活歴・現病歴：地元の小・中・高校に進学．卒業後は遠方の大学に進学，単身生活を送る．初診は高校2年生のときで，漠然とした落ち込みが強くなり心療内科を受診した．外来治療を継続しながら大学に入学したが，状態が悪化したため地元の精神科病院へ入院．大学は中退し，退院後はデイケアを利用した．塾講師として就職するが，不眠・引きこもりがちとなり退職．再度入院し，退院後にデイケアを利用．医療機関からの紹介で，就労移行支援の利用を検討することとした．

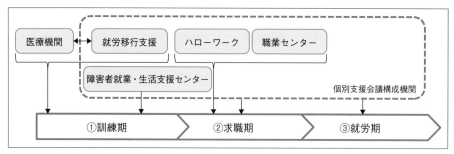

図1-5　各期の支援機関

2―支援経過

　就労移行支援を利用した時期を，①**訓練期**，②**求職期**，③**就労期**として，各期に至る際に連携した支援機関を示す（図1-5）．

①訓練期

　対象者と両親が就労移行支援事業所を見学した．Aさんは「今のままでは駄目だと思う．でも無理せず働きたい」と話す．Aさんの居住地が遠方であり，通所の困難さが予想された．

　その後，主治医，デイケアのOT，就労移行支援の支援者にて，一般就労の実現に向けて，支援内容を検討した．主治医は，定期的な診察により病状のモニタリングを行い，デイケアは，現状の生活状態を維持することを目的に，週3〜4日程度，日中活動の場として支援を行うこととした．就労移行支援は，週1〜2日程度，就労に関する評価実施，制度や他支援機関に関する情報提供，関係機関とのコーディネートの役割として支援を行うこととした．一般就労が実現した後のフォローアップを想定して，障害者就業・生活支援センターへ登録をした．障害者就業・生活支援センターの支援者が，Aさんの作業遂行状況を把握できるようアセスメントできる場面の設定を行った．

②求職期

　就労移行支援は，ハローワークへの同行支援，登録援助を行った．ハローワークでの定期的な相談支援のなかで，求人として事務職を紹介された．エントリー後に交渉を進めていくと，企業側に精神障害者の雇用経験がなく，不安を抱えていることがわかったため，ハローワーク，障害者就業・生活支援センター，地域障害者職業センター，就労移行支援，企業，Aさんにより，支援内容の検討後，トライアル雇用助成事業を行い，中長期的に段階を踏んで定着を目指すこととした．また，ジョブコーチ支援により，職場内でのAさんへの継続的なアセスメント，企業の思いを聴取し続ける支援を実施した．それに合わせ，Aさんとラポール[※2]が形成されていて安心できる就労移行支援の支援者も，定期的に職場訪問をすることとした．

　今回の雇用を進めるにあたり，「企業の管理者のみならず，職員全体として障害者雇用を理解し，進めていきたい」との企業側からの思いに応える形として，従業員向け講習会を実施し，地域障害者職業センターから障害者雇用について，就労移行支援から精神障害について説明を行った．

[※2] ラポール：対象者が支援者を信頼して，抵抗感を示すことなく問題解決に臨めること．支援者は対象者の思いを受容し共感することで，疎通性や協力関係が良好になる．支援の始まりは，ラポールの形成から始まるといっても過言ではない．

求職期では，支援機関や企業，Ａさんとの連絡調整などを，ハローワークと地域障害者職業センターが行い，医療機関との連携を就労移行支援が中心となって行った．

③就労期

　トライアル雇用制度が終了し正式な雇用が開始されてから，ジョブコーチと就労移行支援により，定期的な企業内支援を継続した．主にはＡさんの思いの聴取や，企業側からの肯定的評価を対象者に伝達すること，仕事の負荷量の確認などであった．また労働時間を増やす際には，ハローワーク，地域障害者職業センター，障害者就業・生活支援センター，就労移行支援，ジョブコーチ，Ａさん，企業などが集まり，就労の状況確認と今後の支援内容などを検討した．就労期では，支援機関や企業，Ａさんとの連絡調整などを地域障害者職業センターが中心となり対応した．

■ 引用・参考文献

1）厚生労働省：令和2年障害者雇用状況の集計結果　https://www.mhlw.go.jp/content/11704000/000747732.pdf（2022年4月参照）
2）厚生労働省：ハローワークを通じた「障害者の就職件数」が11年連続で増加しました〜令和元年度 障害者の職業紹介状況などの取りまとめを公表〜　https://www.mhlw.go.jp/content/11704000/000641906.pdf（2022年4月参照）
3）独立行政法人高齢・障害・求職者雇用支援機構：調査研究報告書　障害者の就業状況等に関する調査研究，137，pp22-28，2017．
4）厚生労働省：障害者の就労支援について　https://www.mhlw.go.jp/content/12601000/000797543.pdf（2022年4月参照）
5）厚生労働省：就労移行支援に係る報酬・基準について　https://www.mhlw.go.jp/file/05-Shingikai-12201000-Shakaiengokyokushougaihokenfukushibu-Kikakuka/0000182983.pdf（2022年4月参照）
6）厚生労働省：就労継続支援に係る報酬・基準について≪論点等≫，https://www.mhlw.go.jp/content/12401000/000674639.pdf（2022年4月参照）
7）日本発達障害者ネットワーク：令和年度障害福祉サービス等報酬改定に関する意見等，https://www.mhlw.go.jp/content/12401000/000657270.pdf（2022年4月参照）

（野﨑智仁）

POINT

就労支援を学ぶにあたり，「職業とは何か」「人はなぜ働くのか」について理解を深め，障害者にとっての働くことの意味と就労支援の意義を理解する．また，職業の3要素とキャリア，人の職業的発達，ワークパーソナリティの階層構造に関する概念を学び，作業療法の役割を考える．

1. 「職業」とは何か

「職業」を『広辞苑』（岩波書店）で引くと「日常従事する業務．生計を立てるための仕事．生業．なりわい」と説明されている．職業の意義は第一に，生きるために必要なものを得るための金銭を得ること，それにより生活基盤を安定させることであろう．しかし，職業によりわれわれが得ているのは金銭だけではない．職業に就くことで所属する社会的場を得て，社会的役割を得る．その職業が自分の個性や能力といった性質にピッタリ合っていれば，働くことに楽しみを感じることができる．仕事には一般的に人生の多くの時間が割かれるため，人生の質（QOL）に影響を与える．職業とは，理想の人生を実現するために欠かせないものでもある．

尾高[1]は職業を，「職業とは，社会生活を営む各人がその才能と境遇に応じてその社会的分担を遂行し，そしてこれから得られる報償によって生計を立てるところの継続的な勤労である」と定義している．そして，「これら個性の発揮，役割の実現および生計の維持という3要素への関係が調和的であるとき，職業は理想形態を得ることができる」としている[1]．個人の実際の職業生活において，個性の発揮は大いにできるが生計の維持ができるほどの収入を得られない場合があれば，その逆に，収入は十分に得られるが，個性の発揮は思うほどできず，やりがいを感じられない場合もある．3要素のバランスが崩れていることがあったとしても，いずれかの要素が完全に欠けてしまうことはない．いずれかが欠けてしまえば，それは理想の職業とはいえないだろう．

2. 「働くこと」の意味 —人はなぜ働くのか—

1—あなたは何のために働きますか？

筆者は毎年初回の授業のときに，「あなたにとって職業はどのような意味をもっていますか？あなたは何のために働きますか？」という質問を学生に投げかけている．30年前，バブル経済の余韻が残るころは「社会の役に立ちたい」「障害のある人の役に立ちたい」「好きなことを仕事にしたい」といった社会的役割や個性の発揮（自己実現）を働く目的に挙げる学生の割合が多かったが，近年は「生活のため」と答える学生が圧倒的に多い．

「自己実現」が盛んに唱えられたころ，自分らしい仕事にこだわるあまり進路を決められなかったり，理想と現実のギャップにバーンアウトしたりする若者が多かったことを思うと，「生活のため」という明確な目的があることで，迷いや悩みから自由になっているととらえることができるが，迷い悩む機会さえ奪われているとも考えられる．

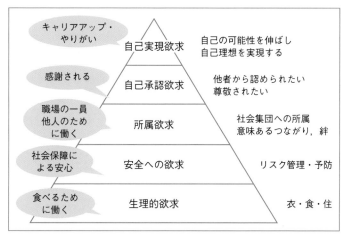

図1-6　働くことの意味　—Maslowの欲求階層モデルの視点から—

　経済的停滞が続く日本社会で育った若者が「生活のために働く」と第一に考えるのは自然なことであろう．しかし「生活費の心配がなかったら働かないのか？」ということも考えてみてほしい．

　自身の貯えや家族の支援，障害年金などの社会保障により，生活費の心配がなくとも「働きたい」と希望する障害者は少なくない．そういった障害者の気持ちを理解するためには，仕事にかかわる人間の欲求というものを理解しておく必要があるように思う．

2— 「働くこと」が与えてくれるもの　—Maslow の欲求階層モデルの視点から—

　働くことは単に「生活のため」に必要なものを与えてくれるだけでなく，社会とのつながりや個性を発揮する機会を与えてくれる．

　「働くこと」の意味について，Maslowの欲求階層モデルにあてはめて考えてみると，図1-6のようになる．「働くこと」の意味は，最も基盤になる衣・食・住といった生理的欲求を満たすための資金を得ることができる，ということである．また，働くことで，われわれは医療保険や年金などの社会保障を得ることができる．病気になったら，必要な医療を少しの自己負担で受けることができる．重い障害をもったり，高齢になって働けなくなったりしても年金によって基本的な生活が保障されるという安心が得られ，安全への欲求が満たされる．さらに，働くことで所属する社会的場を得ることができ，職場の一員となり他人のために働くことで意味あるつながりや絆を得て，所属欲求が満たされる．仕事の結果，感謝されたり，褒められたりすれば，自己承認欲求が満たされ，昇進やスキルアップにつながり，やりがいを感じる理想の仕事を達成すれば自己実現欲求が満たされる．

　「働きたいのに働けない」「就職したいのに就職できない」という状況を想像してみてほしい．「就労が一番の社会保障」「働くことが一番の薬」といった言葉の意味がよくわかるのではないだろうか．

3—勤勉であるほど自己疎外[※]されていく危険

日本国憲法第27条には，「すべて国民は，勤労の権利を有し，義務を負う」とある．現代の日本において，教育を終えた生産年齢にある者が「働く」ということ，「勤めに励む」ということに疑問をもつ者はほとんどいないだろう．職業に就かず教育や職業訓練も受けていない「ニート」とよばれる若者が社会問題化され始めたころ，大学の就職ガイダンスでは，キャリア支援課の職員が学生に対して「働かないという選択肢はない！」と断言していた．良家の子女は働かない（就労しない）ことを善しとされ「家事手伝い」が「主婦」同様立派な生き方として認められていた時代を知っている者としては，隔世の感を得た．「良家の子女は…」という考えは，古代ギリシャから続く職業への序列意識や女性差別意識がもとにあり，女性も働くことを当たり前に選択できるようになったことを好ましく思うと同時に，「本当に働かないという選択肢はないのだろうか」と疑問にも思った．選択肢がないという時点で，個人の主体性が否定され，権利が侵害される危険があるからだ．正規雇用が減少した社会で，無就業者やひきこもり状態の者が増加する一方，常に努力していなければ転落してしまうかもしれないという恐怖を背景に過労に陥る労働者や，「自分がやらなければお店が困るから…」とブラックアルバイトのシフトを断れない学生など，勤勉であればあるほど権利が侵害され苦境に陥る者がいるのはなぜだろうか．

6世紀聖ベネディクト派のキリスト教的仕事観においては，「個人的利益や物質的利益のためになされる仕事は傲慢・嫉妬・憤怒・貪欲といった悪を肥大させる危険を孕むものとされた」という[2]．生活に必要最小限のものを得るための仕事や他者のためになされる仕事は「善き仕事」とされたが，祈りのほうがはるかに重視された．懸命に働くこと自体に価値が置かれるようになるのは宗教改革後のことだという[2]．

マックス・ウェーバーは「宗教改革は，生活一般に対する教会の支配を排除したのではなく，むしろ従来の支配の形態とは別の形態による支配に置き換えたことを意味する．しかも，きわめて楽な，実際には当時ではほとんど気づかれないほどの，多くの場合にはほとんど形式に過ぎないものだった支配を，おおよそ考え得る限り家庭生活と公的生活の全領域にわたって侵入してくる果てしなく煩瑣でかつ生真面目な生活態度全体の規則化へと置き換えたのだ」と述べ，キリスト教的禁欲の精神から，近代文化の構成要素の一つというべき天職（calling）という理念を土台とした合理的生活態度，つまり職務のために自らを厳しく律する生活態度が生まれたことを指摘している[3]．

勤務時間中は他のことを考えず職務に集中することを義務とする考え方，職務に励むこと自体が目的であるかのように働くこと，定められた時間に正確な仕事ができるよう生活全般を厳しく自己コントロールすることは当たり前なのだろうか．どの程度であれば自身の人間性や主体性を損なわずに働き続けられるのだろうか．勤勉であることは一般に推奨されることではあるが，勤勉が過ぎれば，人間性が抑圧され，自己疎外されていく危険性があることを知っておきたい．

[※] 自己疎外：本来の自分ではない状態になること．

3. 職業の3要素とキャリア

　職業に類する言葉は複数ある．これを，尾高[1]が示した職業の3要素のカテゴリーに分類してみると図1-7のようになる．日本語の「天職」は，「天から命ぜられた職，①天子が国家を統治する職務，②神聖な職務，③その人の天性に最も合った職業」という意味で，天から与えられた職という召命（calling）に近い，天性に合った職という意味を含んでいるが，vocation は，"a type of work or way of life that you believe is especially suitable for you"という意味であり，その人自身が自分に適している，自分にふさわしいと思う仕事や生き方という天性との合致に重点が置かれた意味になっている．現在では，日本語においても天職は，その人の天性に合った職業という意味で用いられることが多いと思われる．

　そのような天職には，なかなかすぐには出合えないし，出合っていたとしてもそのような境地に至るには時間がかかるのが普通かもしれない．尾高[1]の職業の定義にあるように，職業はもとより継続的な営みであり，時間性を含んでいるが，職業の経歴を意味するキャリア（career）という言葉は，"the series of jobs that a person has in a particular area of work, usually involving more responsibility as time passes"と説明されるように時間経過とともに発達・進展する意味を含んでいる．単に賃仕事や労働ととらえていた職業であっても，キャリアを積むうちにその社会的役割を知り，自身の性質に合っている部分に気づき，仕事にやりがいやおもしろみを感じられるようになることがある．天職に出合い，職業の3要素のバランスのとれた働き方，生き方を獲得していくプロセスをキャリアということもできるだろう．

　作業療法士の仕事は，障害のある人のキャリアを支援していく仕事でもある．自分自身のキャリアについても考え，理解を深めてほしい．

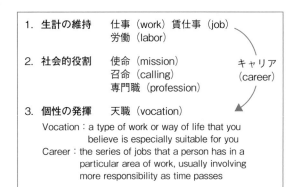

図1-7　職業の3要素とキャリア
（尾高，1995）[1]を元に筆者が作成

4. 人の職業的発達

1—Jordaan（ヨルダーン）の職業的発達段階と職業的発達課題

　Jordaanは，人の職業的発達段階と各段階での課題を表1-5のように示している[4,5]．職業的発達段階は，①成長段階，②探索段階，③確立段階，④維持段階，⑤下降段階の5段階に分けられ，さらに探索段階は試行期，移行期，実地試行期の3期に，確立段階は実践期，昇進期の2期に分けられている．

　①成長段階：児童期・青年前期のころで，学校や家庭・地域での活動を通して，自己の特性を理解するとともに，働く意味を理解していくことが課題となる．

　②探索段階の試行期：青年前期から中期のころで，自分に適当だと思う職業分野や水準を大まかに特定し，希望を結晶化させていくことが課題となる．探索段階の移行期は，青年後期から成人前

表1-5　Jordaanの職業的発達段階と職業的発達課題

発達段階	発達課題	年代
成長段階	自己理解と働く意味の理解	児童期・青年前期
探索段階	試行期：　　職業についての希望の結晶化 移行期：　　職業についての希望の特定化 実地試行期：職業についての希望の実現 　　　　　　ライフワークとできるかの試み	青年前期～中期 青年後期～成人前期 成人前期
確立段階	実践期：仕事への定着，永続的地位の確保 昇進期：経験・業績を重ね資質向上，昇進	成人前期～30歳ころ 30～40歳半ばころ
維持段階	達成した地位や利益の維持	40歳半ば～退職まで
下降段階	活動の縮小を図る	退職のころ

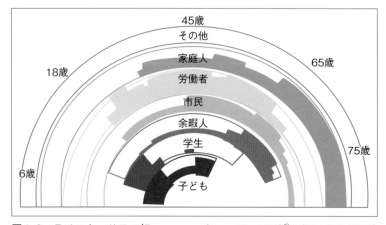

図1-8　ライフキャリアの虹　　　（Super DE，1990）[6]を参考に筆者が作成）

期のころで，職業についての希望を具体的に特定していくことが課題となる．探索段階の実地試行期は，成人前期のころで，実際の職業に就いて，職業についての希望を実現し，その職業がライフワークとして成り立つか試みていくことが課題となる．試みの結果，目標を変更し，希望の結晶化・特定化・実現があらためて行われることもある．

　③確立段階の実践期：成人前期～30歳ころで，選んだ仕事に定着し，その職業のなかで永続的な地位を確保していくことが課題となる．確立段階の昇進期は30～40歳半ばころまでで，職業上の経験や業績を重ねて資質を向上させ昇進することが課題となる．

　④維持段階：40歳半ば～退職までで，達成した地位や利益の維持が課題となる．

　⑤下降段階：退職のころで，活動の縮小を図り，職務を引退する準備と退職後の計画が課題となる．職業リハビリテーションにおいては，障害があってもこの過程を踏めるよう支援する．

2─ライフキャリアの虹

　Superは，キャリアを職業的発達に限らず，生活上の役割（ライフ・ロール）の結合と連鎖の過程としてとらえ，ライフキャリアの虹として示した[5, 6]（図1-8）．人は，家庭を含む社会のなかで「子ども」「学生」「余暇人」「市民」「労働者」「家庭人」「その他」として，さまざまな役割を果たしながら生きていく．20歳前後の大学生の場合，学生としての役割に多くの時間とエネルギーが費やされる

が，家庭では子どもであり，アルバイトなど労働者としての役割や趣味活動に取り組む余暇人，図書館など市民サービスを利用したり，市民行事やボランティアに参加したりするなど市民としての役割にも時間とエネルギーを費やしているであろう．これらの役割はバラバラに存在するのではなく，重なったり，つながったりしているはずである．さまざまな役割に費やされる時間やエネルギーの割合は，その人のライフサイクルの段階やライフスタイルによって変化していく．個人がどのような役割をどのように担いながら生活していくかというキャリア発達の過程がその人らしい「生き方」を形成していく．

障害のある人の支援をするときにも，その人の「ライフキャリアの虹」を考慮することで，よりその人らしい生活・人生の獲得につながり，QOLを高めることができるであろう．

3─障害のある人にとっての"働くことの意味"

障害のある人の支援をするなかで，「頑張ってきたのに大学を中退しなければならなくなって，本当に悔しい」「みんなに置いてきぼりにされたような感じ」「人生でやるべきことがやれていない」といった訴えをしばしば聞く．障害をもつことで，思い描いていたライフコースから外れ，職業的発達が停滞して，自己不全感を抱えている者は少なくない．障害のある人にとって"働くこと"は，自己不全感からのリカバリーという意味ももつ．

5. ワークパーソナリティの階層構造と就労支援

ワークパーソナリティとは，「仕事場面で個人の示す行動パターンのことで，仕事上の態度や価値観，動機付け，その他種々の能力を含み，仕事を効率的に進められるようにする行動の総体」であり，「特定の職業や職場に限らず，職業生活に欠かすことのできない職業人としての基本的な特性」とGellmanにより定義されている[7, 8]．松為ら[5]は，障害のある人の就労支援においてワークパーソナリティを階層的にとらえ，支援の指標とすることを提唱しているが，これに作業療法の視点を加えると図1-9のようになる．

第1層の疾病・障害の管理と第2層の日常生活の遂行は，働く基盤となる社会生活の準備性を構

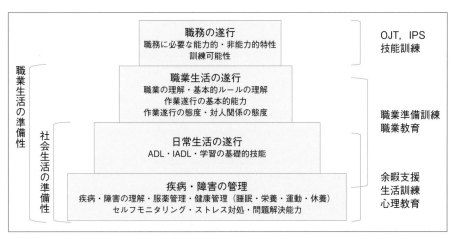

図1-9　ワークパーソナリティの階層構造と就労支援　　（松為ら，2006）[5]を参考に筆者が作成

成する特性である．具体的には自身の病気や障害の特徴を理解して，服薬管理や健康管理をする能力，自身の状態をモニタリングして問題があれば解決方法を考え，対処していく能力，身だしなみを整えたり，家事をしたり，社会生活で必要な対人関係をもったりする技能，およびそれらに必要となり，認知機能や運動機能とも関連する学習の基礎的技能が挙げられる．これらに対する支援方法としては，余暇支援や生活訓練・心理教育があり，医療機関や福祉機関が支援の中心的役割を担う部分である．

第3層の職業生活の遂行は，職業の内容に関係なく職業生活の遂行に共通して必要となる特性で，第1層・第2層とあわせて職業生活の準備性を構成する要素である．具体的には報告・連絡・相談などの基本的ルールの理解や責任をもつこと，集中することなどの作業遂行の態度，職場にふさわしい言葉遣いや，ミスを犯したときの謝り方など対人関係の態度などが挙げられる．第3層に対する支援方法としては職業教育や職業準備訓練があり，就労支援機関が支援の中心的役割を担う部分である．

最も上層の職務の遂行は，実際に就く特定の職務との適合性にかかわる特性で，職業適性や学力・技能といった職務に必要な能力的特性や，職業興味や価値・性格など非能力的特性，訓練可能性，すなわち「技能の学習と般化がどの程度期待できるか」が挙げられる．「職務の遂行」への支援は，技能訓練（On the Job Training：OJT）が中心で，事業所が中心的役割を果たす．事業所がジョブコーチなどと連携して支援する IPS（Individual Placement and Support）も広がっている．

近年，就労支援の対象として増加している精神障害や発達障害のある人の支援においては，職務の遂行に大きな問題はないにもかかわらず，社会生活や職業生活の準備性に課題が多く，就労しても就労継続が難しくなる事例がみられる．たとえば，バランスのよい食事を摂れなかったり，ごみ出しができずに部屋が散らかり休養できる環境になかったりして健康を害し，就労継続が難しくなるという社会生活の準備性に課題がある事例や，職場でわからないことがあったら質問する，間違えたら謝るといったことができず就労継続が困難になるなど職業生活の準備性に課題のある事例である．このような障害者の就労継続を支援するためには，医療・福祉・労働（職業安定関連機関）・企業の各機関の連携・協業が重要となる．

■引用・参考文献

1）尾高邦雄：尾高邦雄選集第一巻 職業社会学．pp47-49，夢窓庵，1995．
2）ジョアン・B・キウーラ（訳者：中嶋 愛）：仕事の裏切り なぜ，私たちは働くのか．pp86-92，翔泳社，2003．
3）荒川敏彦：「働く喜び」の喪失 ヴェーバー『プロテスタンティズムの倫理と資本主義の精神』を読み直す．p19，現代書館，2020．
4）Jordaan：Life Stages as Organiging Models of Career Development. 1974.
5）松為信雄・菊池恵美子（編）：職業リハビリテーション学 改訂第2版．pp37-38，協同医書出版社，2006．
6）Super DE：A life-span, life-space approach to career development ,in Brown D, Brook L & associations, Career choice and development-applying contemporary theories to practice,2nd ed. Jossey-Bass, San Francisco, 1990.
7）Gellman W, Soloff A：Vocational evaluation. Handbook of measurement and evaluation in rehabilitation. pp173-186, University Park Press, Baltimore. 1976.
8）野津 眞：精神分裂病者におけるワークパーソナリティ障害の評価：医学的リハビリテーションにおける職業関連評価の試み．精神神経学雑誌97（4）：217-238，1995．

（向　文緒）

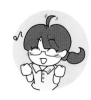

Column 1

農業と福祉の連携（農福連携）

　リハビリテーションにおいて，農業は古くから精神分野をはじめ，高齢者分野に活用されているのは周知のとおりですが，現在あらためて農福連携が注目されています．

　農業への従事者の減少・高齢化が進むなかで，障害者の労働力が期待されており，障害者への就労機会の提供が社会貢献や地域での取り組みによって，農地管理や規模拡大に効果があるとされています．福祉においては，障害の程度や作業能力に応じた農作業が可能であり，自然とのふれあいにより情緒が安定し，一般就労に向けての体力・精神面での訓練に有効であるとの報告があり，農業分野，福祉分野の双方にとってメリットがあります．

　農業分野と福祉分野の連携における形態はさまざまです．農業分野で障害者の雇用を行う場合，障害福祉で農業を行う場合，企業が新規参入して農業を始める際に障害者を雇用する場合，農業分野と福祉施設が委託契約に基づく場合などがあります．また特例子会社として農業委託を主とした事業を行っている企業もあり，今後さらなる発展が期待されます（図）．

　また，Society5.0（未来投資戦略2018）においては，農福連携を推進し，担い手不足が見込まれる農業分野での活躍が期待されている高齢者，障害者，生活困窮者などの就農・就労が勧められています．

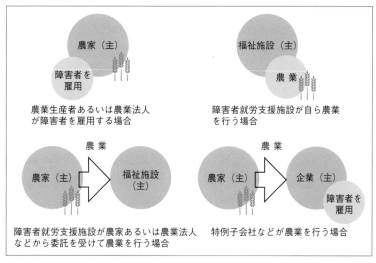

さまざまな農福連携のあり方

■ 参考文献
1）小柴有理江，吉田行郷，香月敏孝：農業と福祉の連携の形成過程に関する研究．pp1-17，農林水産政策研究，2016．
2）内閣官房日本経済再生総合事務局：未来投資戦略「Society 5.0」「データ駆動型社会」への変革．pp68-75，2018．

（建木　健）

1-4 就労支援に関する理論
—作業療法に焦点を当てて—

POINT

作業療法ではEBOT（Evidence-Baced Occupational Therapy，根拠に基づく作業療法）が求められている．本章では就労支援領域でも介入や成果の根拠を作業療法の専門的な視点で説明することに役立つ理論・モデルなどを紹介する．

1. 作業療法における就労支援の位置付け

　世界作業療法士連盟（WFOT）による作業療法の定義（Definition of Occupational Therapy）は，「作業療法はクライエント中心の保健専門職で，作業を通して健康と幸福を促進する．作業療法の基本目標は，人々が日常生活の活動に参加できるようになることである．作業療法士は人々や地域と一緒に取り組むことにより，人々がしたい，する必要がある，することを期待されている作業に結び付く能力を高める，あるいは作業との結び付きをよりよくサポートするよう作業や環境を調整することで，この成果に達する」と明記されている[1]．就労支援領域の作業療法は，対象者と仕事を結び付けるために，作業療法士（以下，OT）が対象者本人，家族，多職種，職場などと連携し，作業や環境の調整を行う．就労支援領域は，作業療法の専門性を発揮することに適した領域であると考えられる．

　2018（平成30）年に改定された日本作業療法学会による作業療法の定義は，「作業療法は，人々の健康と幸福を促進するために，医療，保健，福祉，教育，職業などの領域で行われる，作業に焦点を当てた治療，指導，援助である．作業とは，対象となる人々にとって目的や価値を持つ生活行為を指す」と記されている．また，アメリカ作業療法士協会の『作業療法実践の枠組み　第4版（OTPF：Occupational Therapy Practice Framework 4ed）』で，作業（occupation）にカテゴライズされている領域には，ADL，IADL，ヘルスマネジメント（health management），休息と睡眠（rest and sleep），教育（education），仕事（work），遊び（play），レジャー（leisure），社会参加（social participation）がある．いずれの声明でも作業の分類のなかに職業・仕事が含まれており，作業療法の実践分野として就労支援は重要な位置付けであることがわかる．

　実践内容については，WFOTの職業リハビリテーションの位置付けについて表明された声明（Position Statement on Vocational Rehabilitation 2012）に記されている（**表1-6**）．サービス内容はクライエントと雇用主などの環境との関係によって決まるとされており，遂行技能，作業との結び付きに影響を与える背景や環境，クライエントの精神的，身体的健康，心身機能と身体構造に焦点を当てると記されている．クライエント本人の背景や技能面，心身機能面にも焦点を当て，環境調整を行うなど全体論的アプローチが必要となる．

表1-6 職業リハビリテーションの位置付け

職業リハビリテーション　Position Statement on Vocational Rehabilitation

　作業療法士は，産業界や保健医療の人材から，職業リハビリテーションサービスの提供において，重要な役割を担っていると認識されている．職業リハビリテーションにおいて提供されるサービスは，クライエント，雇用主，保険機関，その仕事が行われる環境のニーズと目標によって決まる．サービスには次の内容が含まれる．

・クライエントや職場の職業前，職業評価のような評価
・技能構築，職業訓練，ワークハードニング，関連する職場調整といった介入プログラム．これは，以前に働いたことがない，あるいは障害をもったことで仕事のニーズが変わったクライエントのためのものであり，クライエントの入職，再入職，復職，仕事の継続のために行われる
・クライエントや他の人たちへのケースマネジメントやカウンセリング
・怪我のリスクを最小化し，健康的な仕事文化や健康的な職場を育成する物理的，社会的仕事環境を創造するためのヘルスプロモーションプログラム

ポジションの実質的論拠
　作業療法士が職業リハビリテーションにおいて専門技能をもつのは次の理由による
・仕事を含むすべてのタイプの作業療法の遂行と結び付きを促進することが基本的関心領域である
・遂行技能，作業との結び付きに影響を与える背景や環境，クライエントの精神的，身体的健康，心身機能と身体構造に焦点を当てる
・生活機能と仕事の性質（活動分析など）の評価感の互換性
・クライエントや雇用主のニーズに対する全体的アプローチ

チャレンジとストラテジー
　WFOTは次のことを含む職業リハビリテーションの中でのチャレンジを認識している
・職業リハビリテーションという用語の理解の多様性
・職業リハビリテーションへのアクセスと優先順位の決定
・地球規模での，地理的な労働市場の変化
・WFOTは，上記のチャレンジを沿って次のストラテジーを推進する
・生産的仕事に参加するためのすべての人々の権利を主張する
・一般の人々，雇用主，保険機関に対して，入職，再入職，復職，就業継続を可能にする効果的な評価，介入，予防プログラムを促進する
・効果的な職業リハビリテーションサービスの提供の個人的，地域的，社会的，経済的価値を示すさらなる研究を行い発表する
　すべての人は，社会に完全に結び付く権利を有している．これには生産的仕事への参加が含まれる．職業リハビリテーションサービスの提供は，個人の入職，再入職，復職，就業継続を可能にすることができる．作業療法士は職業リハビリテーションサービス提供において専門技能をもつ

（WFOTより引用）

2. 就労支援領域における作業療法の課題

　近年，就労支援領域で活躍するOTが増えている．また，「2021年度障害福祉サービス等報酬改定」では，就労移行支援と同様に，就労継続支援についてもOTが福祉専門職員配置等加算における有資格者として新たに評価されることになった．これは障害福祉領域の実践現場でOTが支援することがよい結果につながったことの現れだと考えられる．

　一方で，取り扱う事象の複雑さからOTの専門性が不明確になりやすく，作業療法のアイデンティティが失われかねない．専門的視点から説明ができなければ，OTが不必要になりかねない．

　池田らが東京都大田区のOTに実施した調査[2]では，復職・就労支援の課題として約60%が「知識・技術の不十分さ」を回答したと述べている．直接的な支援技術に加え，作業療法独自の理論・モデルを用いて支援の方法や根拠を示すことが，対象者のよりよい就労に結び付くと考える．

3. 就労支援領域に役立つ作業療法の理論・モデル・評価

1—作業科学

作業科学（Occupational Science）は，1980年代に南カルフォルニア大学で博士課程が始まり，作業療法の基礎学問として位置付けられている．ZemeとClarkは，「作業科学は人を作業的存在として人間を研究する学問である」と定義し[3]，その対象は障害をもった人だけでなくすべての人間を対象としている．WFOTの声明文で，OTは「医学，社会行動学，心理学，心理社会学，作業科学における幅広い教育を受ける必要がある」と記されており，「日本の作業療法教育ガイドライン2019」「コアカリキュラム2019」でも作業科学を学ぶことが記されている．つまり，就労支援領域においても，作業療法士の基盤学問として作業科学の知識をもち，支援にかかわることが必要である．

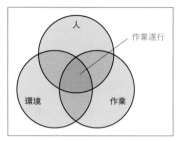

図1-10　PEOモデル

Willcockは作業科学の作業的存在の考えをもとに，Doing（すること），Being（存在になること），Becoming（なること），Belonging（所属すること）が人の生存と健康につながるという考えを展開した[4]．たとえば，調理人としての復職を目指すクライエントへの就労支援では，料理をすることで（Doing），料理をする作業的存在になり（Being），レストランで働くことができ（Becoming），職場に所属することができるようになる（Belonging）．料理をすることがクライエントの健康と幸福に結び付くというように，仕事をすることが人の健康と幸福に結び付くことを説明できる．

2—作業療法における人–環境–作業の関係

就労支援において，クライエントが「したい」「する必要がある」「しなければならない」仕事に就くことを支援する際に，仕事だけ，もしくはクライエントだけを評価・分析することはよりよい支援とはいえない．仕事，人，環境の相互作用を含めて評価支援することが，よりよい支援につながる．作業療法の理論・モデル・評価には人–環境–作業のダイナミクスさが含まれているものが多い．

3—PEOモデル (Person–Environment–Occupation Model)：人–環境–作業モデル

Mary Lawは人と環境と作業を3つの円で描き，3つの点が重なり合う部分が作業遂行であると示した（図1-10）．人–環境–作業のダイナミクスな相互作用によって作業遂行が実現する．重なり合う作業遂行の部分が最大となるときが最適状態であると示している[5]．

4—CMOP-E (Canadian Model of Occupational Performance and Engagement)：作業遂行と結び付きのカナダモデル

CMOP-Eはクライエントと作業遂行や作業との結び付きを示したモデルで，人–環境–作業の相互作用によって作業遂行が生じるとされている．人の中心にはその人の存在の源として価値観や信念，動機などを含むスピリチュアリティーと認知面，情緒面，身体面の要素がある．作業にはセルフケア，生産活動，レジャーがあり，環境には文化的・社会的・制度的・物理的環境が含まれる．CMOP-Eは，環境のなかで人が作業をすることと，作業療法の実践領域を示すモデルとなっている．

表1-7　CMCEの10の技能[2]

技能名	内　容
適応（adapt）	人と環境がうまくかみ合うようにする.特定の目的に沿って利用したり，状況に適応したりできるように対応する
調整（coordinate）	作業ができるように，関係者や人のネットワーク，使えるサービスを統合する
代弁（advocate）	クライエントに代わって代弁したり，クライエントと一緒に意思を主張し，意思決定や，選択に関してクライエントの味方になる
デザイン・実行（design・build）	アイデアを出し計画を練って戦略を練る．自助具の製作やプログラム・サービスの実施を企画実行する
コーチ（coach）	対話を通して，クライエントが自分で気づき，自己決定し，成長していけるようにする
教育（educate）	クライエントにとって必要な情報や技能を教える．覚えて役立つことや，実際に作業を練習して役立つ技能をつける
協働（collaborate）	クライエントはクライエント自身の専門家，OTは作業の専門家として一緒に取り組むこと
結び付け（engage）	人と作業を結び付けること．作業を通して人や環境が変化することを期待する
相談（consult）	クライエントからの希望や困りごとに応じ，作業の専門家の視点から意見を伝える．意見を受け入れるかはクライエントが決める
特殊化（specialize）	疾患や障害に合わせた治療法や技術を使うこと．徒手的アプローチや，機能面，精神面へのアプローチ

5 — CMCE (Canadian Model of Client-Centered Enablement)：クライエント中心の可能化のカナダモデル

　クライエント中心の可能化のカナダモデル（CMCE）は，クライエントとOTが，クライエントの作業を可能化していく状態を示したモデルである．CMCEではクライエントの作業の可能化のために必要な10の技能が挙げられている（**表1-7**）．

　就労支援領域においてクライエントの相談に乗ることや，職場との連絡調整，職場環境で仕事に適応できる技能を用いることが多い．就労支援領域での作業療法の技能を明確化することにも役立つであろう．

6 — MOHO (Model of Human Occupaition)：人間作業モデル

　人間作業モデル（MOHO）はKielhofnerによって1980年代に発表されてから現在まで発展し続けている作業に焦点を当てた理論である．人と環境と作業の相互作用により作業に参加することを通して作業適応し，健康と幸福を導くモデルである．人の構成要素には意思（個人的原因帰属・価値・興味），習慣化（習慣・役割），遂行（運動と処理技能・コミュニケーションと交流技能）の3つの要素があり相互作用している．さらに環境との相互作用を評価し，作業同一性と作業有能性を得て作業適応状態を目指す．また，実践ではMOHOの理論に基づく半構成的な面接評価法であるOSA－Ⅱや，興味チェックリスト，役割チェックリストなど各項目を評価できる評価法や各項目をスクリーニングで評価できるMOHOST（人間作業モデルスクリーニングツール）などが作成されている．中村ら[12]は復職を目指す事例に対してMOHOを用いて評価を行い，課題となる問題をとらえた介入を報告している．人-環境-作業の相互作用で作業参加と作業適応を目指す理論であり，作業で生じる問題を解決するため就労支援につなげることができる．

7—OTIPM (Occupation Therapy Intervention Process Model)：作業療法介入プロセスモデル

　OTIPM（作業療法介入プロセスモデル）はAnne G Fisherによって開発された．真のトップダウンアプローチとして面接，作業遂行分析，評価，介入におけるすべての流れで作業から離れないことが特徴である．面接では対象者の希望を聞き取るためCOPMなどを用いることが推奨されている．作業遂行分析では実際に対象者が希望している作業を模擬や見立てることなく実際に行い評価する．AMPS（運動技能とプロセス技能の評価）やESI（社会交流技能評価）の視点を用いることで対象者の作業遂行技能を客観的に評価し，指標をプログラムに反映することができる．また対象者自身にも困難なところ，うまく行えたところを確認することで対象者の主観的な認識を知り介入プログラムにつなげることができる．介入については作業を通してクライエントの心身機能などの維持向上を図る回復モデル，作業を通して作業技能を習得・再開発する習得モデル，自助具や環境調整を行う代償モデル，対象者を取り巻く人的環境に働きかける教育モデルがある．介入後には対象者の主観的な満足度や遂行度とOTの客観的な視点から介入の効果を示す．就労支援領域の実践では就労というトップダウンで実作業を行いながら介入することが多いためOTIPMの流れで実践していくことは親和性があると考えられる．

8—MTDLP (Manegement Tool for Daily Life Performance)：生活行為向上マネジメント

　生活行為向上マネジメントはOTの一連の臨床思考プロセスを可視化し，専用の書式シートを用いて対象者・家族への聞き取りや生活行為のアセスメント，包括的な支援を行えるように作成された．具体的なプロセスとして，インテークでは生活行為聞き取りシートを用いて対象者の望む生活行為の目標を明らかにする．目標が思いつかない対象者には興味・関心チェックシートを用いて作業への関心や経験を引き出す．アセスメントでは生活行為向上マネジメントシートや生活行為課題分析シートを用いて，解決すべき課題の抽出と合意目標を立案する．そして合意した生活行為の工程を「企画・準備力」「実行力」「検証・完了力」で分析する．さらに機能的な訓練が適切なのか，環境調整が必要なのかを考える．そのうえでプログラムを基本的プログラム，応用的プログラム，社会適応プログラムに分けて立案し，対象者や家族，OTやその他の職種など誰がどう支援するのかを記載し実行する．プログラムの効果については，合意した目標の実行度と満足度を10段階で回答を得て記録し，達成度合いを記載する．対象者の支援者や支援施設が変わる場合でも生活行為の支援がスムーズに行えるように，生活行為申し送り表を用いる．このように専用のシートを用いた包括的評価は対象者と多職種との協業を目指すときに使用できるため，多職種連携での支援が必要な就労支援においても有効だと考えられる．真下ら[6]は，4年間の自閉的な生活を送っていた重度統合失調症を有する人にMTDLPを用いて本人の希望だった「働くこと」を支援し多職種連携を行った事例を報告している．

9 ― 健康関連 QOL

　対象者の健康関連QOLを評価するものとしてSF-36と，その短縮版であるSF-12，SF-8が用いられている．EQ-5D-5Lも健康関連QOLを評価するための質問票である．移動の程度，身の回りの管理，普段の活動，痛み/不快感，不安/ふさぎ込みの5項目について五件法で聴取する．質調整生存率（Qualitiy-Adjusted　Life Year：QALY）の算出に用いるためのQOL値を算出できることが特徴である[7]．算出された値は1〜0の数値で示され1に近づくほどQOLが高いことを示す．また，本人の採点と，本人をよく知る人の採点に高い相関があることが示されている．

4. まとめ

　本章では作業療法における就労支援の位置付けと，就労支援領域の作業療法実践に必要となるさまざまな作業療法の理論・モデルについて紹介した．作業療法独自の理論・モデル・評価・実践・研究は日々発展し続けている．Kielhofnerは「専門職が実際的な行動に従事するために必要なこととして，各々の専門職は，その視点から重要であることを強調する独自の特有な価値をもつ」と述べている[8]．就労支援領域における作業療法が対象者に価値があるかかわりをするためには，作業の専門家としての視点で支援の根拠や説明ができることが必要になる．

■引用・参考文献 ─────────────

1) WFOT：Definition of Occupational Therapy. 2012.
2) 池田晋平・他：東京都大田区における作業療法士の復職・就労支援の実態と課題．作業療法39：355-364，2020.
3) 吉川ひろみ：「作業」って何だろう 第2版．医歯薬出版，2017.
4) Ann A Wilcock, Clare Hocking：An Occupational Perspective of Health 3rd edition. Slack, 2015.
5) Elizabeth Townsent, Helene J Polatajko（編），吉川ひろみ，吉野英子（訳）：続・作業療法の視点―作業を通しての健康と公正―．大学教育出版，2011.
6) 真下いずみ・他：生活行為向上マネジメントを用いて作業療法士が地域で介入することで就労が可能となった重症統合失調症患者の一例．作業療法39：372-279，2020.
7) 池田俊也・他：日本語版EQ-5D-5Lにおけるスコアリング法の開発．保健医療科学64：47-55，2015.
8) Gary Kielhofner, 山田孝（監訳）：作業療法の理論　原著第3版．医学書院，2008.
9) WFOT：Occupational Therapy in Work-related Practice. 2012.
10) 小川真寛・他（編集）：5W1Hでわかりやすく学べる　作業療法理論の教科書．メジカルビュー社，2020.
11) 菊池恵美子：21世紀の職業リハビリテーションと作業療法の展望．作業療法21（4）：293-298，2002.
12) 中村Thomas裕美・他：復職を目指す地域通所事例に対する人間作業モデルの有効性，東京保健科学学会誌6（3）：238-246，2003.
13) 日本作業療法士協会（編）：事例で学ぶ生活行為向上マネジメント第2版．医歯薬出版，2021.
14) 山根　寛：ひとと作業・作業活動 作業の知をとき技を育む 新版．三輪書店，2015.

（鈴木達也）

世界の法定雇用率を考える

　2006 (平成28) 年に国連総会で「障害者権利条約」が採択され，「労働」が障害者の権利として位置付けられました．それに伴いわが国でも，ジョブコーチや職業訓練などの就労支援の整備や法定雇用率の制定など，雇用機会の均等を保障する取り組みが行われてきたことをご存じでしょうか．

　日本の法定雇用率は，2021 (令和3) 年に2.3％に引き上げられましたが，2020年「障害者雇用状況の集計結果」(令和2年：厚生労働省) では，上昇傾向ではあるものの法定雇用率達成企業の割合は48.6％に留まっているのが現状です．諸外国の法定雇用率に目を移してみると，ギリシャ8％，イタリア7％，フランス6％，ドイツ5％，韓国3％と法的制度などの違いはありますが，日本よりも高く設定している国も多いです．その一方，雇用義務制度そのものが差別につながるという理由で，アメリカやイギリス，スウェーデンなど法定雇用率を定めていない国もあります．このような各国の法定雇用率や有無の違いの根拠の一つには，各国の「障害」のとらえ方が影響を与えていると考えられます．

　法定雇用率の有無や高さで企業や自治体の優劣が決まるわけではないですが，「健常者も障害者も分け隔てなく働くことが当たり前の社会」を目指すためには，「障害の社会モデル」や「ノーマライゼーション」のような考え方が社会全体に浸透していくことが不可欠ですね．

(大庭英章)

Column 3

インフォーマルなサービス：ナイトサロン

　福祉サービスでは，一般的にはフォーマルなサービスをイメージすることが多いのではないでしょうか．しかし，地域包括ケアシステムにおいては，「自助・互助・共助・公助」の連携が重要です．これは就労支援においても重要な考え方の一つです．

　就労支援においては，障害者総合支援法における就労定着支援や職場適応援助者（ジョブコーチ）の活用など，公的なサービスがあります．

　就労定着における課題として，就労から半年〜1年にかけての離職率が高くなるという傾向がありますが，障害者に対して複数の支援がかかわるほど就労の継続性が高くなるとの報告があります．

　NPO法人えんしゅう生活支援netは，2011年より高次脳機能障害を有する就職希望者に対して，ピアカウンセリングの場を月1回，就労者に対して業務終業後の時間に「集える場所（名称：ナイトサロン）」を飲食店の席をリザーブして設けています．参加費は無料ですが，喫茶店での飲食代を個人で支払います．ナイトサロンの参加者は平均7名で，事前連絡不要で自由に参加できるように配慮を行っており，2名のOTがコーディネーターとして会の運営を行っています．職場での人間関係や仕事での悩み，日常生活の困りごとや行政手続きなどさまざまな話題が挙がることがあり，解決までに至ることは少ないですが，話をすることで参加者間での助言や情報共有がなされ，仕事へのモチベーション維持を高めることができています．

■参考文献

田谷勝夫：日本の高次脳機能障害者に対する職業リハビリテーションの取り組み．高次脳機能研究31（2）：151-156，2011．

（建木　健）

本章では，就労支援における理論に関し日本での現状と，研究とエビデンスの必要性を述べる．特に IPS（Individual Placement and Support）の概念と日本における導入と展開，架空事例による支援プロセスを示す．

1. 日本の就労支援における理論と現状

「日本の就労支援における理論と現状」というと，堅苦しく感じる方も多いのではないだろうか．ここでは，作業療法士（以下，OT）からみたわが国における就労支援に関する理論と現状について述べる．

2009（平成21）年に作業療法ジャーナルで就労支援に関する増刊号が発刊された．その際，就労支援における作業療法の理論として，「人間作業モデルとカナダ作業モデル」「就労支援のための関連領域の理論（TE，SE，IPS，CE）」の2つが記された[1, 2]．人間作業モデルとカナダ作業モデル[1]では就労支援は人-環境-作業の関係に焦点化することが重要であるとされ，数ある作業療法理論のなかから人間作業モデルとカナダ作業モデル各理論と就労支援について論じられている．一方，就労支援のための関連領域の理論（TE，SE，IPS，CE）では，就労支援に必要な理論や概念としてリカバリー，ストレングスモデル，place-then-train モデルを，就労支援プログラムとして TE（過渡的雇用）[※1]，SE（援助付き雇用）[※2]，IPS（個別職業紹介とサポート），CE（カスタマイズ就業）[※3]を紹介している[2]．増刊号発刊からすでに10年以上が過ぎているが，この2つの構成は OT が就労支援を行ううえで用いる理論の現状を示すものと考えられる．

現在，OT が就労支援を行う際に用いられる理論としては，「作業療法の理論」と「就労支援（関連領域を含む）の理論」の両者がある．これは就労支援を行う際にいずれの理論がよいということではなく，各人が就労支援を実践する場との関係で決まると考えられる．たとえば，医療の領域で多職種に対し作業療法の専門性を伝える必要性がある場合は，作業療法の理論を用いるほうが説明しやすい．また，地域の事業所で就労支援を行う場合は，医療と異なる課題が出てくるだろう．後述の「1-6 就労支援における管理運営と各機関との連携」でも触れるが，就労支援を行うためには専門職免許がなくても可能である．特に，障害者総合支援法で規定されている就労移行支援事業，就労継続支援A型，B型に関しては，専門職に関する配置加算はあるものの，必置ではない．そのため，免許だけではなく医療・福祉系の経験がない場合でも，就労支援事業所職員になることは可能である．以前より，就労支援などに携わる人材に関し，雇用・就労に関する知識・技術の修得は卒後の実践現場における OJT・Off – JT に委ねられていることが指摘されている[3]．多様な背景（教育歴や職業経験）のある職員と共に実践を行うためには，同じ「就労支援」としての理論のほうが理

[※1] TE（過渡的雇用）：米国のファウンテンハウスで考え出された10の原則をもつ就労支援プログラム[2]．
[※2] SE（援助付き雇用）：米国の職業リハビリテーションサービスの一つで，重度障害者を対象とする[2]．
[※3] CE（カスタマイズ就業）：ワンストップキャリアセンターでの実践を前提とした地域資源を統合した個別就労支援[2]．

解も得られやすいと考えられる.

　昨今，根拠に基づく実践（Evidence-Based Practices：EBP）という視点がある．作業療法における EBP について，鈴木[4]は「個々の対象者の治療・援助の方針に関する意思決定の際に，その時点で入手可能な最良のエビデンスを把握したうえで，実際の作業療法を行うこと」と定義している．重い精神障害がある人のリカバリー支援に効果的とされ，地域精神保健サービスの援助実践を促進するツールとして，アメリカ連邦政府 EBP 実施・普及ツールキットシリーズ[※4]がある．その総論においてツールキットにおける EBP とは，多数の研究でよい成果が得られた重い精神障害をもつ人（当事者）たちのためのサービスであり，安全性と効果性，費用-効果性に対する科学的な基準，そして利害関係者の基準を満たし，科学的根拠とリカバリーの価値，個別化された利用者中心アプローチを組み合わせたものとされている[5]．OT は，一般社団法人日本作業療法士協会が定める倫理綱領[6]においても，「知識と技術に関して，つねに最高の水準を保つ」「学術的研鑽及び人格の陶冶をめざして相互に律しあう」必要があるため，EBP は当然の視点であるといえる．しかし，野中[7]は海外の就労支援のエビデンスを紹介するなかで，「就労」の定義，「賃金」の定義，「就労達成」の定義などが全世界的に共有されていないという研究上の課題を指摘しており，就労支援に関する EBP を発展させるためには多くの課題があると思われる．

　これらの状況を踏まえ，就労支援における理論（モデル）として EBP ツールキットにも含まれている IPS（Individual Placement and Support）を次項で紹介する．IPS は先に述べたアメリカ連邦政府 EBP 実施・普及ツールキットシリーズにおいて，科学的根拠に基づく実践プログラムとされており，包括型地域生活支援プログラムと援助付き雇用（SE）が取り上げられている[5]（日本語版では科学的根拠に基づく援助付き雇用のモデルである IPS が SE の代わりの略称として用いられている）．次項では，IPS の概要，日本における導入と展開，その課題について述べる．

2. IPS（Individual Placement and Support）

1─概　要

　IPS（Individual Placement and Support）は「個別職業紹介とサポート」「個別職業斡旋とサポートによる援助付き雇用」などとも訳されている重度な精神障害者に対する個別就労支援のモデルである．1990 年代前半に米国で開発され，数多くの無作為化比較試験（RCT）の研究で，対照群よりも有意に就労率の増加や就労期間延長が示されている[2]．IPS には現在，①一般就労に焦点を当てた支援，②支援の可否は利用者の選択に委ねられる，③就労支援と精神医療の統合，④個人の好み，選択に注目する，⑤個別保障制度相談，⑥迅速な職場調査，⑦計画的な職場開拓，⑧期限を定めない個別支援の 8 つの基本原則があり[8]，これに基づいてサービスを行う（**表1-8**）．サービス提供に関しては就労支援スペシャリスト（以下，ES）と IPS コーディネーターがユニットを形成し，精神保健チームと協働しながら切れ目のない就労支援に関するサービスを提供し[2]，一人の ES が

[※4] アメリカ連邦政府 EBP 実施・普及ツールキットシリーズ：アメリカ連邦保健省薬物依存精神保健サービス部（SAMHSA）が，科学的根拠に基づく実践プログラム（EBP：Evidence-Based Practices）の実施・普及を進めるために作成したツールキット．日本では，日本精神障害者リハビリテーション学会が SAMHSA の承認を得て，関係団体と協力し，2009 年に 4 プログラム（ACT，FPE，IPS，IMR）について日本語版を出版した．

表1-8　IPSの基本原則[8)]

IPSの基本原則	注釈
①一般就労に焦点を当てた支援	一般就労の定義は，勤務時間や雇用形態を問わず，誰でも申し込みができ，最低賃金が保障され，一般の労働者と同じ職場で同じ内容の仕事をすること．
②支援の可否は利用者の選択に委ねられる	支援の除外規定を設けない．希望するすべての人が支援対象となる．症状の有無，重症度，診断，触法歴で除外しない．
③就労支援と精神医療の統合	IPSは精神医療チームとの多職種協働で行う．精神医療との連携が雇用率を高めるという研究結果がある．
④個人の好み，選択に注目する	支援内容は，個人の好み，ストレングス，選択によって決定される．常識的枠組みにより，個人特性や希望と仕事のマッチングを重要視する．
⑤個別保障制度相談	就労が保障制度に与える影響，就労後の収支を事前に伝える．
⑥迅速な職場調査	訓練，評価を経ず迅速に就職活動を開始するplace-then-trainモデルである．迅速な求職が就労率を向上させる．
⑦計画的な職場開拓	IPS就労支援員は，地域で雇用主を開拓し，就労後の雇用主支援も行う．個々のケースの特性や好みに合った職場を地域で開拓する．
⑧期限を定めない個別支援	利用者が支援を希望する限り継続するが，自立を促すため支援量は徐々に減らし，状況に応じて支援の終結や委託を提案する．

個別就労支援に関する関係作り，アセスメント，職場開拓，職業紹介，ジョブコーチ，職場調整，継続・同行支援まで，一貫して地域で支援する[9)]．

　IPSモデルは従来の他のモデルと比較すると多くの独自性をもち，一般就労を実現するための迅速な求職活動や就労支援の対象として除外基準をもたず，クライエントの意思や好みを尊重し，職場環境で状況に合わせ随時職業訓練を行うplace-then-trainモデルである[9)]．ESの一連の実践に関しては，次に紹介する事例の部分を参照されたい．

2―日本での導入と展開

　日本において，IPSは2003（平成15）年度に開始された日本版ACT（ACT-J）で導入されている．ACT（Assertive Community Treatment）は，包括的地域生活支援プログラムとも訳され，重度の精神障害をもつ人を対象に，24時間体制で多職種チームによる訪問を中心としたサービスを提供することで，地域生活を可能とするプログラムである[10)]．IPSと同様にアメリカ連邦政府EBP実施・普及ツールキットシリーズ[5)]に含まれているEBPの一つでもある．

　当初ACT-Jには2名のESがチームにいた．この2名はIPS-Jというユニットにも所属する形をとり，千葉県市川市内の他施設のES2名と就労支援コーディネーター1名とともにミーティングを行い，IPSユニット内でES同士が連携をとって実践していった[10)]．また，2004（平成16）年に『精神障害をもつ人たちのワーキングライフ　IPS：チームアプローチに基づく援助付き雇用ガイド[11)]』が翻訳され（現在は絶版），医療や福祉の場で実践されていった．

　現在では，IPSやIPSに基づく援助付き雇用型の普及を目指す研修の開催や関係者の情報交換などを通して，日本における精神障害者の就労支援の発展を目的に日本IPSアソシエーション（Japan Individual Placement and Support Association：JIPSA）が発足し，研修会やさまざまなツールを提供している[12)]．先に述べたようにIPSとACTはいずれも，アメリカ連邦政府EBP実

表1-9　IPSに関する書籍

1) デボラ・R・ベッカー，ロバート・E・ドレイク：精神障害をもつ人たちのワーキングライフ
IPS：チームアプローチに基づく援助付き雇用ガイド．大島巌，松為信雄，伊藤順一郎監訳，
金剛出版，2004年．（絶版）

2) サラ・スワンソン，デボラ・ベッカー：IPS就労支援プログラム導入ガイド　精神障害者の「働
きたい」を支援するために．林輝男訳・編集代表，星和書店，2017年．

施・普及ツールキット[5]に含まれているEBPであり，成り立ちは異なるがいずれもフィデリティ尺度をもっている．フィデリティ尺度とは，「効果的な心理社会的援助プログラムの標準的モデルにどの程度適合しているのかを評価するための評価尺度」である[13]．JIPSAのHPでは，日本版のフィデリティ尺度（Japanese version of individualized Supported Employment Fidelity scale：JiSEF）のダウンロードが可能である．日本版個別型援助付き雇用フィデリティ尺度（JiSEF）については，すでにカットオフ値も検証されており[14]，IPSについて興味のある方は表1-9に紹介している書籍と合わせて，ぜひ，引用文献を読んでいただきたい．

3—IPSに関する課題

IPSが日本に導入されてから15年以上の歳月が流れているが，普及に関しては多くの課題がある．林[8]は，①支援制度として確立していないため長期に安定した運用を担保する資金を確保しにくい，②他機関との連携強化制度の不十分さ，③専門家向けの就労支援に関する教育，学習の機会が乏しいことを挙げている．また，ACT-Jにかかわっていた伊藤[15]は，わが国の現状として就労移行支援事業所や精神科デイケアでIPSを志向して取り組んでいる場合には，システム面での限界があり，特にアウトリーチに関しては財政面の問題が発生することを指摘している．これらを解決するための今後の展望として，①就労にかかわる継続的な支援の必要性，②包括的なケアの一部として就労が位置付くことの実現の二点を挙げ，そのためにESの人材育成を重要課題としている[15]．いずれにしても，制度的な課題と研修機会を含めた人材育成が課題であると考えられる．

3.　IPSの流れ（事例）

IPSによる支援への理解を深めるために，事例を下記に示す．これは現在，筆者がかかわっているNPO法人コミュネット楽創における実践のなかでかかわることのあった事例を複数集め，個人が特定されない形にしたものである．

NPO法人コミュネット楽創では，2006（平成18）年4月より札幌市の指定管理を受けて通所授産施設（2006年当時．2010年3月で指定管理終了）である札幌市こぶし館を運営する際にIPSを志向した就労支援を導入した．その後，指定管理の任期を終えた後に新たに就労移行支援事業所コンポステラ（現在は就労定着支援も実施）を立ち上げ，引き続きIPSを志向した実践を行っている．コンポステラでは，現在，管理者を除きES4名と生活支援をメイン業務とするケースマネージャー（CM）1名で通所者の支援を行っている．また，文中に出てくる「原則」とは，表1-8と対応している．

1―Bさんとの出会い

　Aさんは，NPO法人で運営する就労移行支援事業所に勤務する就労支援員（ES）である．Aさんの勤務する事業所ではIPSの考え方を取り入れた支援を行っており，利用希望者に対する見学と説明をする機会があり，そこで初めてBさんに出会った．

　Bさんは30歳代前半の男性で，20歳代で統合失調症を発症し，入院治療後，精神科デイケアに通所をしている．デイケアで仲がよかった通所者がアルバイトを始めたころより自身も就労について考え始め，病院の精神保健福祉士に相談したところ，数か所の就労移行支援事業所を紹介されたためAさんの勤務する就労移行支援事業所に見学に来た．Aさんの事業所では取り組む作業やプログラムがほとんどなく，Bさんの表情からは驚きと不安が感じられた．しかし，Aさんが「働きたい人は誰でも働けますよ（原則②）」と説明したところBさんの表情が変わった．後日，一緒に見学をした病院の精神保健福祉士より，Bさんが事業所の利用を検討するために体験通所を希望していると連絡があり，5日間の体験通所が始まった．体験通所中のBさんは，事業所の職員に少しずつ自分のことを話し始めた．大学在学中に統合失調症を発症し，留年をしながらも大学を卒業したが就職できなかったため，職歴としては発症前のコンビニエンスストアでのアルバイトしかなかった．そのため，「自分にどのような職種が合っているのかもわからない」と職員に話していた．

2―職業選択の難しさと可能性

　体験通所後，Bさんの正式通所が開始された．個人担当となったAさんは，「Bさんはどのようなことに興味がありますか（原則④）」「将来的には障害年金と自分の仕事で得たお金で一人暮らしを目指したいですか」と時間をみては問いかけた．その結果，通所開始1か月目が過ぎるころには，「将来的には自分の年金と収入でアパートに一人暮らしをする」という目標と「スーパーなどの小売店のバックヤードに関する仕事で1日6時間週5日程度働く」という具体的な就労の条件がBさんから話されるようになった．しかし，AさんはBさんの就労への意欲を感じながらも同時に小さな違和感も感じていた．実はBさんは実務経験こそはないが福祉系の大学を卒業しており，接客の求人を見たときに「精神障害があると人と接する仕事はストレスになるので難しいですよね」と話していたことがあったのだ．Aさんは，「Bさんは，本当は人と接する仕事に興味がありながら病気の経験から諦めているのでは？」と考えていた．

　そこでAさんは，事業所の支援を経て就職し，現在は定着支援を利用しながら福祉系事業所に勤務しているCさんが来所した際にBさんに引き合わせた．そして，Cさんの現在の仕事に関する話をBさんと一緒に聞かせてもらった後，Aさんは求人情報誌に載っていた福祉事業所の作業指導員の求人をBさんに提示した（原則①）．Bさんがその求人に興味を示したため，Aさんと相談したうえで，障害を開示して申し込むことにした（原則⑥）．その結果，1日6時間，週3回の勤務から開始し，将来的には週5回を目指して採用となった．

3―就労後も継続した支援

　職場には障害を開示しての入職となった．Bさんは緊張が強く，勤務開始当初は勤務を終えるとAさんに電話をかけ，1日のなかで困ったことを報告していた．Aさんは週に1回，Bさんの勤務する事業所の近くのコーヒーショップで会うことを提案し，コーヒーを飲みながら1週間の振り返

りを行った．3か月が経過するころには電話報告も減り，1週間の振り返りの内容も困ったことだけではなく，新しく担当となった仕事内容についても話されるようになっていった．Aさんが職場訪問をし，事業所の所長も同席のもとBさんと面談を行った（原則⑦）．面談では，緊張は残っているがまじめで欠勤もないことから，勤務回数を1日増やすことを提案された．しかし，Bさんからはもう少し様子をみてから回数を増やしたいとの希望があり，1か月経過してから，週4日の勤務へと変更した．

　半年が過ぎるころには電話報告は月に1回，困ったことがあるときのみになっていた．Bさん自身の希望で，就労移行支援での支援が終了した後は，まずは就労定着支援を利用せずに，今後困ったときにあらためて利用を検討することになった（原則⑧）．

■ 引用・参考文献

1) 山内寿恵：【働くことの意義と支援】就労支援に生かす作業療法の理論と技術　就労支援における作業療法の理論　就労支援のための作業療法理論モデル　人間作業モデルとカナダ作業モデル．作業療法ジャーナル43(7)：743-747，2009．
2) 香田真希子，小宮幹晃：【働くことの意義と支援】就労支援に生かす作業療法の理論と技術　就労支援における作業療法の理論　就労支援のための関連領域の理論(TE，SE，IPS，CE)．作業療法ジャーナル43(7)：748-752，2009．
3) 松為信雄：【ユーザーニーズ実現につながる人材育成】職業リハビリテーション人材の育成．精神障害とリハビリテーション18(1)：42-46，2014．
4) 鈴木久義：エビデンスに基づく実践と作業療法．標準作業療法学専門分野作業療法研究法　第2版　第3章研究に関わる基礎知識　II研究とEBMの立証．pp170-176，医学書院，2012．
5) アメリカ連邦保険証薬物依存精神保健サービス部(SAMHSA)編：第1章EBP実施資源ツールキットとは．アメリカ連邦政府EBP実施・普及ツールキットシリーズ1第1巻EBPツールキット総論．日本精神障害者リハビリテーション学会監訳，特定非営利活動法人地域精神保健福祉機構，pp2-11，2009．
6) 一般社団法人日本作業療法士協会：日本作業療法士協会倫理綱領．https://www.jaot.or.jp/about/moral/(2021年4月参照)
7) 野中　猛：【就労支援の技術】作業療法士に就労支援活動が求められている．作業療法ジャーナル40(11)：1162-1165，2006．
8) 林　輝男：精神障害者の「働きたい」を実現するために-IPS個別就労支援の効果と可能性-．精神神経学雑誌121(2)：91-106，2019．
9) 大島　巌，香田真希子：【精神認知機能と就労支援】IPSモデルを用いた個別就労支援-ACT-Jプロジェクトの取り組みから．精神認知とOT 2(4)：289-293，2005．
10) 西尾雅明：【新たな心理社会的治療の展開】包括型地域生活支援プログラム(ACT)と就労支援．Schizophrenia Frontier 8(1)：7-13，2007．
11) デボラ・R・ベッカー，ロバート・E・ドレイク：精神障害をもつ人たちのワーキングライフ　IPS：チームアプローチに基づく援助付き雇用ガイド．大島　巌，松為信雄，伊藤順一郎監訳，金剛出版，2004．
12) 日本IPSアソシエーション Japan Individual Placement and Support Association：JIPSA．https://jipsa.jp/(2021年4月参照)
13) アメリカ連邦保険証薬物依存精神保健サービス部(SAMHSA)編：第2章EBP実践のフィデリティ測定．アメリカ連邦政府EBP実施・普及ツールキットシリーズ1第1巻EBPツールキット総論．日本精神障害者リハビリテーション学会監訳，特定非営利活動法人地域精神保健福祉機構，pp12-20，2009．
14) 山口創生，水野雅之，佐藤さやか，松長麻美，種田綾乃，澤田宇多子：日本版個別型援助付き雇用フィデリティ尺度におけるカットオフ値の検証．臨床精神医学47(12)：1431-1438，2018．
15) 伊藤順一郎：【わが国におけるIPSの実践を考える】わが国におけるIPSの現状と今後を考える　千葉県市川市での実践を踏まえて．職業リハビリテーション26(1)：56-59，2012．

（大川浩子）

1-6 就労支援における管理運営と各機関との連携

POINT

昨今，福祉事業所における実践が増加し，作業療法士が起業（自分で事業所を立ち上げて運営）することが増え，事業所の管理運営に携わることも重要になってきている．本章では就労支援に関する管理運営として人材育成とマネジメント，そして，連携について解説する．

1. 就労支援における管理運営① ─就労支援に従事する職員の人材育成─

2020（令和2）年12月より厚生労働省では，「障害者就労を支える人材の育成・確保に関するワーキンググループ」が開催されている．これは「障害者雇用・福祉施策の連携強化に関する検討会」のワーキンググループであり，現状の課題や今後に向けた研修の整備，人材確保のあり方について議論されている[1]．なぜ，いま，このような議論が起きているのだろうか．

現在，就労支援事業所（移行，継続A型・B型）において福祉専門職員配置等加算における有資格者として作業療法士（以下，OT）が認められている．しかし，事業所の職員（就労支援員など）には専門職などの基準は設けられていない．また，大学などに在学中に障害者雇用や就労に関する知識・スキルや学問的基盤である職業リハビリテーション学を学ぶ機会がないため，これらの修得は卒後の実践現場でのOJT，Off-JTに委ねられる[2]．これは就労支援の現場に医療・福祉の専門教育を受けてきた人材はいるが，就労支援に関する専門教育を受けてきた人材は少ないということであり，領域を問わず共通していると思われる．したがって，所属施設の人材育成や外部研修について知ることは，自分自身のスキルアップに必要だと考えられる（少なくとも，上記のワーキンググループで提案されているような研修制度などが整うまでは）．所属施設における人材育成は多岐にわたると思われるため，ここでは外部研修などを紹介する．

まず，職種問わず受講可能なものとして，訪問型職場適応援助者（ジョブコーチ）養成研修，就業支援基礎研修がある．訪問型職場適応援助者養成研修は，職場適応援助者に必要となる専門的知識および支援技術を修得するための研修である（職種以外の受講条件あり）[3]．就業支援基礎研修は就労移行支援事業所，福祉・教育・医療などの関係機関において就業支援担当者を対象に，効果的な職業リハビリテーション（以下，職リハ）実施のために必要な基礎的な知識・技術の修得を目的とした研修である[3]．いずれも上位の研修〔訪問型職場適応援助者（ジョブコーチ）支援スキル向上研修，就業支援実践研修〕が設定されており，継続的な研鑽が可能であると考えられる．さらに，OTの場合は日本作業療法士協会の専門作業療法士の分野に就労支援があり，研修会が実施されている．

また，就労支援に関する事例をまとめ，学会発表や論文投稿することも自己研鑽の一つである．すでに，就労支援を実践している事業所で暗黙知を共有する方法として事例を用いたワークを導入していることが報告されており[4]，OTとして，また，就労支援の実践者として事例を学び続けることは有効な方法と考えられる．

2. 就労支援における管理運営②　―マネジメント―

　2020（令和2）年の指定規則の改正に伴い，「作業療法管理学」の科目が新設された．日本作業療法士協会の「作業療法士養成教育モデル・コア・カリキュラム2019」において，作業療法管理学は「作業療法の職場管理において求められる管理業務の基本，臨床教育の基本について学ぶ」とされている[5]．つまり，OTにも管理運営能力であるマネジメントのスキルが求められており，当然，就労支援の現場でも同様といえる．一方，福祉事業所などで就労支援を行う場合は，医療機関以上に多様な背景（教育歴や職歴）をもつ同僚と働いたり，自ら起業して事業所を始めたりする場合もあるため，医療機関とは異なる点もある．特に，マネジメントを行う管理職や組織（運営法人）の課題は多様である．筆者が以前行った調査では，①マネジャーに移行する際の変化であるプレマネバランス（プレイヤーとマネジャーの各々として働く時間のバランスをどのようにとるのか[6]）の課題，②管理者が経営者を兼ねる場合は，経営者という3つ目の役割とのバランスの課題，③次世代育成の課題があることを示した[7]．しかし，これらの課題は組織の体制も含めた管理者の背景により課題の比重が異なるため，管理職へのサポートは個別性が高くなると考えられている[7]．

　一般的に，マネジャーになることは「あとは飛び込んで泳げ」と言われているような感じ[8]とも表現され，管理職となるための準備や研修が設定されていることは少ない．今後は就労支援に特化したマネジメント研修も充実してくるかもしれないが，時間が必要だろう．現段階では，就労支援に限らず，マネジメントに関する書籍や講演会，研修に触れて，就労支援の現場でマネジメントを行っている人の話を聞くことが，自身のマネジメント力を高める近道になると考えられる．

3. 就労支援における連携と専門性

　就労支援において，多機関連携も含めたチームアプローチは重要である．個別就労支援におけるチームアプローチの意義として，①障害のある人に対する多面的な視点や理解が深まる，②豊富な情報量を取り扱うことができる，③支援過程で生まれる責任や成果をチームで共有することができる，の3点が挙げられている[9]．たとえば，就労支援における多機関の連携の一つにハローワークにおけるチーム支援がある．これはハローワークが中心となり，障害者就業・生活支援センター，地域障害者職業センター，就労移行支援事業所，特別支援学校，医療機関などからなるチーム（障害者就労支援チーム）を作り，就職準備から職場定着までを一貫したチームで支援を行うものであり[10]，チームアプローチの代表として挙げられる．

　しかし，連携のデメリットや連携を阻む要因もある．チームアプローチの阻害要因として，①役割が平等に分担されていない，②チーム力動が外向きである，③コミュニケーションが成立しないなどがある[9]．また，就労支援での連携の3段階を図に示す（図1-11）．従来の連携は第1段階が多いと思われる．この段階での連携は，就職前の支援において就職をゴールと考えている場合，就職後に生じる体調不良や生活の問題により仕事が継続できなくなった際に，職場の支援で就職への慎重な意見が増え，就労支援と治療・生活支援が対立構造となり，連携が困難となる悪循環をもたらすとされている[11]．連携やチームでの支援を行う場合にはこのような阻害要因に留意する．

　就労支援における連携において，OTがチームの一員として機能するために重要なことは，OT

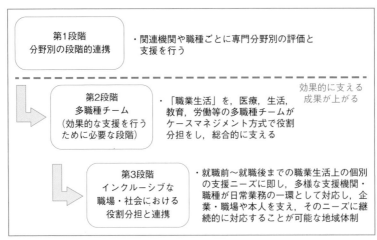

第1段階
分野別の段階的連携
・関連機関や職種ごとに専門分野別の評価と支援を行う

第2段階
多職種チーム
（効果的な支援を行うために必要な段階）
・「職業生活」を，医療，生活，教育，労働等の多職種チームがケースマネジメント方式で役割分担をし，総合的に支える

効果的に支える成果が上がる

第3段階
インクルーシブな職場・社会における役割分担と連携
・就職前〜就職後までの職業生活上の個別の支援ニーズに即し，多様な支援機関・職種が日常業務の一環として対応し，企業・職場や本人を支え，そのニーズに継続的に対応することが可能な地域体制

図1-11　関係機関・職種の専門性を活かせる就労支援での連携[11]

自身が専門性を示していくことである．野中[12]は，「就労支援に従事する専門職種は限定されないが，教育，技能，価値観，立場等を考えると，OTに期待することは大きい」とし，就労支援に関する7つの現実的な戦略の一つにOTの役割を挙げている．具体的には，「チームで就労支援ができる場合，OTに期待される機能は職業生活能力評価とその向上のための介入であろう」とされている[12]．筆者も，福祉施設での就労支援におけるOTの役割として，①作業場面において利用者に対する作業分析を行い作業遂行改善への情報提供を行うことと，②医療系職種が限られるなかで障害や疾患に関する医療的な情報提供や，①の作業分析とも合わせてプログラムを提案することを挙げた経験がある[13]．以前よりも，福祉施設での就労支援の現場にOTが増えてきたが，専門性を示すことができるOTはまだ少ないと思われる．OTの専門性は就労支援に役立つものである．

また，多職種（医療的な教育を受けていない就労支援員などを含む）の立場や背景に理解を示しながら，就労支援サービスを受ける対象者を中心とすることが重要である．障害や疾病をもつ人の就労支援時の関係機関・職種の役割分担・連携の留意点として，支援対象者が「職業人」であることを踏まえた支援が挙げられている[11]．OTは医療的な教育を受けてきている分，「障害を直す」アプローチに注目しがちなため，対象者のストレスにも目を向けるなど十分に気をつけてほしい．

（大川浩子）

4. 就労支援の基本的な流れ

一般的に障害者の就労支援において，「障害者の日常生活及び社会生活を総合的に支援するための法律」（以下，障害者総合支援法）を利用することが多いが，初学者のなかには障害者総合支援法の活用方法や対象者について知らない人もいるだろう．障害者総合支援法は障害者の自立を促すための福祉サービスであり，誰でも利用することができる．しかし，サービス利用にあたって煩雑な利用手続きが必要なためサービス利用開始までに時間を要する[14]（図1-12）．OTは直接的支援であるリハビリテーションのみならず，障害者の作業の可能化を目的に，障害者が利用できるサービスの情報提供も行う．

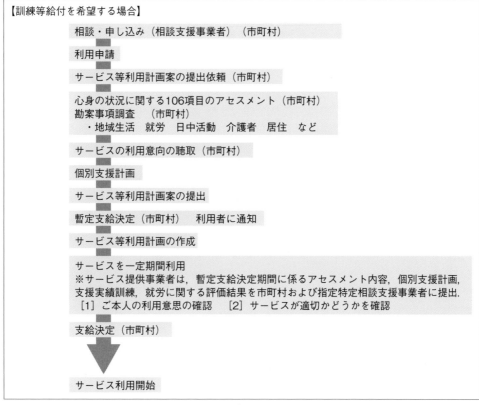

【訓練等給付を希望する場合】

相談・申し込み（相談支援事業者）（市町村）

利用申請

サービス等利用計画案の提出依頼（市町村）

心身の状況に関する106項目のアセスメント（市町村）
勘案事項調査　（市町村）
　・地域生活　就労　日中活動　介護者　居住　など

サービスの利用意向の聴取（市町村）

個別支援計画

サービス等利用計画案の提出

暫定支給決定（市町村）　利用者に通知

サービス等利用計画の作成

サービスを一定期間利用
※サービス提供事業者は，暫定支給決定期間に係るアセスメント内容，個別支援計画，
支援実績訓練，就労に関する評価結果を市町村および指定特定相談支援事業者に提出．
　[1] ご本人の利用意思の確認　　[2] サービスが適切かどうかを確認

支給決定（市町村）

サービス利用開始

図1-12　障害福祉サービス利用までの手続き[14]

　就労支援の流れや方法は基本的に，アセスメント（個人因子，環境，ニーズ，能力など）→職リハの実施→求人状況や職場環境の把握→能力と職務内容とのマッチング→職場実習→採用・復職といった流れはあるものの，障害者の年齢，発病時期，休職期間，職種，経済状況，家庭環境など，就労支援の対象者の置かれている状況によって十人十色であり，個別性の高い支援が要求される．主な支援対象となるのは青壮年期（18〜64歳）であるが，1999（平成11）年12月の中央教育審議会答申「初等中等教育と高等教育との接続の改善について」を皮切りにキャリア教育を発達の段階に応じて行うことが推奨されるようになった．これらの影響もあり，障害分野における就労支援においても変化が生じてきており，ライフステージに応じた支援を行うため，学齢期（7〜17歳）からの職業準備から支援を開始することもある．

　また，今後の日本の人口減少が懸念されるなか，「ニッポン一億総活躍プラン」（平成28年6月2日閣議決定）によって高齢期（65歳以上）の就労支援や，また「働き方改革を推進するための関係法律の整備に関する法律」（平成30年法律第71号）によって，働き方改革が推し進められている．多様な働き方を選択できる社会を実現すべく，働くことに対しての価値観や方法が変化しており，障害者の就労支援においても少なからず影響がある．

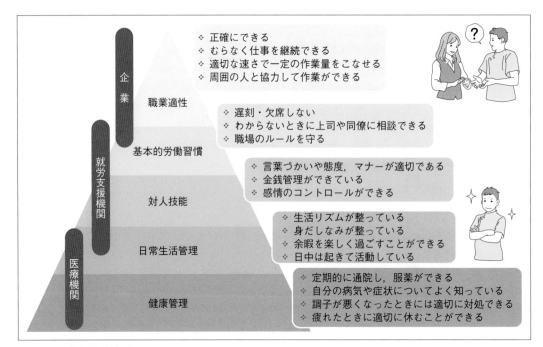

図1-13　職業準備性ピラミッド

5. 学齢期における就労支援について

　特別支援学校高等部学習指導要領においてキャリア教育が行われているが，障害をもった学生への支援は十分でないのが現状である．キャリア教育の充実のために，家庭および地域や福祉，労働などの業務を行う関係機関との連携を十分に図る必要がある．OTは医療機関で働くことが多いため学齢期の就労支援にかかわる機会はまだ少ないが，これからの社会変化に応じて柔軟な就労支援体制の構築と就労支援スキルの向上が必要である．一般高等学校に通う障害をもつ学生の就労支援では，進路指導教員の障害者への就労支援経験の少なさから，就労支援のノウハウや障害者の就労支援ネットワークの低さが課題となっている．また，このような対象者がOTと出会えずに支援が行き届かないのが現状である．そのため，地域包括ケアシステムのような対象者を取り巻く環境を十分に理解し，OTが関係機関などとのネットワークを構築しておくことが重要である．

6. 高齢期における就労支援について

　高齢期の就労支援については，団塊世代の一斉退職が一時期話題となり，技術の継承が困難となり日本の技術力の低下が懸念されるといった時代を経て，現在では雇用期間の延長によって高齢者の積極的な活用が進んでいる．今後，生産年齢人口が減少するなかで高齢者雇用への期待は高まると考えられる．しかしながら，ICT（Information and Communication Technology）の活用などで高齢者を含め障害者も働きやすくなる可能性はあるが，高年齢者雇用安定法〔2020（令和3）年4月施行〕により一般企業における定年引き上げや定年制廃止などにより高齢者の就労支援は始まったばかりであるので，障害高齢者雇用が現実的になるのはまだ先のことになるだろう．

7. 青壮年期における就労支援について

生産人口の多くを占める青壮年期の就労支援は，新規就労支援か，復職支援かで支援方法が大きく異なる．新規就労支援および復職支援について共通の点から述べていく．図1-13に示す職業準備性ピラミッドを参考にされたい．下層から健康管理，日常生活管理，対人技能，基本的労働習慣，職業適性と上層に向かってスキルが高くなっている．職業準備性においてキャリア教育を含め，職業意識や就業目的や希望を確認したうえで，疾病への理解や自己管理，能力や技能について自己理解，基本的な日常生活ができるのか，仕事をするためのコミュニケーション能力は十分にあるのか，職業人としての態度を有しているかなどの視点での支援や職リハが必要不可欠となる．また，それらの能力が十分でない場合は代替手段の獲得や支援体制を整える必要がある．ここでもう一つ重要な視点は，各施設・機関における分業化である．すべての支援を一施設で行うことは困難で効率が悪いため，多施設多機関による連携が不可欠となる．健康管理や日常生活管理は病院，対人技能や基本的労働習慣は就労支援機関，職業適性は企業といった具合に分業することを勧める．

8. 求職者への就労支援について

先天性疾患や若年発症の障害者を含め，中途障害により退職後など新たに求職活動をしようとする者に対しては，より一層対象者の技能や能力と職業とのマッチングが重要となるため，作業療法においては両者のアセスメントを丁寧に行う必要がある．職業評価や障害別のアセスメントについては各章を参照されたい．医療的側面が強い作業療法では，職業アセスメントについて弱い部分もある．特に職業開拓，仕事の切り出し（職場内で障害者ができる仕事の創設）や企業内での支援体制などといった点においては，職場適応援助者（ジョブコーチ），職業支援コーディネーター，就労支援事業所，公共職業安定所（ハローワーク）などと連携しながらアセスメントを行うことを推奨する．

9. 復職支援について

多くの場合は中途障害者※が対象となる．まず確認することは休職期間である．休職期間は就業規則（10人以上雇用している企業は就業規則の作成が義務化）に定められており，いつまでに復職する必要があるかが明確で，その期間内で復職できなかった場合についても記載されている．

多くの対象者が早く復職したいと希望する．脳卒中患者の復職時期を例にとってみると，復職時期は3〜6か月と1年半後の2峰性のピークがある[15]．入院時から職リハを実施して復職する人も少なくはないが，入院中は「特殊な環境」であることを念頭に置いて，総合的かつ包括的に復職時期を検討する必要性がある．ここでいう「特殊な環境」については，先にも述べた職業準備性をあらためて確認してほしい．基本的な日常生活が可能かは，在宅復帰後の家庭生活を送らないとわからないのが現状である．高次脳機能障害や目に見えない障害など，病院生活では明らかにならないま

※ 中途障害者：生まれたのちの病気や事故により障害者となった人たち．

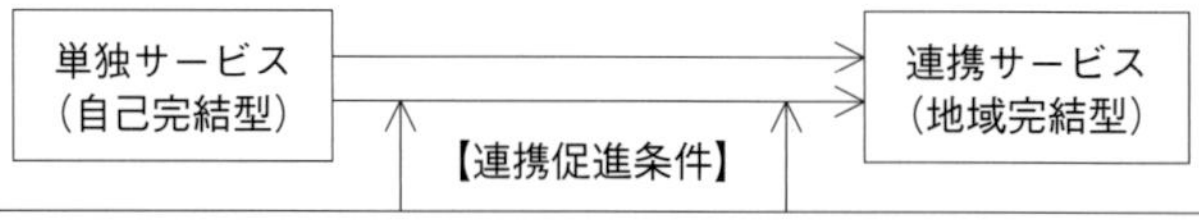

```
          単独サービス ─────────────→ 連携サービス
          （自己完結型）              （地域完結型）
                        【連携促進条件】
```

1	関係者・関係機関間の相互信頼	まず知り合う，顔を合わせる，日頃のコミュニケーション，適切な相互評価，相互の立場を尊重，日頃の協力実績
2	適切な機能（役割）分担の確立	共存・共栄，give & take の精神，相互に納得のいく役割分担・ルール，共通の全体目的・理念
3	関係者などへの適切な情報提供	提供情報の内容（欲しい情報，知りたい情報，役立つ情報，付加価値の高い情報，新しい情報，など），情報の提供方法（タイムリーに提供，簡単な操作，機密保持，など）
4	関係機関の経営基盤・採算性確保	医療経営を脅かさない，安定経営，無駄の排除，効率化，経済的メリット，診療報酬体系の改正
5	住民・患者などの理解・積極的参加	住民・患者からの正しい理解と評価，連携医療への住民協力，行政からの連携促進のための補助・支援体制整備

図1-14　保健・医療および福祉サービスの連携促進のための条件[16]

ま退院となり，そのまま復職したものの仕事がうまくいかなくて退職となるケースもある．病院に勤めるOTは地域の社会資源を知り，障害福祉サービスへつなぐことが重要である．地域の適切な福祉サービスがわからなければ，OT個人で課題を抱え込むのではなく，まずは市町村に設置されている総合相談窓口となる基幹相談支援センターに紹介する方法も一つである．

10. 医療・福祉の連携の重要性

　復職支援においては，病前の職務内容とのマッチングの確認が重要である．企業は「病気が治れば元の職場に復帰させ，病前の仕事を担ってもらおう」と考えているケースが多い．しかし，対象者の能力と企業から期待されている職務内容が一致しないことはしばしばある．そういった場合，企業と対象者の間に入る調整役が必要となり，休職期間に職務内容の調整と職リハを同時に行う必要性が生じる．つまり医療機関のみならず，就労支援機関とさらなる連携が求められる．医療機関で働くOTは，就労支援機関でどのような支援ができるのかを知ること，また，就労支援機関のOTは，医療機関でどのようなリハビリテーションを行っていたのかを知ることなど，双方の理解と役割分担をすることで復職支援の効果が最大限に発揮される．山本[16]は，地域において整合性のとれた保健・医療および福祉サービスの総合連携ネットワーク作りを推進していくためには，地域関係者間における円滑な人間関係および信頼関係の確立が不可欠な条件であると述べており，連携促進条件として，関係者・関係機関間の相互信頼，適切な機能（役割）分担の確立，関係者などへの適切な情報提供，関係機関の経営基盤・採算性確保，住民・患者などの理解・積極的参加を挙げている（図1-14）．

11. 職業生活継続の支援

　職リハの目的は，対象者が「就職する」ことではなく「働き続ける」ことである．職業スキルを向上させ継続的に働き続けることは社会の一員としての役割獲得の視点からも重要である．また，職業生活継続の支援の重要性は高まりつつあり，障害者総合支援法においても支援制度が加わるなど，働き続けることへの価値が高まりつつある．しかし，職業生活継続の支援についての課題も多く，支援方法など確立されたものはない．障害者の雇用形態（正規雇用，非正規雇用，無期雇用，有期雇用，障害者雇用など）はさまざまであり，障害者雇用となるとそこから先へのキャリアアップなどは難しいのが現状である．今後は，障害者のキャリアアップについての研究などが進み，障害があってもキャリアアップが望めるよう社会構造の変革が望まれる．

（建木　健）

■引用・参考文献

1) 厚生労働省：第4回障害者就労を支える人材の育成・確保に関するワーキンググループ　資料1これまでの議論等の整理（案）　https://www.mhlw.go.jp/content/11704000/000759223.pdf（2021年4月参照）
2) 松為信雄：職業リハビリテーション人材の育成．精神障害とリハビリテーション18（1）：42-46，2014.
3) 独立行政法人高齢・障害・求職者雇用支援機構：就業支援担当者の養成と研修　https://www.jeed.go.jp/disability/supporter/supporter04.html　（2021年4月参照）
4) 浜地裕樹・他：民間企業における精神障害者の就労支援　組織づくりと人材育成の観点から．臨床精神医学48（11）：1345-1351，2019.
5) 一般社団法人日本作業療法士協会教育部：作業療法教育ガイドライン2019作業療法士養成教育モデル・コア・カリキュラム2019　https://www.jaot.or.jp/files/page/wp-content/uploads/2013/12/Education-guidelines2019.pdf（2021年4月参照）
6) 中原　淳：第2章　プレイヤーからの移行期を襲う5つの環境変化　増補版駆け出しマネージャーの成長論．pp57-80，中央公論新社，2021.
7) 大川浩子・他：就労支援事業所における管理職の現状と課題に関する探索的検討―インタビュー調査から―．第28回職業リハビリテーション研究・実践発表会　発表論文集，pp120-121，2020.
8) 中原　淳：増補版駆け出しマネージャーの成長論．pp329-333，中央公論新社，2021.
9) 松為信雄，菊池恵美子（編）：職業リハビリテーション学－キャリア発達と社会参加に向けた就労支援体系　改訂第2版．pp256-259，協同医書出版社，2006.
10) 内閣府：第2章社会参加へ向けた自立の基盤づくり　第2節雇用・就労の促進施策．令和2年版障害者白書　https://www8.cao.go.jp/shougai/whitepaper/r02hakusho/zenbun/pdf/s2_2-1.pdf（2021年4月参照）
11) 独立行政法人高齢・障害・求職者支援機構障害者職業センター：地域関係機関・職種による障害者の就職と職場定着の支援　https://www.nivr.jeed.go.jp/research/kyouzai/p8ocur0000000wxa-att/kyouzai61.pdf（2021年4月参照）
12) 野中　猛：作業療法士に就労支援活動が求められている．作業療法ジャーナル40（11）：1162-1165，2006.
13) 大川浩子，本多俊紀：就労支援に生かす作業療法の理論と技術　就労支援における作業療法の技術　多職種との連携　広がる職種とOTが連携する際の課題．作業療法ジャーナル43（7）：798-803，2009.
14) 厚生労働省：サービスの利用手続き　https://www.mhlw.go.jp/bunya/shougaihoken/service/riyou.html（2021年5月参照）
15) 労働者健康安全機構：脳卒中に罹患した労働者に対する治療と就労の両立支援マニュアル，https://www.johas.go.jp/Portals/0/data0/kinrosyashien/pdf/bwt-manual_stroke.pdf　（2021年5月参照）
16) 山本　勝：保健・医療および福祉サービスの連携ネットワーク化．pp203-211，日本経営診断学会年報，1997.
17) 文部科学省：新しい時代の特別支援教育の在り方に関する有識者会議　資料1－①　就労支援と障害者の生涯学習　https://www.mext.go.jp/kaigisiryo/content/1422997_1_1.pdf（2021年5月参照）
18) 厚生労働省：平成28年度厚生労働白書　https://www.mhlw.go.jp/wp/hakusyo/kousei/16/dl/2-01.pdf（2021年5月参照）
19) 日本リハビリテーション学会：職業リハビリテーションの基礎と実践．pp183-200，中央法規出版，2012.

作業療法を行ううえで評価を行うことは必要不可欠な業務である．特に就労支援の分野においては，心身両面の評価に加え，環境評価，作業分析など体系的に学んでいる作業療法士の有する評価能力は，就労支援において最も重要といえよう．

1. 職業評価とは

「評価」とは，『広辞苑』(岩波書店)によると「善悪・美醜・優劣などの価値を判じ定めること」と述べられている．つまり評価を人に対して行う場合，その人の長所や短所，その高低などを定めることとなる．「職業評価」とは，ILO(国際労働機関)の職業リハビリテーション(以下，職リハ)の原則においては，「障害者の身体的・精神的・職業的残存能力や可能性についての明確な描写を得ること」[1]とし，障害者雇用促進法では，「障害者の職業能力，適性等を評価し，及び必要な職業リハビリテーションの措置を判定する」としている．つまり職業評価とは，就労に向けた支援を行うために必要な情報を得ることといえる．必要な情報を得るとは，対象者が就労に対してどのようなニーズがあり，強みとなる点はどのようなことであるか，また対象者が職業生活を送るうえで課題となる点はどのようなことであるか，さらに就労を実現するために，どのような支援が必要であり，また最適な職業環境はどのような点であるかなど，就労で必要と考えられる能力を心身両面および環境面も含め包括的に把握することである．対象者に適切な訓練・支援を行い，就労につなげ，安定した就労を継続するためには，職業評価は重要かつ必要不可欠である．

2. 職業評価の6つの目的

職業評価を行う目的には下記の6つが挙げられる．

1─対象者の強みをみつける

障害者に限らず，誰しもが職業選択を行ううえで自分の長所や興味を活かしたいと望む．しかしながら障害者のなかには，職業経験がない，もしくは少ない場合もあり，自分の長所や興味を明確に述べられないことも少なくない．また，高次脳機能障害などの後天的な障害の場合，障害により今まで得意であったことが「苦手」なことになってしまう場合もある．対象者の能力・興味に合った職業には，対象者の就労に対する意欲も高く，就労継続が容易であるが，能力に合わない仕事や興味の低い仕事は，失敗体験も多くなり，自尊感情やモチベーションを低下させ，早期離職につながりかねない．対象者の興味に合った職業選択を行った場合，就労後の満足感は大きく，また長期の職場定着につながることが報告されており[3]，職業評価により対象者の強みをみつけることは最も重要な点である．

2―就労を行ううえで課題となる点を把握する

　就労するにあたって必要とされる能力や技術は職業準備性といわれる．職業準備性とは職業生活を開始するために必要な要件のことであり，職務遂行に必要な技能，職業生活の維持に必要な態度や基本的労働習慣，職業生活を支える日常生活，社会生活面の能力などのことである[2]．しかし，これらがすべて備わっていないと就労できないのではなく，不足している能力がある場合，それらが訓練で身につけられる能力であるか，もしくは訓練が難しい場合には環境設定などどのようなサポートがあれば就労可能であるかという点を評価によって明らかにすることが大切である．

3―支援の必要性・内容・方法を検討する

　就労を望む障害者によって支援の必要性，支援の必要度，支援方法は異なる．支援方法も，訓練を行うのか，訓練内容は実践に基づく訓練なのか，知識獲得を中心にした教育的なプログラムなのかなど，個々のスキル，障害特性に応じた訓練内容を調整する．また，訓練ではなく環境調整が必要な場合，人的・物理的な環境設定の必要性などを，対象者が勤務予定の職場環境を実際に評価し検討することが重要である．

4―一人ひとりが安心して能力を発揮できる職場環境を設定する

　障害者雇用が進み，企業によっては障害者の特性に合わせたさまざまな環境設定をすでに実施しているところも多くなっている．しかしながら同じ障害であっても，同じ環境が適することはなく，多少の違いでもストレスを感じることもある．たとえば車椅子利用者にとって最も作業がしやすい机の高さは，対象者の身長，車椅子の大きさ，手腕の筋力，作業内容の違いによって数センチ単位で異なる．個々に応じた丁寧な環境設定が重要であり，対象者と環境双方の評価が必要である．

5―対象者に評価結果をフィードバックすることで，正しい自己理解につなげる

　若年者で職業経験が少ない場合や，統合失調症や高次脳機能障害など認知機能の障害がある場合，自己の能力を正しく把握できず，自己評価が低かったり，反対に著しく高かったり，もしくは障害によりできなくなったことがあるにもかかわらず病前と同等の能力があると思っていたりする場合がある．評価結果は，支援者のみで共有するものではなく，対象者が正しく自己理解できるようフィードバックにも活用されるべきである．フィードバックの方法は，そのまま正確なデータを開示することがよい場合もあるが，対象者が自身の性格や障害をどの程度受け入れているか，心身状態，家族関係などに配慮して慎重に行うべきである．評価結果を対象者が前向きにとらえられるよう丁寧に説明することが重要である．

6―チーム内での情報共有

　障害者の就労支援においてチーム連携は欠かせない．正確な評価結果をチーム内で共有することで共通理解が促進され，評価結果をもとにそれぞれの職種の役割分担が明確になり，また統一した目標に向け，迅速な支援と連携強化の機会ともなる．

3. 職業評価の流れ

職業評価は，情報収集，インテーク面接，職業評価，目標設定・支援計画立案の流れで進行する．

1―情報収集

情報収集も職業評価の一つであり，対象者の家族や関係機関より可能な限り情報を収集する．就労支援を進めるなかで新たに得た情報を共有することで，安全に速やかに支援を進め，さらに関係機関との連携を深める機会となる．

2―インテーク面接

対象者もしくは家族などから就労の希望があると，就労支援機関がインテーク面接を行うことになる．インテーク面接で最も重要な点は，対象者の職業に対する思いや希望をしっかりと聞き取り，就労に対する対象者の意思決定を尊重することである．就労するのは当然ながら対象者であり，家族や支援者が就労するわけではない．就労に向かう道のりは決して容易なものではなく，少なからずいくつかの困難に立ち向かうことになる．就労に向かう原動力となるのは対象者自身の希望や夢であり，あくまでも対象者主導で面接を進めることが重要である．

また，就労支援は，支援者と対象者とのパートナーシップで進められていくべきであり，そこが就労支援のスタート地点である．つまりインテーク面接で対象者が感じ取る支援者の印象は重要であり，その後の関係性に大きく影響する．支援者は基本的な面接技法を身につけ，支援者中心の話にならないよう，対象者の話をじっくり傾聴し，不安や語られない思いにも耳を傾けることが大切である．

インテーク面接で把握する内容としては，①就労に対する希望と，②就労支援を行ううえで必要となる情報の大きく2点となる（表1-10）．これらを対象者からの聴取だけでなく，面接時の対象者の様子観察からも把握する．

①就労に対する希望について

どのような思いで働きたいのか，どのような職種を希望しているのか，どのような働き方を希望しているのか（アルバイトなのかフルタイムなのか，福祉的就労か一般就労か，短期雇用か長期雇用かなど），働くうえで重要視すること，就労に対する意識，就労に対する不安などを聴取する．

表1-10　インテーク面接での把握事項

就労に対する希望	就労支援を行ううえで必要となる情報
・どのような思いで働きたいのか	・過去の就労経験
・どのような職種を希望しているのか	・長所・短所・特技・興味
→勤務内容，給与，福利厚生，通勤距離，勤務時間，支援体制など	・趣味，学歴，作業歴
・働くうえで重要とすること	・社会参加の状況
・どのような働き方を希望しているのか	・疾病や障害に対する思いや理解度
→アルバイトorフルタイム	・移動手段，生活状況，経済状況など
→福祉的就労or一般就労	⇩
→短期雇用or長期雇用	その人らしさをみつける
・就労に対する意識	
・就労に対する不安など	

②就労支援を行ううえで必要となる情報について

過去の就労経験，長所・短所・特技・興味，趣味，学歴，作業歴，社会参加の状況，疾病や障害に対する思いや理解度，移動手段，生活状況，経済状況，現在利用している医療・福祉機関などのサービス，基本的なコミュニケーション能力，基本的なマナー，身だしなみ，理解力など，対象者の全体像を把握し，その人らしさをみつけることで今後の支援を円滑に進めることが可能となる．

3─職業評価

職業評価を実施する場合，インテーク面接から得られた情報をもとに，就労支援を進めていくうえで必要と思われる評価を取捨選択して実施する．職業評価には多くの種類があり，いずれもやればよいというものではない．実施には支援者・対象者共に時間的，精神的な負担を要するものもあり，対象者の就労ニーズや能力，理解度，心身の状態に合わせた評価種目の設定が重要である．また，多くの検査では数値化されたデータが示され，平均値との比較ができるが，それが実際の職業場面に反映されるとは限らない．物理的・人的な環境が異なればさまざまなバイアスが働き，能力が発揮されなかったり，反対に想像以上の能力が発揮されたりする場合もある．対象者の正確な能力を把握するためには，対象者が希望する職場環境に近い場面での観察評価が必要である．

4─目標設定・支援計画立案

対象者の職業に対する希望・ニーズをもとに，他機関からの情報収集，職業評価の結果を踏まえ，目標を設定する．目標は，対象者との十分な話し合いのもとに対象者または家族が納得できるものとし，曖昧な表現は使用せず，具体的で実現可能な内容にすることで，確実な就労につなげる．

目標設定では，半年〜1年程度を目安とした最終目標，1〜3か月程度を目標とした長期目標，数週〜2か月程度を目安とする短期目標の3段階の目標を設定し，対象者と支援者チームが今，取り組むべき課題を明確にし，段階的にステップアップできるようにする．

支援計画立案では，目標設定を踏まえ，目標を達成するために必要な支援計画を立案する．支援計画は，「誰が」「いつ」「どこで」「どのように」「いつまでに」ということを具体的に記入する．複数の支援案が計画されることもあるが，同時に多くの支援を行うことで対象者の負担や，支援者側の業務過多となり得る場合もある．優先順位を立て，無理がないよう対象者のペースに合わせる（図1-15）．

これらの支援計画は対象者と就労支援チームで共有することで，連携を強化し，最終目標に向けたスムーズな支援につながる．また支援計画は定期的に見直し，目標に到達した場合は，次の段階に進む新たな支援計画を立案する．反対に数か月経っても状況が停滞していれば再度見直しが必要である．支援計画を滞りなく進めるために，計画立案時に見直しの時期も決めておくとよい．

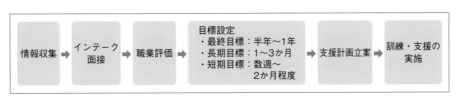

図1-15　評価の流れ

4. ワークパーソナリティ

　職業評価では対象者の特性や全体像を把握していくことが目的となるが，職業人として必要となるそのような心理・行動的な全体像を，職リハの分野ではワークパーソナリティ(work personality)とよぶ．松為[3]は，この個人の特性には4段階の階層性があると提唱している．下層は，地域のなかで日常的な生活を営むための要件である「疾病・障害の管理」や「日常生活の遂行」，上層は，職業人として役割遂行時に必要な能力である「職業生活の遂行」，最上層は職務を遂行するために必要な能力である「職務の遂行」である(p27参照)．職業評価時に，支援者は事前にワークパーソナリティを十分に理解しておくと，対象者の個人特性や職業上の課題点の把握が容易となる．

5. 職業評価の種類

　職業評価では，職業能力に特化した職業関連検査に加え，各種の心理検査，知能検査，認知機能検査，基本的な生活能力や身体機能の検査，障害や疾患の症状や自立度などを把握する評価，日常生活場面や就労訓練などの場面の観察評価，職場環境などの職場評価など，対象者のニーズや目標に応じて必要な評価が選択実施される．

　職業関連評価には，職業準備性について把握するもの，職業興味について把握するもの，職業適性について把握するもの，実際の職業場面を想定して評価するワークサンプル法などがある．

1─職業準備性の把握

　職業準備性を明らかにする方法として，障害者用就職レディネス・チェックリスト(Employment Readiness Checklist for the Disabled：ERCD)[4]と就労移行支援のためのチェックリスト[5]がある．

　障害者用就職レディネス・チェックリストは，障害者が一般企業に就職して，職場においての役割を果たしつつ適応しようとする際に必要となる心理的・行動的条件を，最小限の範囲で網羅している．職場で働くための準備がどの程度まで整っているかを知り，適切な職業相談や職業指導を進めるための手がかりを得ることができる．9領域44項目で構成され，結果は採点盤を用いて，心理的・行動的条件のどの側面で準備が整っているかというプロフィールの特性と，就職の準備性の程度を就職レディネス尺度の得点で視覚的に知ることができる．採点盤は「知的障害者用」「運動機能障害者用」「上・下肢切断者用」「視覚障害者用」「聴覚障害者用」「その他の障害者用」の6種類がある．

　就労移行支援のためのチェックリストは，障害者の就労移行支援事業者などが，個別支援計画の作成などのサービスを実施する際に使用するとともに，就労関係機関が支援対象者について共通した認識をもって支援するためのツールである．対象者の現状を把握するための項目として，「必須チェック項目」と「参考チェック項目」に分けられている．「必須チェック項目」は，日常生活，働く場での対人関係，働く場での行動・態度の3つの分野における34項目について評価する．「参考チェック項目」は，仕事の自発性，仕事の準備と後片付け，巧緻性，労働福祉的知識，家族の理解，交通機関の利用，指示系統の理解，数量・計算，文字の9項目からなる．このチェックリストは障害者職業総合センターのホームページよりダウンロードできるため活用しやすい．

2―VPI職業興味検査

　職業経験が少ない者や若年者では，自分が就きたい仕事がはっきりとわからない場合がある．そのような場合，個人の職業興味を測定する方法としてVPI職業興味検査[6]がある．160個の職業名に対する興味の有無を回答することで，「現実的」「研究的」「芸術的」「社会的」「企業的」「慣習的」の6つの興味領域に対する興味の程度と，「自己統制」「男性-女性」「地位志向」「稀有反応」「黙従反応」の5つの傾向尺度のプロフィールが表示される．採点時間を含め15〜20分程度であり簡便に使用できる．結果から自身の興味に気づき，職業選択時の参考となる．ただし，この検査は18歳以上が対象で自己記入式であることから，18歳未満の場合や160の職種の内容について理解が困難な場合，実施は困難である．実施が難しい場合，職場体験などでさまざまな職業を実際に体験して興味を探ることが有効である．また対象者に応じて中学生，高校生を対象に作成された職業レディネス・テスト（Vocational Readiness Test：VRT）の活用も有用である[7]．

3―職業適性検査

　職業適性とは，「働く人の職業・職務との適合性，あるいは組織・職場の環境，マネジメントのあり方，文化・価値などへの適応可能性を表す概念」である[10]．対象者の興味や特性と選択する職種や職場環境とのミスマッチが起こると，就労しても継続できずに早期離職の要因となりかねない．

　国内では，職業適性検査として，厚生労働省編一般職業適性検査（General Aptitude Test Battery：GATB）[8]が就労支援機関で普及している．これは米国によって開発されたものを日本の実情に合うよう改正したものである．多種多様な職業分野において仕事を遂行するうえで必要とされる代表的な9つの能力（知的能力，言語能力，数理能力，書記的知覚，空間判断力，形態知覚，運動共応，指先の器用さ，手腕の器用さ）を測定することにより，能力面からみた個人の理解や適職領域の探索など，職業選択に必要な情報の提供を目的としている．中学生〜成人が対象となる．

　検査は紙筆検査と器具検査があり，15種類の下位検査からなる．紙筆検査は，円打点，記号記入，形態照合，名詞比較，図柄照合，平面図判断，計算，語彙，立体図判断，文章完成，算数応用の11項目，器具検査は，ペグボードを用いた手腕作業検査，丸鋲と座金を用いた指先器用検査がある．結果から15の職業適性累計や40の職業群と照合できる．すべての検査に60分程度を要する．

4―ワークサンプル法

　実際の数種類の職業を想定した作業を用いて評価する方法として，ワークサンプル法がある．ワークサンプルとは，実際の職務を構成する作業の要素を抽出し，作成した作業課題の遂行状況・成績から個人の特性・能力を客観的に評価する方法である．ワークサンプル法には，米国で開発されたタワー法，マイクロタワー法と，障害者職業総合センターが開発したワークサンプル幕張版（MWS）[9]がある．

・**マイクロタワー法**：13種のワークサンプルで構成され，運動性能，空間知覚，事務的知覚，言語性能，数的性能の5つの適性能を明らかにする．内容は，コネクター組み立て，ビンの蓋閉めと箱づめ，電線の接続（運動性能），図面の理解，グラフィック・イラスト（空間知覚），郵便物仕分け，ファイリング，郵便番号調べ，在庫記録の照合（事務的知覚）．伝言の受け取り，求人広告の

理解（言語性能），賃金計算，釣銭計算（数的性能）となっている．練習期間が設けられており，5〜10人の小集団で実施する．検査結果は自己評価の促進のため対象者にフィードバックされる．現在，タワー法，マイクロタワー法については，身体障害者を対象としたものであったことからほとんど使用されなくなり，MWSが最も使用されている．

・ワークサンプル幕張版（MWS）：13種類のワークサンプルで構成されており，OA作業，事務作業，実務作業に分けられる．作業の疑似体験や職業上の課題を把握する評価ツールとしてだけでなく，作業遂行力の向上や職務遂行を可能とする環境（環境設定や人的支援方法）も明らかにできる．いずれのワークサンプルも難易度が設定されており，対象者の能力に合わせて段階的に進めることができる．主に作業体験や作業能力の初期評価に用いられる「簡易版」と，作業能力の向上や補完方法の活用の指導などに用いられる「訓練版」があり，「訓練版」では，実際の作業場面で作業の結果について対象者にフィードバックされ，訂正や挑戦の機会を多く得られるため，対象者の障害の自己受容の促進につながる側面をもつ．MWSは，全国の障害者職業センターや民間の就労移行支援事業所，回復期リハビリテーション病院などで導入され活用が広がっている．

5—心理検査，知能検査，認知機能検査，身体機能検査，ADL評価

　職業に特化した検査以外にも，障害や個人の特性に応じて心理検査，知能検査，認知機能検査などさまざまな評価・検査が行われている．心理検査では，就労をするうえで必要である自己効力感※や，困難から立ち直る力（レジリエンス）などの計測も有効である．その他に，個人の性格を把握する各種性格検査など，個々の課題やニーズによって用いることも有用である．

　その他，精神障害，高次脳機能障害，発達障害などそれぞれの疾患・障害の症状や障害度を把握する検査・評価方法も数多くある．対象者の困難になる課題要因を把握したい場合や障害に応じた支援方法を明らかにしたい場合など，必要に応じてそれらの評価も組み合わせて実施するとよい．

　知能検査には，WAIS-IV[10]や田中ビネー知能検査V[11]，コース立方体検査[12]などが用いられる．

・WAIS-IV：15の下位検査（基本検査：10，補助検査：5）で構成されており，10の基本検査を実施することで，全検査IQ（FSIQ），言語理解指標（VCI），知覚推理指標（PRI），ワーキングメモリー指標（WMI），処理速度指標（PSI）の5つの合成得点が算出できる．

・田中ビネー知能検査V：全検査IQ（FSIQ），言語理解指標（VCI），知覚推理指標（PRI），ワーキングメモリー指標（WMI），処理速度指標（PSI）の5つの合成得点が算出できる．13の下位検査で構成され，「結晶性領域」「流動性領域」「記憶領域」「論理推理領域」の4領域に分類されている．

・コース立方体検査：立方体を用いて17種類の模様を作る非言語性の知能検査である．得られた結果から，精神年齢換算表により精神年齢を求め，そこから実年齢を除して，知能指数（IQ）を算出する比較的短時間（平均35分程度）でできるため対象者の負担が軽いのが利点である．

※　自己効力感：自分がある状況において必要な行動をうまく遂行できると，自分の可能性を認知していること．

・**認知機能評価**：見当識，記憶力，注意力，判断力，集中力などを明らかにするものであるが，それらの能力は就労支援においても欠かすことができない．認知機能を包括的に評価できるMMSE[13]，改訂版長谷川式簡易知能評価スケール[14]は短時間でできることから活用しやすい．

・**身体能力検査**：対象者に合った職種を明らかとし，また環境調整を行ううえで必要となる（スロープの設置や机の高さ，自助具の導入など）．対象者の疾病や障害に応じて，筋力検査，関節可動域の測定，感覚検査，握力，ピンチ力などの計測や上肢の能力を包括的に把握するSTEF（Simple Test for Evaluating，簡易上肢機能検査）[15]も有効である．

・**ADL能力**：職業生活を支える基盤であり，事前にある程度のADL能力を把握しておく．インテーク面接でも把握可能であるが，FIM[16]やBI[17]なども活用できる．

6―観察評価

　就労では実際の職場においてどれだけパフォーマンスできるかが重要であり，実際の作業場面の観察評価は欠かせない．作業能力，問題への対処能力，持久力，集中力，応用力，周囲への配慮，リスク管理などを観察にて評価することができる．特に，運動機能に大きな問題がみられない知的障害，精神障害，発達障害，高次脳機能障害では，作業遂行に問題を認めることが多い．たとえば，作業ペースが遅い，非効率的なやり方をする，問題に直面すると混乱する，作業空間が煩雑で無理な姿勢で作業を行う，経験のある課題でも慣れが生じにくい，安易に緊張・混乱する，報告・相談・連絡ができないなどで，それらは観察によってのみ評価可能である．

　作業遂行の質と作業遂行能力を同時に評価できるAMPS（Assessment of Motor and Process Skills，運動技能とプロセス技能の評価）[18]も就労場面の観察評価指標として有効である．

7―WORQ-J：日本語版職業リハビリテーション質問紙

　WORQ-J（日本語版職業リハビリテーション質問紙）は，ICFコアセットを使用して職業リハビリテーションの現場で評価をするための対象者自記式アンケートである．患者立脚型アウトカムとして2021年現在，世界11か国で翻訳され使用されている．part 1とpart 2に分かれており，part 1では基本的情報や環境に関して，part 2では心身機能，活動，参加に関する42項目（短縮版は13項目）について，0（全く問題なし）〜10（最大の問題）までの11段階で，過去1週間の出来事について回答する．日本語版が翻訳されており，WORQのホームページからダウンロードできる[19]．

8―COPM（Canadian Occupational Performance Measure）：カナダ作業遂行測定

　COPMは，カナダ作業療法士協会が作成した半構成的面接評価法である．半構成的なインタビューを行い，対象者が自身に関係する作業をセルフケア，生産的活動，レジャーの3領域から自由に語っていくなかで，その重要度，遂行度，満足度をそれぞれ10段階で評価する．初回介入時と再評価時の遂行度，満足度の平均スコアを比較し，介入前後で遂行度と満足度の総スコアに2.0の変化があると臨床上有意な変化がみられると判断する．

表1-11　作業遂行技能の各概念の例

	運動技能	プロセス技能	社会交流技能
概念	体を動かす 移動する 物を運ぶ・つかむ 力加減	時間や空間，物を安全に 効率よく使用すること 問題に対処する技能	人や集団と円滑で 適切な交流を行う ことに関する技能
技能項目の概念例	身体の安定性 物とかかわる際の体の位置 手のなかでの物の操作 力加減の調整 別の場所へ物を運ぶ なめらかな手・腕の動き 身体的な疲労がない	進行のペース 課題通りに実施 中断なく続ける 正しい順序で行う 作業場を整理する 問題に気づき対処する 失敗を繰り返さない	開始・終了時の挨拶 適切なジェスチャー 言葉の流暢さ 話の流れの維持 質問に答える 誹謗中傷しない ためらいなく話す

9—作業分析

　作業そのものの分析として作業固有の特性や人と作業の基本的な関係をとらえる包括的作業分析チェックリストがある．基礎項目，運動機能，感覚・知覚・認知機能，道具・素材，作業過程・作業結果，交流・コミュニケーション，リスクの7つの項目で分析し，作業の特性をとらえる．対象者の仕事の分析時に，その特性や段階付け，仕事の切り出しなどへの活用が期待できる．

10—作業遂行分析

　作業遂行は人と作業と環境の相互作用によって生じる．作業遂行は運動技能，プロセス技能，社会交流技能の3つに分類されている[20]．これらはいずれもクライエントが環境のなかで作業遂行中に観察される技能である（表1-11）．運動技能は，物とかかわるときの体の動きや，操作，力加減に関する技能，プロセス技能は，作業を行うときの時間や空間を扱うことや問題に対処する技能，社会交流技能は，人や集団と適切な交流を行うことに関する技能である．運動技能とプロセス技能の評価にはAMPS，社会交流技能の評価にはESIがある．

　AMPS（Assessment of Motor and Process Skills，運動技能とプロセス技能の評価）はAnn G Fisherらによって開発された．構造化された130課題のなかから対象者にとって適切な難易度の2課題を実施し，評価者はAMPSの35項目の運動技能・プロセス技能項目を4段階で採点する．採点した数値はLogit値で変換され，運動技能とプロセス技能の能力値が算出される．能力値は日常生活の自立度や年齢基準，介入前後の比較，それぞれの能力値に応じた介入の方針を示す．

　ESI（Evaluation of Social Interaction，社会交流技能評価）もAMPSと同様にAnn G Fisherらによって開発された社会交流技能の評価である．構造化された39課題のなかから対象者にとって適切な難易度の2課題を実施し，評価者はESIの社会技能項目の27項目を4段階で採点する．能力値は日常生活の自立度や年齢基準，介入前後の比較，それぞれの能力値に応じた介入の方針を示す．

　AMPSとESIは，作業遂行技能の評価として信頼性と妥当性が証明されている．それぞれ能力値を算出できる認定評価者になるには講習会への参加が必要となる．青山らは退院後にデイケアから就労継続支援へと地域移行支援した統合失調症を有する男性の支援方針としてAMPSの能力値の結果を用いた実践を報告している[22]．就労環境のなかで対象者がどのように仕事を遂行しているかを観察し，作業遂行上の強みや課題を文章化して支援につなげることが有益だと考えられる．

6. 就労パスポートの活用

　厚生労働省は，対象者の障害理解や支援機関同士での情報連携などを進め，事業主の採用選考時の障害理解や就職後の職場環境整備を促すために，就労に向けた情報共有フォーマットとして就労パスポート[23]を作成し，活用を推進している．このパスポートは「職務経験」「仕事上のアピールポイント」「体調管理と希望する働き方」「コミュニケーション面」「作業遂行面」の項目があり，就労に必要な項目が網羅されている．職業評価を進めながら支援者と対象者でパスポートを共に作成することで，対象者にもわかりやすく評価結果をフィードバックすることができる．また就労時には，対象者のアピールポイントや必要な支援がわかりやすく，職業評価の有効な活用につながる．

7. 作業療法士による評価

　作業療法士（以下，OT）は，養成課程で解剖学，病理学，脳機能，心理学，精神医学など心身両面の医学的知識を学んでおり，それらの知識を基盤とした治療・介入・分析が行える職種である．就労支援チームのなかで対象者に適切な評価ができる職種として最も適しているといえる．他職種がOTに期待する役割は「評価」との報告もあり，OTが職業評価を担う機会は多いだろう．

　障害者雇用の現場では，知的障害者や精神障害者が仕事をできない理由を，「怠け」などの意欲の問題と誤解しがちだが，多くの場合は認知機能面の問題である．そのようなとき，OTは客観的評価にて，医学的な根拠を示しながら問題の要因を明らかにし，障害特性や対象者の個性に応じた具体的な支援方法を提示する．OTの評価能力は就労定着に必要不可欠である．

8. 職業評価を行うにあたっての留意点

　現在，多くの評価が開発され，それらの信頼性・妥当性なども確認され，安心して使用できるものが多い．しかし，なかには一定の講習会に参加し，使用にあたってのライセンスの取得が必要な場合や，購入に制限がある場合，さらに著作権などで複写は不可能なものも多く，使用にあたっては各評価の使用条件について留意する必要がある．

　さまざまな評価・検査が開発され，個人のニーズに応じてあらゆる側面の評価が可能となっており，またそれらの多くは定量評価として数値化されるため，課題となる点や支援の効果がわかりやすい．しかしながら同等の評価結果であっても，支援される側の思いは，数値化できない複雑な感情が交錯している場合もある．数値だけにとらわれず，対象者から語られる言葉はもちろん，言葉にできない思いにもしっかりと耳を傾け，寄り添う姿勢が支援者には求められる．

■ 引用・参考文献

1) ILO条文：障害者の職業リハビリテーションの基本原則．リハビリテーション研究6：2-9，1972.
2) 日本職業リハビリテーション学会監修：職業リハビリテーション用語集．p114，2020.
3) 松為信雄，菊池恵美子（編）：職業リハビリテーション学　改訂第2版．pp42-43，協同医書出版社，2006.
4) 高齢・障害者雇用支援機構：障害者用就職レディネス・チェックリスト手引き．pp5-8，社団法人雇用問題研究会，2009.
5) 高齢・障害者雇用支援機構：就労移行支援のためのチェックリスト活用の手引き．pp4-10，2006.
6) VPI研究会：VPI利用者のための職業ガイド．pp4-6，社団法人雇用問題研究会，2005.
7) 高齢・障害者雇用支援機構：職業レディネス・テスト第3版．pp5-8，一般社団法人雇用問題研究会，2006.
8) 厚生労働省職業安定局：厚生労働省一般職業適性検査手引き改定2版．pp9-14，一般社団法人雇用問題研究会，2016.
9) 高齢・障害者雇用支援機構障害者職業総合センター：調査報告書No.57　精神障害者等を中心とする職業リハビリテーション技法に関する総合的研究（最終報告書）．2004.
10) 日本版WISC－Ⅳ刊行委員会：日本版WISC－Ⅳ知能検査補助マニュアル．日本文化科学社，2014.
11) 中村淳子・他：田中ビネー知能検査開発の歴史．立命館人間科学研究6：93-111，2003.
12) S.C.Kohs（大脇義一編集）：コース立方体組み合わせテスト使用手引き．pp1-13，三京房．
13) Folstein MF, Folstein SE, White T, et al：Mini Mental State Examination, 2nd ed. Lutz, FL：Psychological Assessment Resources. 2010.
14) 加藤伸司・他：改訂 長谷川式簡易知能評価スケール（HDS-R）の作成．老年精神医学会雑誌2：1339-1347，1991.
15) 金子　翼：簡易上肢機能検査　Simple Test for Evaluating Hand Function（STEF）検査者の手引き．酒井医療，1986.
16) Mahoney FI, et al：Functional evaluation：The Barthel Index. Maryland state medical iournal 14：61-65, 1965.
17) 道免和久・他：機能的自立度評価法（FIM）．総合リハビリテーション18（8）：627-629，1990.
18) 吉川ひろみ：作業療法がわかるCOPM・AMPSスターティングガイド．pp48-57，医学書院，2008.
19) 牧　利恵，小林隆司：日本語版職業リハビリテーション質問紙（WORQ-J）の作成～言語的妥当性の検討．作業療法39：765-768，2020.
20) Anne G Fisher, Abbey Marterella：Powerful Practice. Center for Innovative OT Solutions Inc, 2019.
21) 吉川ひろみ：COPM・AMPSスターティングガイド．医学書院，2017.
22) 青山克実・他：生活行為向上マネジメントを用いた統合失調症の男性への地域生活移行支援．作業療法38：96-102，2019.
23) 厚生労働省ホームページ　「就労パスポート」　https://www.mhlw.go.jp/stf/seisakunitsuite/bunya/koyou_roudou/koyou/shougaishakoyou/06d_00003.html（2021年5月参照）
24) 知原阿稚子：特集職業前評価と作業療法　障害者職業センターにおける職業評価．作業療法ジャーナル24：105-109，1990.

（藤田さより，鈴木達也）

2章

身体障害領域での就労支援

　近年，ダイバーシティという言葉が普及し，「多様な価値観を受容すること」が当たり前の風潮になっている．企業でも，働きやすさの追求と並行して障害者雇用への取り組みが求められており，作業療法士においても役割に変化が起こっている．従来の入院中や施設入所中の対象者への在宅復帰支援にとどまらず，急性期介入から就労支援や就学支援など異なる価値観を受容した介入へと，活躍の場は多岐にわたっている．対象者の置かれている状況を理解し，医学的側面からアプローチするのはもちろんのこと，社会資源の活用や多職種連携など，幅広い知識とネットワークが必要とされている．そのために丁寧なコミュニケーションと信頼関係の構築が求められている．

　『2020年度日本作業療法士協会会員統計資料』によると，身体障害領域の対象者にかかわる作業療法士は70％を超えており，本書においても身体障害領域の疾患に対して多くの頁数を割いている．2章「身体障害領域での就労支援」では，就労支援の取り組みとして中枢神経疾患，末梢神経疾患，整形疾患などに加え，関節リウマチ，内部障害，難病，がん，成人脳性麻痺，視覚・聴覚障害など障害特性に合わせた作業療法士の役割と介入の視点を学修できるように事例紹介を含め構成した．

（建木　健）

2-1 脳血管障害・頭部外傷
―高次脳機能障害―

POINT

脳血管障害と頭部外傷の概要と，代表的な評価から職業生活に必要な視点を学ぶ．高次脳機能障害の職業的課題と介入の視点を理解し，モデルケースを通して個別性の高い就労支援の作業療法の介入の視点を理解する．

1. 脳血管障害の概要

脳血管障害の患者数は，1996年の172.9万人をピークに徐々に低下を認め，2017年には111.5万人となったが[1]，現在でもわが国の死亡原因第3位（1位：悪性新生物，2位：心疾患）となっている．多くの脳血管障害患者は，高血圧や心疾患，糖尿病などの基礎疾患を有しており，社会生活上のストレスなどにより，血圧が上昇し発症することもある．脳血管障害の好発年齢は70歳以上だが，全体の17.5%（約19.5万人）が就労世代（20～64歳）である[2]．

身体障害領域全体の就労率（脳血管障害以外を含む）は50.7%となっている[1]．脳血管障害患者の復職率の推移をみると，18～64歳までに罹患した場合の予後は良く，発症3か月後の時点で約69%がADL自立となり，発症から1年半までに約51%が復職可能となっている[3]．

脳血管障害は，虚血性の脳梗塞と出血性の脳出血に大別され，虚血性の種類や出血部位により分化される．その臨床症状は，病変部位とその範囲により特徴的な症状を示し，運動麻痺や感覚障害などの身体機能や，失語・失行・失認などの高次脳機能，感情・情動などの認知・精神機能など広範囲に及ぶ．予後や障害の程度も軽度～重度まで病変部位によって異なり，多くの人は身体機能障害や高次脳機能障害などが残存した状態で，日常生活や社会生活を送っている．そのため，脳血管障害の場合，身体機能が軽度であってもさまざまな高次脳機能障害や精神機能低下により就労が困難となるケースも多い．

2. 脳血管障害の分類と頭部外傷

1―脳梗塞

脳梗塞は，アテローム血栓性脳梗塞，心原性脳塞栓，ラクナ梗塞，その他の脳梗塞に大別される．アテローム血栓性脳梗塞や心原性脳塞栓は，内頸動脈や中大脳動脈などの太い血管で，ラクナ梗塞は，細い血管の穿通枝動脈などで好発する．

- **アテローム血栓性脳梗塞**：アテローム血栓性脳梗塞は，脳動脈硬化により粥状動脈硬化が生じ，大血管の狭窄や閉塞が起こり，段階的に症状が進行する．
- **心原性脳塞栓**：心房細動や弁膜症，心不全などにより，心内で血栓形成が生じ，内頸動脈や中大脳動脈などの血管の閉塞が起こる．
- **ラクナ梗塞**：動脈硬化や微小粥腫による脳深部の穿通枝動脈の閉塞が数時間～数日で起こる．

2―脳出血

　脳出血の多くは，被殻や視床などの大脳基底核付近で起こる．そのため，意識障害や運動麻痺，頭痛，嘔吐などの症状を示す．

・**くも膜下出血**：くも膜下出血の原因のほとんどは脳動脈瘤の破裂であり，くも膜と軟膜の間にあるくも膜下腔への出血により，脳全体が圧迫される．

・**脳動脈瘤**：前交通動脈分岐部や内頸動脈と後交通動脈の分岐部に好発する．症状は，運動麻痺などの局在神経徴候が出現することは少なく，激しい頭痛に始まり，悪心，嘔吐を伴い，意識障害は一過性で1時間以内に回復する．

3―頭部外傷

　交通事故や転倒・転落などの原因により，頭部への直接的または間接的な衝撃を受けたことにより，頭蓋内・外に出血や浮腫が起こり，脳組織がダメージを受けることをいう．

・**外傷性脳損傷**：頭蓋損傷，局所性脳損傷，びまん性脳損傷に大別される．多くの頭部外傷で，受傷直後から意識障害が起こる．損傷部位によって，運動麻痺や感覚障害などの身体機能障害や記憶障害，注意障害，遂行機能障害などの高次脳機能障害を呈することが多い．

3. 脳血管障害の評価

1―疾病・障害管理評価

　疾病・障害管理では，運動・感覚機能，上肢機能，バランス，精神機能，高次脳機能などを評価する（図2-1，表2-1）．各評価は，脳の損傷部位とその範囲・症状に合わせて選択される．

　筋緊張・随意性評価や関節可動域，感覚・筋力などの評価から，運動機能を正確に把握する．巧緻動作や両手動作，協調動作などの上肢機能評価は，生活面や職務上で，正確性や速さなどにも関与し，作業効率を高めるための指標になる．そのため，麻痺側が利き手か否かにより動作・作業への影響が異なる．バランス評価は，職場内での作業姿勢や移動の安定に関与する．作業中の安定した姿勢や安全な移乗・移動ができることにより，生活や業務をスムーズに行うことができる．

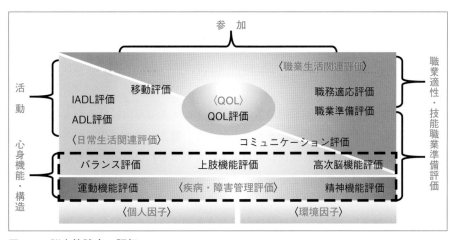

図2-1　脳血管障害の評価

表2-1 脳血管障害の評価

評価分類		検査・評価一覧
心身機能・構造	精神機能	・自己評価式抑うつ性尺度（SDS）・ハミルトンうつ性尺度（HAM-D） ・標準意欲評価法（CAS）
	高次脳機能	・標準注意検査（CAT）・Trail Making test A/B（TMT） ・行動性無視検査（BIT）・Catherine Bergego Scale（CBS） ・ウエクスラー記憶検査（WMS-R）・リバーミード行動記憶検査（RBMT） ・標準高次動作性検査（SPTA）・標準高次視知覚検査（VPTA） ・遂行機能障害症候群の行動評価（BADS）
	運動・感覚機能	・National Institutes of Health Stroke Scale（NIHSS） ・脳卒中機能障害評価セット（SIAS）・Fugl-Meyer assessment（FMA） ・関節可動域測定法（ROM）・Brunnstrom Recovery Stage（BRS） ・上田式片麻痺機能テスト・modified Tardieu Scale（MTS） ・Scale for the Assessment and Rating of Ataxia（SARA） ・体性感覚・特殊感覚・協調性検査・疼痛・筋力検査・疲労
	上肢機能	・脳卒中上肢機能検査（MFT）・簡易上肢機能検査（STEF） ・Action Research Arm Test（ARAT）・Motor Activity Log（MAL） ・Wolf Motor Function Test（WMFT）
	バランス	・体幹コントロールテスト・脳卒中姿勢評価スケール・平衡機能 ・機能的バランス指標（BBS・FR）・Timed Up and Go Test（TUG） ・modified motor assessment scale（MMAS）
活動	移動	・10m最大歩行速度・6分間歩行テスト・動的歩行指数テスト
	コミュニケーション	・実用コミュニケーション能力検査（CADL）・標準失語症検査
	ADL	・Barthal Index（BI）・機能的自立度評価表（FIM） ・modified Rankin Scale（mRS）
	IADL	・炊事・掃除・洗濯・買い物・公共交通機関の利用・金銭管理 ・服薬管理・Frenchay Activities Index（FAI） ・脳卒中ドライバーのスクリーニング評価（SDSA）
参加	職業準備行動	・職務理解：働く意味，職業の知識など ・基本的ルールの理解：時間管理や身だしなみ，注意事項など ・作業遂行能力：正確性，柔軟性，リスク管理など ・職務態度：意欲，集中力，責任感など ・対人交流技能：あいさつ，言葉遣いなど
	職務適応	・能力特性：空間認知，知能，学習，技能など ・訓練特性：職務技能学習，職務技能の転移など
	QOL	・medical outcome study short-form 36-item health survey（SF-36） ・Stroke specific QOL scale（SS-QOL） ・EuroQol-5 dimensions-5 levels（EQ-5D-5L）

　注意障害や記憶障害などの高次脳機能障害は，業務上のミスの原因になりやすい．失語症や記銘力・記憶障害，道具や機械の取り扱いの不備などにより，報告・連絡・相談が滞り，ミスの原因となる．高次脳機能障害は，軽度だと周囲にも対象者にも気づかれにくいこともあり，能力や勤労意欲の低下とみなされてしまうため注意を要する．

　各評価の結果は，どんな職業や職務が遂行可能か検討するための指標となる．反対に，職業や職務の分析から必要な評価を選択し，遂行可能な業務を予測することもできる．評価の結果を自身が把握することで，障害・疾病の管理，再発予防につながり，職業生活を安全に円滑に遂行できる．

2―日常生活関連評価

FIM（Functional Independence Measure）やBI（Barthel Index）などによるADLやIADLの自立度をはじめ，住んでいる周辺地域の環境も含め，生活が円滑に行える環境であることを評価する．たとえば，入浴や整容・掃除・洗濯などが不十分だと清潔感が損なわれ，相手に不快感を与えてしまう．食事や買い物・調理が困難になると，栄養が偏り体調不良や基礎疾患の悪化を招き，遅刻や欠勤の原因となってしまう．そのため，ADL・IADLや生活環境の評価がどのような状態で行われるか評価することが，就労の継続につながる．

移動手段として，自動車運転や電車・バスなどの公共交通機関の利用評価は重要となる．自動車運転では，通勤時間帯の通勤経路の確認やスクールゾーンなどの周辺の安全にも配慮が必要となる．電車・バスなどは，乗り降りや乗り換えなどの利用方法だけでなく，支払い方法や金銭管理，混雑時の対応なども含めた視点をもつとよい．

3―職業生活関連評価

職業生活関連評価は，職種にかかわらず社会に共通して求められる評価である．脳血管障害の場合，ほとんどが就労経験者のため，挨拶や身だしなみなどの基本的ルールの理解は問題ない．また，働く意味や職業の知識などの職務理解についても，経済的な意味だけでなく社会的役割の獲得という意味でも理解が得られやすい．

しかし，病前と違う心身機能での業務は，作業に戸惑いを感じ，作業の習得に時間を要する．対象者の満足や達成感だけでなく，正確性や作業量・完成度など，職場の求めているレベルに達しているかの評価は職場の職員と一緒に行うとよい．

職場が身体機能や能力を発揮しやすい環境であるかを評価することは，質の高い仕事を行うためにも重要なことである．業務上の環境だけでなく，駐車場や更衣室・食堂・トイレなどの動線の評価も質の高い業務を行ううえで大切である．

4―QOL評価

障害の有無にかかわらず，「働く」ことは自己実現の一つであり，社会から承認されることでもある．そのため，生活面でも職業面でも自立（自律）を目指すことは，QOL（Quality of Life）の向上につながる．

今野・霜田[13]は，「『働くこと』はそれ自体が重要な社会参加であるとともに，経済的自立を達成するための手段であり，障害者の自立にとって不可欠な要素である．それは，障害者のQOLを根底から支える活動である．つまり，働くことを通して社会的参加や経済的自立，自己決定，満足感などが向上するのである」と述べている．対象者にとってどのような仕事や働き方が最適か，QOLの視点を含めて評価することは大切である．

4. 社会生活場面での高次脳機能障害の理解

　高次脳機能障害は医療現場でさえ見落としてしまうこともあり，一般社会における認知度は低い．外見からはわかりづらいこと，また本人の自覚も乏しいため「見えない障害」とよばれる．

　モデルケースAさんを通してイメージしていくことにする．Aさんはもともと営業マンの40歳代会社員である．通勤時の事故で数日間意識不明の状態になり，受傷後のMRIで，脳の損傷が判明し，高次脳機能障害と診断された．退院後は家で静養し職場復帰した．仕事に戻ったAさんは会社の配慮で補助的仕事を任されるようになったが，物忘れが目立ち，以前のようなやる気がみられず，すぐに疲れてしまったり，単純なミスが目立ったりした．また自分の仕事が早く終わったときは他の人を手伝うなど，状況に応じた臨機応変な行動が取れずにぼんやりと座っていることが多かった．

　高次脳機能障害は外傷や病気などにより脳が損傷したことによって生じる．その他にも，低酸素脳症や薬物（アルコール）中毒，脳炎などの要因で脳が損傷した場合にも障害を受けることがあり，老若男女誰にでも起こり得る障害である．「高次」とは五感（触覚，聴覚，視覚，嗅覚，味覚）ではなく，それらを統合し物事を判断するより「高次」の脳機能という意味であり，つまるところ高次脳機能障害とは情報処理過程の障害といえる．特徴として，①記憶障害：覚えられない，すぐ忘れてしまう，②注意障害：集中できない，没頭しすぎてしまう，③遂行機能障害：行き当たりばったりで計画的に行動できない，④易怒性：カッとなりやすく人とうまく付き合うことができない，⑤脱抑制：我慢できず食べすぎてしまったり，買いすぎてしまったりするなど衝動性を抑えられない，などがある．これらは外見では見分けがつきにくく，対象者自身も自覚がないことが多い．高次脳機能障害の症状は入院生活ではわかりにくく，退院後の生活で家族や職場の同僚などが対象者の行動や言動，態度に違和感を覚えることで気づかれる．受傷や発病を機にもともとあった気質が際立って問題になってきた，もしくは性格が変わってしまったと感じることもある．

　高次脳機能障害を疑う観察ポイントとして，1つ目に情動，行為の問題が発病または受傷を機にみられる，目立つようになるということ，2つ目に，もともとの性質的傾向が極端な出方をしてくるということである．高次脳機能障害は，脳の器質的病変によって起こり，脳に受けた傷（病変）の場所や大きさによって症状が異なる．病前の性格傾向，生育歴，教育歴，生活背景，家庭や地域社会の文化的背景など個別性の高い条件にも左右されるため症状は十人十色である．また症状の出方には規則性がないこともあり「できる」「できない」は，環境的因子や疲労，睡眠不足，不安など心身の健康状態に影響を受けやすいというのも特徴である．前述の状況がトリガーとなり得るため，休憩の確保や落ち着きを取り戻させるような環境作りなどは大切となる．

5. 高次脳機能障害者の職業的課題

　職業的課題として，①処理速度や正確性，持続力，判断力，コミュニケーション，情動での問題が出ること，②外見から障害とわかりにくいため，適切な職務設定がされにくいこと，③本人にとっても見えない障害のため，トラブルを回避できず，人間関係に影響が出やすいということがある．これら職務上における一般的な特性について表2-2に示す．

また，対象者目線でとらえると，努力をしているもののうまくいかないという葛藤，苦労があることを周囲の人は理解しなくてはならない．当事者は自分で自分をケアすることが難しい状況にある．対象者にみられやすい特徴を表2-3にまとめる．

表2-2　職務上における一般特性

1) 作業内容により習得するのに時間がかかる
2) 口頭のみの指示が理解しにくい
3) てきぱき作業をこなすことが苦手
4) 接客や電話対応など臨機応変な対応が苦手
5) 同時に複数の作業をこなすことが苦手
6) 集中力が続かず作業にムラが出やすい
7) 周囲の状況に気づきにくく空気を読んだ行動が苦手
8) 関心がある事柄へのこだわりが出やすい
9) 物事の優先順位がわからなくなる

表2-3　高次脳機能障害者の就労時にみられやすい特徴

①自己制御困難による困惑	「どうしてできないのか」が本人にもわからず，答えを導き出すのが困難である．自分自身をうまく操縦できない感覚がある．
②病識希薄から生じる現実検討の困難さ	「自分はできている」と過大評価に転じることがある．仕事の出来栄えに対する指摘は具体的かつ端的に行う必要がある．
③些細なことでの自信喪失	失敗などを過度に気にしてしまい，抑うつ傾向が強くなることがある．
④気持ち・作業の切り替えの困難さ	指示を変更しても変更前と同じ方法をとったり，同じミスを何回もしたりする．
⑤感情が残りやすい	注意・指示されると，「怒られた」「非難された」と感じ，負の感情が残りやすい．
⑥易疲労性	易疲労性だがその自覚が薄く，業務の負荷設定が難しい．過活動になりやすいため健康面に影響しやすい．
⑦ネガティブ思考	発病・受傷前後で自身の能力を比較し，喪失感が強くなりネガティブ思考に陥りやすい．
⑧思考過程における処理・判断の齟齬	脳の器質的変化により思考過程における処理・判断の齟齬が生じる．
⑨職場環境への適応の難しさ	昨今のIT化業務の加速，年功序列から成果主義への移行，職場での世代間ギャップがストレスとなる．

6. 作業療法の介入の視点

　介入の視点として，①自己の特性に対する「気づき」を促すこと，②継続的にかかわっていくサポーターを確保しておくことの2つが挙げられ，これらが働き続けるためのキーになる．

1—自己の特性に対する「気づき」を促すこと

　①「気づき」については，自己認識を促していくことで，同じ失敗を繰り返すことや，オーバーワークによる体調不良，思い込みによる他者への不信感などを予防し，やりがいをもって働き続けることを可能にする．クロッソンの自己認識の階層において，ピラミッドの最下層が知的気づき，その上段が体験的気づき，最高峰に予測的気づきとある（図2-2）[24]．

　ピラミッドの図に示す最下層，知的気づきとは，本人自身が高次脳機能障害と診断されていることは知っているが，それにより自分は何ができて何ができないのか関心が薄い状態である．そのため同じ失敗を繰り返し，問題を指摘されても反発したり言い訳をしたりしてしまうことにつながる．このときの対応は，トラブルが起こったときに周囲が声をかけ問題に気づかせるよう支持的に

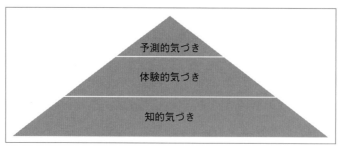

図2-2　自己認識の階層[24)]

かかわり，困り感を共有するとよい．次に，ピラミッドの図の中層にある体験的気づきとは，失敗をしたとき，障害特性と結び付けることが少しずつできるようになっている状態である．トラブル発生後，落ち着いた状況下では，「だからこうなったんだ」と自分の行動の振り返りができるようになる．支援者のかかわりでは，「次はうまくいくように，同じ失敗を繰り返さないように」と対策を考えることができ，自分の行動に責任をもつ自覚が芽生えてくる．対応としては，間違いはきちんと指摘し，共に頑張ろうという前向きな気持ちがもてるようにかかわるとよい．最後に，ピラミッドの図の上層にある予測的気づきとは，自分なりに特性を認識しているからこそ，もしものときに備えるよう準備ができる，段取りができるようになる状態である．周囲の助言を一度は突っぱねることもあるが，冷静さを取り戻し素直に聞き入れる余裕がもて，想定外のことが起こったときのパニックを最小限に食い止めようとする努力がみられる．対応としては行動を自己管理しようという努力ができていることを褒め，日常生活の聞き取りを行いながらさらに同じ失敗が繰り返されないように対策を一緒に考えるとよい．

2─継続的にかかわっていくサポーターを確保しておくこと

　継続的にかかわっていくサポーターの確保は，周囲に理解者や支援者がいるということである．サポーターは，家庭生活や職場生活における出来事や対象者本人の思いなどに長期的に関心をもち，心身の健康面が危ぶまれる事態になる前に早めの対応ができる体制を整えていることが理想的である．就労中に心身の健康管理や症状の出方に対して治療的介入を要するのでは？　と迷う場合には迅速に受診を促し，必要であれば診断書などの作成について医療機関に連絡し，相談，調整などを行う．サポーターは複数の機関に置き，状況に応じた役割分担ができるようにしておくとよい．具体例を挙げると，サポーターが就労支援事業所（就労移行支援，就労継続支援Ａ型・Ｂ型，生活訓練など）であれば，本人や雇用先に環境調整の方法，不調のときの対応の仕方について相談や助言をしていくことになる．また，職場適応援助者（ジョブコーチ）であれば，職場内での業務遂行と合わせて，コミュニケーション面においてよい習慣や行いを具体的に褒め，改善点は具体的に助言する．医療機関からは健康に働き続けるための服薬や生活管理について，就業・生活支援センターからは対象者本人に仕事と家庭生活の両立について情報収取するなかで，可能であれば家族からも情報を得られるとよい．また，別の角度では，対象者を支える立場の家族も将来に対する不安などストレスを抱えていることが多い．家族も家庭内役割の変更，経済的負担，対象者の障害を受け止められないといった家庭内のことについて相談できず悩みを抱え込んでいることがあるため，家族も頑張りすぎず，周囲の助けを借りて気分転換を図るよう助言する．

7. 働き続けるための具体的な支援

高次脳機能障害者が働き続けるための具体的な支援には、①連携、②コミュニケーション、③余暇バランスが必要となる.

①連携：職場だけでなく、医療や福祉、行政、家族など、サポーターとなり得る種々の連携を築いていくこと、つまりセーフティネットとしてのネットワーク作りである. 多機関が役割分担をしながら複数で支えていく仕組みが重要になる.

②コミュニケーション：対象者が職場で定期的に相談できる受け付け窓口を明確にしておくこと、現場レベルのエピソードをときどき聞き取りしながら課題の整理と解決策を共に考えることが大切である. 必要であれば人間関係が保てるような職場内の調整を現場に相談する.

③余暇バランス：終業後の過ごし方や夜間の睡眠状況、家庭でのリラックス方法、休日の過ごし方などにも関心をもって聞き取りを行うとよい. 見落としがちなのは勤務時間内の職場での休憩のとり方や過ごし方である. それらについて、悩んでいることもあるので、対象者本人に確認を行い、方法や工夫点などを具体的に話し合うとよい. 職場での合理的配慮について4つの介入ポイントを表2-4に示す.

社会性をより回復し、豊かな人生を歩むためには具体的にどうしたらよいか？ それは引きこもることを防止するために社会での居場所を確保することである. これはまさに就労継続できること、つまり働き続けるための支援である. また、人として役割があり、必要とされ、有能感を重ねていける作業を継続でき、人とのかかわりを絶やさないことであろう. できることから役割をもっ

表2-4　合理的配慮の4つの介入ポイント

	合理的配慮
①作業の進め方	・スケジュールを可視化する ・作業はできるだけ定型化し作業マニュアルの作成をする ・チェック表による作業の確認をする ・見落とし防止の二重チェックをする
②作業指示の仕方	・作業は同時並行的に行うのではなく一つずつ行うようにする ・口頭での指示は要件を端的かつ明確に伝えるようにする ・伝達内容はメモにとるように指示する ・指導担当者を決めておく（報・連・相の窓口を明確にしておく） ・作業や仕事ぶりに対して、きちんとフィードバックをする （できていること、できていないことを明確に伝える）
③職場の環境作り	・就業時間は時短勤務から開始し、段階的に延長していく ・必要であればパーテーションを活用し業務への集中力を保つ ・こまめな休憩の確保をすることで易疲労への対策とケアレスミスの予防、作業の効率向上につなげる ・日常的な声かけをすることで所属感を高め孤立を予防する ・外部機関（医療機関や支援機関）との連携を行い、些細な気づきも共有し問題が増幅しないように対処する ・就職直後から特に半年〜1年間は適応状況を定期的に振り返る
④相談の体制作り	・職場での面談を実施する（指導担当や相談担当など役割を分担する） ・面談では緊張や疲労についての自覚をたずね、必要があれば職場生活における具体的助言を行う ・社内スケジュールの変更、業務連絡の伝達など、連絡の漏れがない対策をとる

て経験値を上げること，体験を重ねることで自己に対する気づき，障害への受け止め，現実検討を
していくことになる．ここでは対象者の自尊心を傷つけないよう配慮していくことが必要である．
可能なら職場での行動観察または，職場の同僚や上司から仕事での振る舞いについて情報収集でき
るとよい．トラブルがある場合には本人からの話である程度は状況を知ることができるため，状況
を踏まえて的確な行動変容へと方向付けるようにかかわる．できないことをやってあげるのではな
く，なぜできないのか，どうやったらできるのかと共に考え，本人の生きる力をつけていくような
視点をもつ．つい，できないことに目がいきがちだが，できていることを賞賛する．対象者自身
が，戸惑いや不安を感じ，それらがイライラや怒りになって出ていることがあるため，その点を理
解していく．

8. 事例紹介

1—患者背景

Bさん．60歳代の女性．50歳代後半で前交通動脈瘤術後出血性梗塞を発症し高次脳機能障害を
呈した．発症後休職期間を経て退職となった．通院リハビリテーションを行っていたが，OT紹介
から福祉サービス利用へつながり生活訓練，就労継続支援B型を各2年程度利用するなかで就労訓
練を実施し一般就労（障害者雇用）した（図2-3）．

2—経　過

ジョブコーチ支援を4か月程利用しながら就労継続を図り，就職から1年経過したときに65歳に
到達．介護保険優先のルールに基づき，支援は介護保険サービスに一元化した．しかし，その後職
場の人間関係が悪化したことで再び福祉による相談支援と新たに就労定着支援を導入した．仕事は

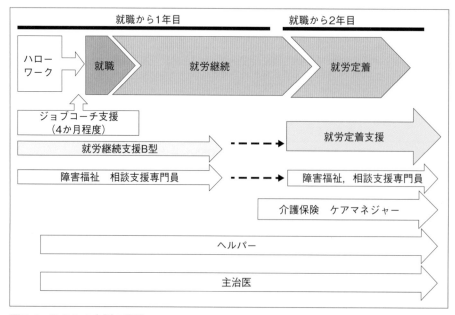

図2-3　Bさんの支援の経過

表2-5 働き続けるための支援計画

①相談体制の整備（職場と本人, 家族との連携）
1) 思いを傾聴し, 受け止める（家族にも適宜電話連絡をする）
2) 行動の振り返りをして, 職場の助言に対して受け止められるよう支援する
3) 職場の上司や同僚との協調性を保ち仕事が継続できるよう一緒に考える

②勤務表に従った出勤管理（勤怠管理に対して）
1) 遅刻や出勤日の取り違えがないよう予定管理方法を確認する
2) 見落としや忘れてしまうことがないよう確認をする

③仕事に対するやりがいを維持する（作業能率向上に対して）
1) 職場でのルールが自己解釈になっていないか理解を深めるよう見直しをする
2) できていること, 頑張っていることは褒める
3) 職場との連携をし問題が起こったときはすぐに対応する

食品売り場のバックヤードでパッケージ作業, 週4回5時間勤務であった.

　就労支援の方針として「自立した社会生活が営めるよう支援すること」とし, 働き続けるための支援計画（表2-5）を立案した.

3—就職半年後の職場での様子

　職場でのBさんの評判はよいものではなかった. 指摘すれば言い訳をする, 遅刻がある, 出勤日を間違える, 仕事の指示が自己解釈になりミスが多いということで再三にわたり指導を受けた. Bさんは指摘に対する自覚がなく, 職場への不満をたびたび口にしていた.

4—Bさんの障害特性

　Bさんの障害特性として, ①処理速度の低下, ②一つのことに没頭して全体をとらえることができなくなる, ③指示への早合点や思い込みがある, ④時間の見積もりが困難, ⑤常識的観念にズレがある, ⑥思いつきで行動することなどが挙げられた. また情動・行動面の障害として, ⑦欲求コントロール低下, ⑧感情コントロール低下, ⑨固執性があった. Bさんは発病による前頭葉機能低下が疑われ, 前頭葉は行動の開始, 問題解決, 判断, 行動の抑制, 計画, 自己の客観化, 情緒, 注意などを担うことから, これらの障害特性に合致する点が多かった.

5—Bさんの課題と強み

　Bさんの課題として, ①働く場での対人関係（協調性・感情コントロール）, ②働く場での行動と態度（職場のルールの理解・作業に取り組む態度・指示の理解・変化への対応）, ③スケジュール管理（勤務表どおりに出勤できない・タイムカードを押し忘れる）が挙がった.

　逆に, Bさんの強みは, ①物事への興味関心が高いこと, ②起床就寝, 食事など概ね規則正しい生活を実施していること, ③支援者が複数いること（家族・介護保険・障害福祉）, ④相談ができ相談員の助言を聞けることである.

　Bさんは介護保険によるヘルパー利用と, 福祉による定着支援を受け仕事を継続している. Bさん自身の努力や複数の機関による支援により, 社会とのつながりを保ち生活をしている.

9. 就労を支援することの意味

　就労支援とは，職場生活において障害が実質的な不利となっている者への支援である．就労は収入を得るばかりでなく，社会とのつながりや自己実現を図るという大切な意義をもっており，社会性や自立性を再構築する試みが必要な要素となる．

　問題が起こったときの対処として複雑に絡み合う課題に対して包括的・体系的な対応が必要であり，複数の支援者，機関が連携した支援ネットワークの形成が求められる．就労（勤労）は人として尊厳ある「権利」であるとともに日本国民の「義務」である（日本国憲法第27条）．今日的な政策課題として就労を通じた社会参加の実現は障害者施策の主要な方針であり，福祉から雇用へセーフティネットを確保しつつ，可能な限り就労による自立・生活の向上を図ることが重要視されている．対象者の主体性を前提とした支援を行うこと，対象者が職業との関連において自己理解を深め，必要に応じて支援を活用しながら職業生活を継続するために必要な努力や工夫ができること，与えられた条件と折り合いをつけさまざまなことを自身で選択できるようかかわることが大切である．

　就労を支援するということは，「その人の人生の彩りとなる多くの経験をもたらし，生活や人生を豊かにする重要な取り組み」である．

■ 引用・参考文献

1) 平成30年厚生労働白書　https://www.mhlw.go.jp/stf/wp/hakusyo/kousei/18/backdata/01-01-02-04.html（2021年1月参照）
2) 厚生労働省：平成30年度障害者雇用実態調査結果　https://www.mhlw.go.jp/toukei/list/111-1.html（2021年1月参照）
3) 豊永敏宏：脳卒中の復職支援とリハシステム．医学研究・開発，2011.
4) 松為信雄，菊池恵美子：職業リハビリテーション学　改訂第2版．協同医書出版，2007.
5) 社団法人日本作業療法士協会（監修）作業療法学全書　改訂第2版　第4巻　作業治療学1　身体障害学．pp55-56, 協同医書出版社，1999.
6) 平松和嗣久，豊田章宏，真辺和文：脳卒中発症後の職業復帰．リハビリテーション医学 41（7）：465-471, 2004.
7) 平井俊策：日本と米国における分類ならびに診断基準の比較．Geriatric Medicine 32：385-391, 1994.
8) 藤田早苗，長嶺枝里子，下角祐美子，菊池恵美子：脳血管障害者の復職支援と院内作業療法士の役割，職業リハビリテーション17：55-62, 2004.
9) 社団法人日本作業療法士協会（監修）：作業療法学全書　改訂第3版　第4巻　作業治療学　身体障害学．p45, 協同医書出版，2008.
10) 偕　珍権：QOLの観点に基づいた障害者雇用促進制度・政策の評価指標・尺度の開発に関する研究．AJHS 8（1）：107-119, 2015.
11) 豊永敏宏：脳卒中の復職支援とリハシステム，医学研究・開発，普及事業，2011.
12) 厚生労働省：事業場における治療と仕事の両立支援のためのガイドライン．2020.
13) 今野義孝，霜田浩信：知的障害者の就労支援に関する研究．『人間科学研究』文教大学人間科学部，28, 2006.
14) 独立行政法人高齢・求職者雇用支援機構障害者職業総合センター職業リハビリテーション部：2019年度版就業支援ハンドブック，2019.
15) 米本恭三（監修）：高次脳機能障害対応マニュアル　初回面接から長期支援までのエッセンシャルズ．南江堂，2009.
16) 渡邉　修：高次脳機能障害と家族のケア　現代社会を蝕む難病のすべて．講談社，2008.
17) 原　寛美：高次脳機能障害ポケットマニュアル第3版．医歯薬出版株式会社，2015.
18) 世田谷区立知的障害者就労支援センターすきっぷ：こうすれば働ける　新しい就労支援システムへの挑戦．エンパワメント研究所，2007.
19) J.ポンスフォード，訳藤井雅子：外傷性脳損傷のリハビリテーション　毎日の適応生活のために．西村書店，

2000.

20) 橋本圭司：高次脳機能障害　診断・治療・支援のコツ．診断と治療者，2011.
21) 社団法人日本作業療法士会（監修）：作業療法学全書　改訂第3版　第8巻　作業療法治療学　高次脳機能障害．協同医書出版社，2012.
22) 能登真一（編）：標準作業療法学専門分野　高次脳機能作業療法学．医学書院，2012.
23) 独立行政法人高齢・求職者雇用支援機構障害者職業総合センター職業センター：高次脳機能障害の方への就労支援．2006.
24) 岡村陽子，武藤かおり：高次脳機能障害者のセルフアウェアネスと心理的ストレスの関連の検討．専修人間科学論集心理学編vol4.No.1，2014.
25) 松岡景子，山川百合子，小谷泉，金　義晴：高次脳機能障害者は自らの障害とリハビリテーションをどのように語るか．認知リハビリテーション18（1），2013.

（大庭英章，建木良子，建木　健）

Column 4

在宅ワークのメリットとデメリット

　COVID-19の感染拡大により，人との接触を減らすべく在宅ワークを実施するなど，働き方が大きく変わるきっかけになりました．しかし実際には，公益社団法人日本生産性本部の「働く人の意識調査」によると2022年1月の調査では在宅ワークを実施している企業は18.5％に留まっています．

　そのようななか，在宅ワークをしている障害をもつ人にメリットを聞くと，対人面や通勤のストレスが少なくなったとの意見がありました．また，ぎりぎりまで寝ていても仕事に間に合うことや，休み時間を使って少し横になることがしやすいことも挙げられました．一方，在宅ワークのデメリットとして，人と話をしないことのさびしさを訴える人もいました．また，すぐに相談できないために何度も電話やメールをする必要があり，他の従業員の仕事を止めてしまうこともあります．さらに，通勤帰りなどを利用しての散歩や買い物などで適度に外出することができないことや，人に会わないため着替えや風呂に入ることを煩わしく思うことで生活リズムが乱れやすいことも考えられます．さらに，仕事への集中しやすさがある反面，障害のある人自身が調整してうまく休憩をとることなどは難しいといえるでしょう．

　そのため在宅ワークを実施するためのルールをあらかじめ決めておく必要があります．具体的には就業時間，連絡方法，スケジュール管理，休憩時間やその管理，時間外の連絡の制限，生活リズムが乱れないための日常の工夫などを決めたうえで実施するとよいでしょう．

（芳賀大輔）

脊髄損傷者の多くは受傷後早い時期から復職を考えているため，勤め先に復職の意思を伝え，連携をとることが重要である．残存機能の状況により多様なアプローチが展開されるが，本章では，施設入所者を対象にした就労へのチームアプローチを中心に述べる．

1. 脊髄損傷の概要

脊髄を損傷すると，脳からの指令が体幹へ伝わらなくなるか，伝わりにくくなるためにさまざまな麻痺が生じる．本章では重度な障害が残る頸髄損傷について述べる．労働災害や交通事故で頸髄損傷となる者も多いので，対象者にとって就労は身近な問題となることが多い．

1─運動神経麻痺

頸髄のどの部位がどの程度損傷したかによって，残存する機能が異なる．分類には，Zancolli分類が広く用いられている（表2-6）．

・完全麻痺における運動麻痺

完全麻痺は，脊髄（頸髄）が横断的に離断し，損傷髄節レベル以下の機能が全廃している状態である．上肢に加え体幹・下肢へと続く神経も脳から離断されているため，上肢の麻痺に留まらず，体幹・下肢の筋も麻痺が生じる．表2-6は完全麻痺の分類であり，不全麻痺は状態像が異なるので，注意が必要である．

・不全麻痺における運動麻痺

不全麻痺は，損傷髄節レベル以下の機能が全廃している完全麻痺に対して，損傷髄節レベル以下の機能が一部残存している状態である．

2─感覚神経麻痺

頸髄を損傷すると，上下肢・体幹からの刺激が脳に伝わらない，あるいは伝わりにくくなるため感覚麻痺が起こる．運動神経と同様に感覚神経も髄節で支配領域が決まっているため，完全損傷の場合，損傷を受けた脊髄レベル以下において感覚障害がみられる．不全麻痺では，運動麻痺と同様に損傷状態に応じて感覚の残存状況が異なる．

3─自律神経麻痺

運動・感覚神経麻痺のほか，身体の恒常性を維持するために必要な自律神経も麻痺を起こす．自立神経麻痺は，特に仕事場で長時間過ごす必要がある場合は特に重要となる評価である．自律神経には交感神経と副交感神経がある．頸髄損傷の場合，脳神経は損傷されていないが，胸髄・腰髄へは神経回路が閉ざされているため，交感神経の障害が起こり，常に副交感神経が優位に働きやすくなっている．

表2-6　Zancolli分類（C4および，Zancolli分類におけるクラス分け）

●C4のクラス分け（独自追加）

クラス/筋名	上腕二頭筋
C4-1	0～2-
C4-2	2

注）・一側の上肢機能が条件を満たしていればよい．
・C4/C5Aは，C4-2クラスに分類する．

●Zancolli分類におけるクラス分け

○C5～C6BIIIまでの分類

	上腕二頭筋	腕橈骨筋	長・短橈側手根伸筋	円回内筋	橈側手根屈筋	上腕三頭筋	4・5指伸筋群
C5A	3～5	0～2					
C5B		3～5	0.1				
C6A			2-～3				
C6BI			3+～5	0～2			
C6BII				3～5	両方0～2 あるいは一方3～5・他方0～2(※) 3～5		
C6BIII					両方とも　3～5		

○C7A～C8BIIまでの分類

	4・5指伸筋群	2・3指伸筋群	母指伸筋群	4・5指屈筋群	2・3指屈筋群	母指屈筋群母指球筋	浅指屈筋
C7A	3～5						
C7B			2-～3				
C8A		3～5					
C8BI			3+～5	3～5			0～2
C8BII					3～5	2-～3	3～5

※：橈側手根屈筋と上腕三頭筋の両筋がMMT 0～2あるいは，どちらか一方の筋がMMT 3～5かつ他方の筋がMMT 0～2の場合にC6BIIとなる．

（国立リハビリテーションセンターより引用）

・体温調節障害

　夏季でも汗をかくことができず，体内に熱がこもり体温が上昇する．布団のかけすぎや，衣服を着込みすぎることでも起こるため，外界温と自身の状況を判断しながら対応する．汗の代わりに霧吹きで水を身体に吹きつけることが有効である．

・血管運動神経障害

　血管収縮が困難となり，姿勢に応じた血圧を保てなくなる．たとえば臥床時からの起き上がり時に低血圧を生じる．頸髄損傷者は下肢からの血流を戻す筋ポンプ（下腿三頭筋の機能）が働かず，また腹筋で腹圧をかけることが難しいため，車椅子上であれば車椅子のキャスターを上げ頭部を低くする．下腿三頭筋へのマッサージ，腹部の圧迫，横隔膜を利用した腹式呼吸などの対応は有効である．

・排泄障害

　排泄を我慢する（外尿道括約筋，外肛門括約筋を収縮させる）ことや，いきむ（腹圧をかける）ことは運動麻痺・感覚麻痺のため困難である．加えて，自律神経麻痺によって便意・尿意を感じないか，感じにくくなるため，失禁や失敗することがある．一方で，痙性麻痺によって外肛門括約筋が収縮し，便意はあっても便が出ない場合もある．排泄日時を決めて，坐薬や浣腸などで強制的に排便を促したり，自己導尿を行ったりすることで，排泄管理をする．

・自律神経過反射

　麻痺部位の痛み刺激（褥瘡，骨折，熱傷，分娩など）や，消化管・尿路の膨満感，外界の気温や気圧の変化，感染などで自律神経が過剰に反応することを指す．主症状は，頭痛，非麻痺部位の発汗，突発的な高血圧，徐脈，嘔吐などで，特に突発的な高血圧は早急な対処が必要となる．

・代償反射

　自律神経過反射は危険な症状ではあるが，多くの頸髄損傷者はこれを利用している．特に便が直腸に貯留し始めてきたときや膀胱に尿が溜まり膀胱が膨満したときに，身体の一部に鳥肌が立つ，冷や汗をかくことがある．発生の仕方も損傷状態の違いでやや異なるが，この便意・尿意の代わりになる反応を代償反射（代償便意，代償尿意）とよび，日常の判断に取り入れることがある．

2. 一般的な評価と就労を視野に入れた場合の評価項目と留意点

　以下は，「障害者の日常生活及び社会生活を総合的に支援するための法律（障害者総合支援法）」に基づく障害福祉サービスとして，自立訓練（機能訓練）施設で実施している評価ポイントである．対象者はZancolli分類でC4～C8に該当し，受傷後8～12か月経過している．注意点は，急性期における評価内容とは若干異なることである．たとえば，呼吸や嚥下の機能は大きな問題を抱えていない場合が多いため実施する機会はほとんどない．

1─脊髄損傷の一般的な評価

・人：役割，価値観，身体評価，働くことへの意識などの評価

　①COPM：対象者が困っていること，希望，ニードの把握をする．

　②基本的情報：対象者の役割（労働者として役割，母親としての役割など）や年齢，性別，受傷原因，病気であればその予後，服薬情報などを把握する．

　③身体評価：ADLの可能性を探るために，MMT，ROM，感覚検査を行い，それをもとに，Zancolli分類やFrankelの分類，ASIAの判定を行う．筋緊張やバランス反応，マット上での起居動作（寝返り，起き上がりなど）を観察し，動作分析を行う．

・作業：ADL，IADL，仕事的活動，余暇的活動の評価

　①ADL：COPMによる聞き取りのほか，FIM・SCIMなどを実施する．

　②仕事的活動・余暇的活動：COPMによる聞き取りを行う．個人の役割や興味，価値観により，同じ活動（作業）であっても，方法やかけられる時間が異なる．対象者の言う「作業」がどのようなことなのか，どこでどのように行われるかを聞き取る．

・環境：車椅子を利用した生活状況の評価

　①物理的環境：自宅の段差や水回りのスペースなど，施設で自立しているADLが自宅でも継続可能かを自宅訪問や図面などで確認する．

　②制度的環境など：介助を受けることのできる社会資源（介護ヘルパー・訪問看護・通所施設），訪問リハビリテーション，住宅改修や福祉用具の購入時に活用できる制度，職場や学校で助けを求めることのできる団体の有無などを確認する．

2─就労を視野に入れた場合の評価項目

　褥瘡や自律神経過反射，失禁などの自己管理能力は，勤務時間に応じて考慮する．通勤手段，作業能力には幅広い角度で評価を実施することで，対象者の能力を最大限引き出すことにつながる．

- **人：褥瘡や自律神経過反射における自己管理**
  - ①座位耐久性：頻度は個々の身体状況によるが，除圧をしながら仕事をする必要があり，車椅子座位で仕事に従事できる時間，除圧がどの程度可能かの評価を行う．
  - ②自律神経過反射に対する対応：代償便意や代償尿意に対する対応や，自律神経過反射における高血圧時の対応方法を習得しているかを評価する．
  - ③体調不良時の対応：不測の事態に備え，かかりつけ医や緊急連絡先を把握する．
- **ADL**

  職場内で重要となるADLは食事と排泄である．自助具，福祉用具の必要性は必ず確認する．
  - ①食事・排泄：食事については量と内容，自己導尿を行っている場合は，飲水量や尿量，導尿の回数など，排便であれば回数，失禁の有無などを評価する．
  - ②失禁時の対応：衣類の交換，清拭に要する時間を評価する．
  - ③更衣：就労に応じた服（作業着やスーツなど）の着脱を評価する．
- **仕事の内容（作業能力）**

  仕事をするうえで必要な作業能力と課題の抽出を行う．復職などですでに就職先が決定しており，作業内容がわかる場合は，作業分析を行うことで課題の発見に役立つ．また，職務分析や場面設定法を実施すると具体的な課題の抽出につながる．なお作業分析の際には，雇用主に対して専門用語の使用は避けるなどの配慮が必要となる．
- **環境：職場までの環境や職場の環境**

  情報漏洩懸念などの理由で在宅における就労に消極的な雇用も多かったが，2016年の改正障害者雇用促進法では在宅就労に関する法制が整備され，COVID-19の感染拡大以降，在宅勤務が推進されつつある．しかしながら，まだまだ出社を求められることが多いので，職場までの交通手段と職場の環境を評価する．
  - ①交通手段：電車，バス，乗用車．乗用車通勤の場合は職場の駐車場の場所，屋根の有無，駐車場から事務所までの動線を確認する．
  - ②事務所内の動線：扉の場所や開閉方法，段差の有無などを確認する．
  - ③排泄関連：車椅子対応のトイレ，自己導尿・集尿器での排尿が可能かを確認する．
  - ④仕事に必要な機材：パソコンおよび周辺機器やコピー機などの配置について確認する．
  - ⑤体調不良時の対応：休憩できる場所を確保する．

3. 作業療法介入の視点と具体的なプログラムの提示（表2-7） ―国立障害者リハビリテーションセンターの例―

本項では，急性期での治療と回復期でのリハビリテーションを経て，さらにリハビリテーションを希望する対象者に対してのサービス〔自立訓練（機能訓練）〕について述べる．また，新規就職や復職に向けて就労移行支援のサービスや，職業リハビリテーションセンター（以下，職業訓練校）を利用する対象者への支援について説明する．

表2-7 多職種介入の視点

	初期（初期評価時：1か月以内）	訓練開始（利用開始1か月目～終了4, 5か月前）	訓練終了4, 5か月前～終了時	訓練終了後～終了半年間程度
介護	必要な介助の確認	必要に応じた介助		
看護	・医学的評価 褥創・皮膚状態・排泄管理状況など	・医学的管理 褥創・熱傷など皮膚トラブルや，排泄トラブルへの対応，医学的な処置や対処 ・健康管理，褥創予防，排泄管理の重要性の説明，自己導尿の技術指導		
理学療法	・身体的評価 ・車椅子の貸出・調整	・ADLに必要な基礎的動作の習得 姿勢変換，身体の使い方 ・外出時の車椅子駆動練習 ・公共交通機関の利用方法の習得 ・自動車関連動作 ・車椅子や杖の選定・試乗・調整	・筋緊張を自身で整えられるような指導と基礎的動作の継続 ・車椅子応用動作 キャスター上げ，段差昇降など ・補装具の購入 車椅子や歩行器・杖など ・福祉用具の選定・購入 運転席・助手席に移乗するための移乗用ボード ・福祉車両購入に向けた相談	・受傷原因や年齢に応じて，制度を利用する 労働災害保険 障害者総合支援法の補助（補装具・日常生活用具・改修） 自賠責，NASVAの制度の活用 介護保険（40代以上の特定疾患の者） その他，市区町村で個別に設けている制度の活用
作業療法	・施設内環境調整 ・前病院での動作確認・工夫 ・評価 身体評価，ADL評価・自宅や復職・復学先の環境評価，予後予測と目標の決定	・ADL訓練 ・IADL訓練 調理・掃除・洗濯機の使用 ・環境調整	・獲得したADLの習熟 ・在宅に合わせた環境下でのADL練習 ・在宅生活のイメージ作り ヘルパー，訪問リハの組み方てなど ・住宅改修や新築の相談と実施 ・復職・復学先の環境調整 ・福祉用具の選定・購入 ・地域カンファレンスへの参加 介助方法の伝達，自助具の管理方法の説明など ・職業訓練校利用予定時に宿舎で必要な作業の習得 ベッドメイキング・失禁処理 ・職業訓練校での環境設定のアドバイス	・必要に応じて支援 相談内容は ・介助方法がうまくいかない ・自助具が破損した ・車椅子の調整がうまくいかない ・褥創ができた ・泌尿器のトラブルが起こった ・社会福祉士が適宜相談できる相手を指定して，地域のケアマネジャーにつなげる ・地域で対応できない場合は，施設の専門家が具体的な支援方法を伝達する
スポーツ訓練	・評価 動作の耐久性，駆動操作，車椅子の適合状況	・車椅子駆動の基礎的操作訓練 ・集団でのゲーム	・集団でのゲーム ・個別対応にて車椅子の駆動・身体の使い方の習得 ・社会性や協調性を身につける	
職能訓練	・評価 作業耐久性，遂行性，PCの操作能力	・PCソフトの習得 ・アクセシビリティーの活用	・PCソフトの習得・復習 ・就労支援に向けての座位耐久性 ・作業耐久性の増加	
自動車	（運転希望があること，ADLが自立すること，車椅子から運転席間の移乗ができることを原則とし，タイミングをみて介入する）		・自動車運転にかかわる評価 ・教習所内外での運転技術指導	
社会福祉士	・評価 面接，現状把握 ・施設利用開始前後の諸手続き ・看護・介護・訓練部門それぞれの支援内容の把握・調整・統括	・モニタリング ・地域との情報提供，情報共有 ・円滑な施設生活に向けての相談，各部門との調整	・免許更新手続きの相談と支援 ・在宅復帰に向けた地域との調整 病院，訪問看護，ヘルパー制度の利用，ケアマネジャー，市区町村 ・施設・事業所・役所・家族・対象者との情報共有 ・職業訓練校利用予定の場合，見学や申請手続きの手助け	

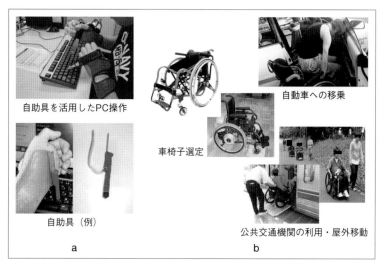

図2-4　a：就労における自助具の活用例．b：外出活動の確認．
(頸髄損傷者に対するリハビリテーション研修会：頸髄損傷者のリハビリテーションアプローチの実際より引用)

1─初期評価と環境調整

　初期評価として前述した一般的な評価を行う．並行して，施設生活で支障がないように環境調整を行う．たとえばナースコールを押したり，夜間の飲水が自分で行えたりするように自助具の作製や置き場所の工夫をする(図2-4a)．ADLについては前病院と環境が異なっても自立して行えるかどうか確認・工夫を行う．

　同時期に，理学療法では車椅子の貸し出しや調整について，職能訓練ではキーボードのタイピング能力や課題の遂行能力などについて，スポーツ訓練では主に車椅子での駆動能力やスポーツをするにあたっての車椅子の適合状態について評価を開始する(図2-4b)．看護師は，医学的側面から皮膚の状態や排尿・排便の状況，日々の身体状況について評価を行う．介護福祉士は，主に施設での生活に必要な介護(ADL，シーツ交換など生活全般の介護)を行いながら，利用者が行えること，介助が必要なことについて評価を行う．作業療法士(以下，OT)は，各部門の評価を把握するように努め，対象者の生活および就労においてポイントとなるべき点を抽出しておく．

2─訓練開始時　─チームアプローチの重要性─

　作業療法ではADLを中心に支援を開始する．並行して対象者の仕事的・余暇的活動へのアプローチも行う．理学療法では，ADL訓練に先行し，必要な基本的動作を習得できるように支援する．基本的動作の習得に合わせて身体の筋緊張や姿勢なども少しずつ変化するため，それに対応し，スムーズに駆動できるように車椅子の調整を適宜行う．就労に欠かせない車椅子での施設内，施設外での移動練習や，電車やバスの利用の仕方(段差や勾配の強い道を避ける，エレベーターの乗り方，介助の依頼方法など)を説明し，乗車経験を通じて安全性を確認する．職能訓練では必要なソフト操作の習得やアクセシビリティーの活用について，スポーツ訓練では車椅子駆動の基礎的操作訓練，ゲームなどを通して集団運動，社会性の向上などを目標に支援を開始する(図2-5)．

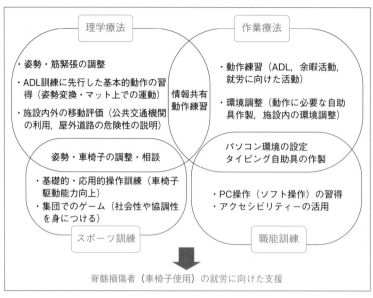

図2-5 各職種による支援

3—訓練終了4，5か月前

・方向性の確認と決定

　訓練を進めつつ，訓練終了後の生活する場所や在宅復帰する場所についての確認，決定する時期になる．

　理学療法では車椅子や歩行器・歩行車など対象者に応じた補装具の購入に向けて支援を開始する．特に車椅子は利用者の身体にフィットしたものを選定する必要があり，時間は要するがオーダーメイドあるいはセミオーダーのものを購入することが多い．車椅子は，障害者総合支援法に基づいて支給される補装具として補装具費支給制度（借受け費または修理費）が支給される．

　業務（仕事）中に受傷した場合は，障害者総合支援法により労働者災害補償保険（労災保険）が優先的に適用されることに留意したい．訓練の進捗に応じて自動車訓練の支援と，福祉車両購入に向けた支援を開始する〔当センターには自動車運転の練習が可能な環境（自動車訓練室）がある〕．

・多職種連携

　社会福祉士（MSW）は主にケースワークを担い，地域との調整作業を行う．対象者本人・家族・各部門からの情報に基づき，対象者にとって必要だと考えられる介助やサービスを把握し，市区町村の福祉課職員，地域の事業所，病院などとの調整を開始する．OTも実際に対象者の自宅へ訪問し，対象者の家族，選定・決定した事業所のヘルパーやケアマネジャー，訪問看護ステーションの看護師・訓練士〔理学療法士（以下，PT）やOT〕と，利用者・利用者家族との顔合わせをするとともに，現在の訓練や生活状況，終了に向けての話し合いを行い，地域と施設との情報共有を行う．

・自宅改修における支援

　住宅改修は，利用者と共に改修業者との話し合いを開始する．OTはPTとも連携し，対象者の身体状況や動作方法について改修業者へ情報提供しつつ，希望する改修案が可能かを確認し，難しい場合は代替案について話し合う．特に家屋内外のスロープの設定角度や段差解消機の機種は動作確認を行うことが必要で，可能な限り当センターで使用する実物を見ながら，改修業者と共に決定することが多い．福祉用具（ベッドやシャワーキャリーなど）は，デモ機を試用し，利用者が選定を行いやすいよう情報提供するとよい．当センターの利用者の多くが20〜60歳代であり，障害者総合支援法の日常生活用具の補助制度を利用して購入することが可能である．

・就労を見据えた支援

　職業訓練校を利用する場合，実際に見学に行き，対象者自身に“働く”イメージをつかんでもらう．その後，個別ケースワークとしてMSWと対象者を中心にサービス利用のための申請手続きを行う．当センターでは，敷地内にある職業リハビリテーションなどの利用の際に入所可能な建物（宿舎）がある．そこは脊髄損傷者でも使用しやすい高床式トイレや高床式浴室が備えてあるため，宿舎でのADLが自立して可能であれば施設入所支援サービスを受けることが可能である．

　自立（機能）訓練を終えて職業訓練校を利用する場合，次の施設入所支援に向けて必要なスキルについて確認と動作練習を行う．ADL面はすべて自立していることに加えて，失禁時の処理方法を習得する．また書字やベッドメイキング（シーツ交換），簡単な掃除（フローリングワイパーや粘着式クリーナーの使用など），電子レンジや洗濯機の使用について確認する．看護・介護では，主に排泄コントロールについて，対象者への意識付けとして飲食物，服薬の説明を行う．

4—訓練終了1，2か月前　—訓練は概ね終了して維持訓練に移行する時期—

　訓練で獲得した動作は生活のなかで日々習熟も兼ねて活用してもらう．自宅では住宅改修が終了し，福祉用具が納品されていることが理想である．OTは必要に応じ，改修内容の確認と対象者の動作確認，福祉用具のセッティングに間違いがないかを確認する．対象者自身で確認できる場合は本人に任せつつ，課題が見つかった場合は動作練習を行い支援する．動作変更で課題が解決しない場合は，修理に向けて業者に相談をするとよい．また，必要に応じて介護福祉士にも同行してもらい，OT，介護福祉士にて福祉用具の使用方法・介助方法について，対象者と家族や関係者に説明する（関係者が当センターへ来所する場合は，センター内で行う）．

　職業訓練校への入校が決定して宿舎生活が確定している場合，対象者自身の希望なども考慮して試験的に1週間程度の宿舎生活を体験してもらうことで就労時の課題予測につながる場合がある．

5—職業訓練校での支援

　自立（機能）訓練を終えて職業訓練校に入校後は，就労に必要なスキル（脊髄損傷者では主にPCを使用した事務的な作業やCAD操作など）の習得を目指し，実際の就職活動を展開する．

　支援者側は，対象者の能力に応じた就職の相談，履歴書の作成方法，面接練習や職場見学・体験実習を支援する（求職活動支援）．就職後は雇用先事業所を訪問し，就労するうえでの課題の確認と対応策の提案など，職場に長く勤められるよう定着に向けた支援（職場定着支援）を行う．ハローワークや障害者就労支援センター，障害者職業センターなどの就労関係機関と連携し，対象者の就

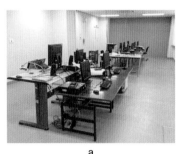
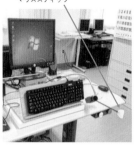
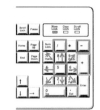

ユーザー補助（マウスキー機能）の利用
マウススティック

マウスキー機能
1～4と6～9→マウスカーソルを動かす
5→クリック（/=左ボタン −=右ボタン）
0→ドラッグ　ドット→ドロップ
＋→ダブルクリック

a　　　　　　　　　　b　　　　　　　　　　c

図2-6　職場の環境調整

労支援や，事業所へ訪問して採用の相談や実習の協力依頼など職場開拓を行うこともある．

　車椅子の座面の高さは対象者の身体状況に応じて大きく異なる．使いやすい高さに無段階調整できる机（対象者がボタン操作で可能なもの）で必要な技術を習得する（図2-6a）．また，Zancolliの分類C4クラスになると，腕を動かすことが困難であるため，マウススティックを利用してキーボード操作を行う．現在は視線入力や音声入力も安価に実現できるようになっており，積極的な導入を検討する（図2-6b）．アクセシビリティーの利用の一つとして，数字のテンキーを，カーソルを移動させるマウス機能として活用している（図2-6c）．

6─作業療法士の役割

　OTは職業訓練校においては，必要に応じて相談に乗り，自助具の作製・修理や，環境調整，PTと協力して車椅子座位の調整などを行っている．事情により住宅改修が終了していない場合（たとえば，職業訓練校の入校時期，受傷に伴う裁判の状況，金銭面の問題，在宅生活から単身生活への進路変更）は，住宅改修相談も合わせて継続する．

　今後，職業訓練校内および就職先へのかかわりが可能となれば，車椅子を使用する利用者が動きやすい動線や，必要な自助具の提案，作業を円滑に進めるための物品の紹介・家具の配置など，主に環境調整の点で専門性を活かすことができると考える．

4. 何を選び，何を変えるか

　たとえば，脊髄損傷者が入浴を一人で行う場合には時間的な懸念が生じることがある．健常者であれば15分で入浴を終えることも可能だが，脊髄損傷者が一連の入浴動作を行うと1時間を超えることもある．仕事の時間や就寝時間，余暇時間を確保するためには，入浴の介助が賢明だろうが，ヘルパーに入浴介助を依頼すると，自宅滞在日時の時間的な制約が発生する．

　対象者の生活で「何を選び，何を変えるか」については，対象者の生活における希望や価値観を尊重し，慎重に選択していくとよい．

5. 事例紹介

1—患者背景

Aさん. 20歳代の男性. Zancolliの四肢麻痺上肢機能分類はC6BⅡ. 当センターでADL動作の獲得, 住宅改修, 福祉車両の購入や自動車運転を習得し, 職業訓練校で簿記や経理のスキルを学び, 建築会社へ就職した. 仕事は, パソコンを活用した事務作業(建築図面の送受信, 印刷, 説明用のカタログの編集など)である.

2—就労環境と問題点

通勤は自動車で片道約30分. 就労形態は一般就労で, 9〜17時までの勤務である. ADLはほぼすべて自立し, 掃除や食事の準備などは家族が対応している.

就職し始めてから, Aさんから電話にて相談を受けた. 「業務に必要な書類をまとめるファイルが, 綴じるタイプではなく挟むだけなので, 中身を落として散らかすことがある」「スタッフが使用する印鑑が持てず, 押印は職員に依頼している」とのことであった.

3—問題点の解決

ファイルの管理に関しては, 車椅子でも取りやすい高さに設定したり, 穴を開けてファイリングできるバインダーに変更したりするなど提案した. また, 印鑑についてはAさん用に購入してもらえるよう依頼し, 自助具の取り付け動作確認も行った. その結果, ファイルは置き場所の高さが低くなることで手元に寄せやすくなり, 印鑑は自力で扱うことができるようになった.

基本的に留意すべきは健康管理であるとのこと. 特に, 体調管理は徹底しており, 入浴時の皮膚の観察(褥創の有無), 排尿時の尿の状況や飲水・食事の量, 排便の時間と服薬管理はかなり気をつけている. 職場環境では自己導尿ができるように広いスペースのトイレを確保してもらっているが, 失禁時はその場で対応ができないため, 近隣の病院に事前に調整し介助を依頼できるようにしている. 現時点では職場での失禁はないため利用したことはないが, 万が一のときの安心感が心強いとのことであった.

■参考文献

1) 渡邊友恵, 田中宏太佳:脊髄損傷者の復職の現状とその支援. 日職災医誌67:467-472, 2019.
2) 頸髄損傷者に対するリハビリテーション研修会:頸髄損傷者のリハビリテーションアプローチの実際　http://www.rehab.go.jp/application/files/6615/8440/3505/2018_.pdf(2022年1月参照)

（水谷とよ江）

POINT

上肢切断者の就労支援は，求められる職務内容や遂行課題に対して，適切な義手の選択と義手操作能力の獲得がポイントとなる．また，義手で対応できない職務内容などに対しては，使用する機器（パソコンなど）の改良や自助具など作業環境の整備を行う．

---

1. 切断の概要

1—切断とは

切断（amputation）とは，四肢や乳房など身体の一部が切離されることで，肘関節や手関節などの関節部分で切離された場合は離断（disarticulation），生まれながらに四肢の一部が欠損している場合は先天性欠損（congenital limb deficiency）とよんでいる．その切断された部分が上肢の場合は上肢切断とよんでいる．切断の原因には，業務上の事故，交通事故，糖尿病，末梢動脈疾患，腫瘍などがあるが，上肢切断の場合は，業務上の事故が最も多い．

2—上肢切断とは

上肢切断は，肩（肩甲帯を含む）から手指までを対象とした切断状態である．最も多い切断部位は手指で，手関節より近位になるにつれて少なくなる．手関節より近位の切断の場合は，手指の切断と比較して心身機能および身体構造の障害を認め，日常生活および社会生活に多大な影響を及ぼす．切断の部位により切断名は異なり，その名称は障害名に反映される（図2-7）．

上肢切断者のほとんどが一側性切断であり，非切断肢が存在する．そのため，作業療法では片手動作の獲得に加えて，個々の上肢切断者に適した日常生活や社会生活の獲得を目指すことが重要となる．

3—義手の使用

上肢切断は，義手（Upper-limb Prosthesis）を使用するが，その目的や使用方法により適切な義手を選択する必要がある．義手の種類は，身体障害者福祉法の補装具交付基準に基づいた分類があり，主に手先具の機能により装飾義手，作業用義手，能動義手に分かれ，能動義手には体内力源義手と体外力源義手（筋電義手）がある．

上肢切断の就労支援では，切断原因が業務上の事故であることが多く，労働災害の認定を受けることも少なくない．そのため作業療法士（以下，OT）には，労働保険給付などの補償制度の活用も念頭に置いたかかわりが求められる．さらに現職復帰や配置転換などの職場環境の情報収集，仕事内容に適した義手適合・選定および操作方法の獲得，自助具などの活用が就労支援に重要となる．

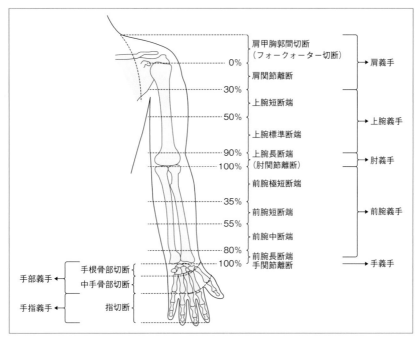

図 2-7　上肢切断の断端長・部位と義手

(大庭潤平・他：義肢装具と作業療法—評価から実践まで—. 医歯薬出版, 2017 より)

2. 一般的な評価と就労を視野に入れた場合の評価項目と留意点

1—上肢切断の評価

・上肢切断に関する作業療法評価

　国際生活機能分類モデル（ICF）を活用して実施することが望ましい．上肢切断者の就労に欠かせない義手が環境因子として重要だからである．

　上肢切断の評価では，特に切断肢と切断された断端部の評価は，非切断手と義手または断端部による両手作業の評価にかかわり，日常生活および社会生活（就労）に大きく影響を及ぼす．断端評価は，長さや周径を測り，その形状や状態を把握する．断端長はその残存長により断端部の運動（上腕：内外旋，前腕：回内外）が異なるため，義手のソケットの形状や継手の種類の選択の際に重要な情報となる．また，断端状態の観察や触診を行い，創傷状態，成熟度，疼痛の有無，異常感覚の有無，浮腫，筋収縮，幻肢・幻肢痛を把握する．

・身体機能

　切断肢の関節可動域や筋力に加えて非切断手の握力やピンチ力の測定を行うことが，片手動作の獲得に向けた見通しを立てる際に有用である．また，一側の上肢切断の場合はその身体形態の変化から，多くの切断者が自身のバランス感覚に違和感を訴え，歩きづらさを訴えることもあるためバランス能力の評価も必要となる．

・精神心理機能

　切断原因や切断後の経過により不安や焦りなどのうつ症状などに十分に注意する必要がある．そのためうつ性自己評価尺度（Self-rating Depression Scale）を実施し対応するとよい．

2—義手の評価と就労

　義手の評価は，切断者の生活や就労に関する要望を把握することで，その切断者に最適な義手や部品の選択が重要となる．そのためには，OTは各義手の機能と限界を理解する必要がある．能動義手には義手適合検査（チェックアウト）があり，義手がその基準をクリアすることは最低条件であるが，就労場面で使用される義手がその就労場面の作業内容や作業工程に適切であるかを評価することは，上肢切断者が義手を使用して職場復帰や就労するために重要である．通常使用において部品の消耗や故障が生じるため，就労後には，指導を通じて上肢切断者自身がある程度対応できることが必要である．また切断者の就労支援を義手のみで対応するのではなく，自助具やテーブル・キーボードなどの位置設定などの環境調整や就労に関する作業工程の変更や工夫，職場の上司や同僚などの理解のための情報提供を行うことで上肢切断者の就労の獲得につなげることができる．

3. 作業療法介入の視点と具体的なプログラムの提示

　上肢切断者の就労支援の過程には，多職種での連携が欠かせない．復職を検討する際には，事業主や管理者との連携も重要である．障害特性と生活上の問題点との関連をOTが評価し本人や家族・職場へフィードバックすることは，就労後の継続性に大きな影響を与えるからである．すなわち，チームアプローチの実践が上肢切断者の就労目標達成を可能にする最大要因となるといえよう．

　上肢切断者に対する就労支援の作業療法プログラムは，義手操作のためまずは各関節可動域や筋力などの心身機能の基礎的能力獲得が必要となる．十分な義手操作訓練を実施することで日常生活活動や日常生活関連活動を実施できる体力や操作能力を身につけると同時に，就労に関する目標達成が可能になる．義手を使用した就労に向けた一般的な作業療法の流れおよびプログラムは以下のとおりである．

1—オリエンテーションと切断者の評価

　リハビリテーション内容や義手の説明を行い，上肢切断者の意見や想いを聞き取る．

　ニーズとICFに基づく全体像の把握を行うとともに職業準備性，社会生活能力・対人技能，基本的労働習慣，職業適性に関する評価を行い，目標設定を上肢切断者と共有する．

2—義手装着前訓練

　義手使用に必要な断端成熟のためにソフトドレッシングや片手動作を取り入れた簡易作業を実施する．義手の操作には非切断肢の筋力なども必要なことから，理学療法士と連携しながら身体機能訓練を実施する．筋電義手の場合は，筋電位制御訓練が必要である．

3—義手操作訓練およびADL訓練・IADL訓練

　義手を作製するために仮義手を用いて，義手の着脱訓練，手先具や継手の操作訓練，義手と非切断肢による手工芸制作などの両手作業課題を実施する．義手の種類や用途に応じて，手先具や継手などの部品をOTが選定しながら評価と訓練を並行的に実施する．ここでは義手操作訓練の詳細は

述べないので上肢切断と義手に関連する文献を参照されたい．ADL訓練およびIADL訓練は，義手の基本的操作能力の獲得見込みがある場合に開始する．ここでは，両手作業課題に焦点を当てることが重要で，調理や掃除などのIADL訓練に重点を置くとよい．また，作業療法の過程においては上肢切断者の意見を取り入れながら，本人の希望に応じた義手の種類や部品の選定，使用方法を明らかにすることが重要である．

4─就労支援を含む社会生活関連の訓練

　義手操作能力を獲得し，ADLやIADLの向上がみられたら，生活範囲の拡大を視野に入れた社会生活関連の訓練(外出や買い物など)を実施する．人前での義手の使用が必要なことから就労を見据えた重要な時期といえる．外出では，公共交通機関の利用に加えて，自動車運転能力を評価・訓練する．外出時には買い物や他者との交流があるため，金銭支払いや外出先でのトイレの使用などの経験を通じ，義手の有用性と限界を上肢切断者自身に理解してもらう．

　就労に関しては，本人が家族や職場支援者などと十分なコミュニケーションをとれるように促し，就労の際に必要な作業課題や職場環境，就労条件などをOTに伝えてもらう．またOTが必要に応じて本人と共に就労先の管理者や関係者と面談を行う．職場訪問を行うことで具体的な職場環境や必要な動作や能力を評価することができ，作業療法での義手操作練習や義手を用いた作業課題訓練に反映させる．

4. 事例紹介　─筋電義手と能動義手で職場復帰した両側上肢切断者─

1─患者背景

Aさん．30歳代の男性．大手製鉄会社にて，スクラップ鉄を電炉法で溶かし成分を調整しながら鉄鋼を生成する業務を担当し，重機を操作する機会もあった．仕事中に，電炉が不具合を起こし作動停止になったため，電炉の調整作業を行っていた際，電炉の一部が動き両側の上肢を挟まれ受傷した．

右前腕切断，左上腕切断　合併症：なし(図2-8)．

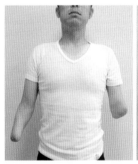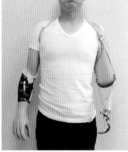

図2-8　断端部と義手

2─作業療法評価

・主訴：①義手を使用して職場に復帰したい．②日常生活を自立したい．
・第一印象：両手を失ったこと，その後の日常生活が全介助状態であったことなどから，表情は硬く，笑顔がみられる状態ではなかった．しかし，受け答えはしっかりしておりOTの質問や指示に素直に応じてくれた(表2-8)．

表2-8 初期評価と最終評価

	初期評価（X年Y月）	最終評価（X年Y月+5か月）
断端長	右前腕切断中断端　17.0cm　57% 左上腕切断肘離断　30.0cm　93%	右前腕切断中断端　17.0cm　57% 左上腕切断肘離断　30.0cm　93%
断端状態	右前腕切断部の術後縫合部から滲出液が認められ十分な創の治癒に至っていない．両側断端ともに軽度の浮腫が認められる．	両断端部とも創は完治し，浮腫や発赤など認めない．断端形状の円錐型でありソケット装着時に問題はない．
ROM	著明な制限なし	著明な制限なし
筋力	両上肢の残存部MMT5レベル	著変なし
感覚	断端部の触覚覚鈍麻あり	著変なし
疼痛	安静時・運動時ともになし	著変なし
幻肢	右前腕：幻肢感覚あり 左上腕部：幻肢感覚あり	義手装着時は幻肢を忘れているが，意識すれば感じる．また，その幻肢は断端部に入っている．
幻肢痛	特になし	著変なし
筋収縮	右前腕部：手関節背屈筋群（長短橈側手根伸筋）の筋収縮の仕方がわからない．	右前腕部：掌屈筋・背屈筋ともに筋収縮および筋弛緩が可能．
バランス能力	座位バランスは良好で問題ないが，立位バランスの不安定さを認めた．特に動的なバランスについてはアプローチが必要と判断した．	座位・立位バランスともに十分な能力をもち，生活場面全体で問題なかった．
ADL	FIM：83点 食事・整容・更衣・排泄・入浴すべて，全介助．コミュニケーションや社会的認知は問題なし．	FIM：126点 筋電義手（右）と能動義手（左）を用いてすべての動作が可能となる．入浴は自助具を用いた．
IADL	調理，洗濯，掃除，買い物などは，すべて実施困難な状態であった．また，これまでの生活歴から掃除や洗濯は妻が行っておりAさんに必要性がなかった．	調理：筋電義手と能動義手を用いて，肉じゃがなどを作ることができた． 買い物：OTとスーパーに買い物に行き，支払いは行えた． 自動車運転：改造車にて運転可能．
就労	休職状態．会社（雇用者）からの具体的な方針は特に示されず．	事務職での復帰を視野に，パソコンや書類整理などを行う．（職場の受け入れ確認済）

3—作業療法方針・予後予測（表2-9）

・残存機能を活用したADLアプローチ

　将来は義手を使用したADLやIADLの獲得，就労などが期待されるが，まずは残存機能を活かしたADLアプローチを行う必要があると考えた．

・前腕切断部の術後縫合部から滲出液と左側上腕切断の仮義手作製

　本来は，断端長の長い右側前腕部の仮義手の作製を行うところであったが，断端状態が不良のため左上腕切断の仮義手から作製した．

・ADL・IADLの獲得に向けた義手の選択と操作訓練

　義手を用いたADL・IADLの獲得を目指すために実生活においてどのような義手の種類が適切であるかを検討する必要があった．右上肢は筋電義手，左上肢は能動義手の操作獲得を目指した．また自助具などの活用なども視野に入れた生活環境の調整が必要と考えた．

表2-9　評価のまとめ

	心身機能・構造	活　動	参　加	環　境
利　点	・残存筋の筋力が保たれている. ・関節可動域の制限がない. ・訓練意欲がある.	・歩行による移動が可能. ・寝返りや起き上がりが可能. ・ベッド上であれば足を使って新聞などを操作できる. ・コミュニケーション可能.	・復帰できる職場がある. ・家族（子ども）との外出や遊ぶ機会がある.	・家族が協力的である. ・職場の上司などの理解が良好で協力を得やすい. ・自動車を所持している.
問題点	右前腕切断部の術後縫合部から滲出液が認められた.	両上肢切断のためADL・IADL全般で介助を要する.	具体的な復職要件が未定.	復職のための環境が整っていない.
予後予測	・右前腕切断端の創は完治する. ・義手操作に必要な筋力などは向上する.	義手を使用することでADL・IADLは可能となる.	職場との連携で職場での役割を得られる.	職場との連携で必要な環境が整えられる.

4―作業療法計画と実施

・リハビリテーション・作業療法目標

　リハビリテーション目標は，①元の職場に事務職として復職すること，②家族と休日を楽しく過ごすこととした．義手を使用したADLやIADLを可能にすることで，自宅での自立生活や役割を獲得し，その後，職場での仕事に就くことで社会的役割や生きがいを得ることをAさんとの話し合いで繰り返し確認した．

　作業療法目標は，①右側に筋電義手・左側に能動義手を装着してADLとIADLを可能にすること，②自動車運転を可能にすることとした．

・作業療法内容

1. オリエンテーション・評価
2. 義手装着前訓練

　　右側：前腕部の筋電位制御訓練，左側：上肢帯のROM訓練，バランス訓練

3. 義手未使用のADL訓練：入浴動作用の自助具の作製と操作練習
4. 訓練用義手作製依頼・調整（義肢装具士と連携）
5. 義手装着・操作訓練

　　右側（筋電義手）：基本操作訓練　ハンドの開閉・物品把持・移動

　　左側（能動義手）：基本操作訓練　フックの開閉，肘継手ロック制御，物品把持・移動

　　両側：プラモデル製作，木工作業

6. ADL・IADL訓練

　　義手を使用したセルフケア（食事・更衣・整容・排泄），掃除機操作，洗濯物の整理，簡単な調理，自動車運転．入浴は自助具で対応した．

7. 職場での訪問評価と対応

　　会社の人事担当者との面談や職場訪問を実施した．

作製した義手とチェックアウト

　　　右側：筋電義手，MYOBOCK システム（ottobock社製），左側：能動義手（殻構造）

5—経過（表2-10）

・義手の基本操作の獲得と義手での生活イメージを得た時期

　Aさんは，両側上肢断のため全介助状態で作業療法を開始した．セルフケアの自立は重要な課題と位置付けた．そのため，作業療法としては義手にかかわらず「できること」を獲得するために自助具の作製も並行して行うこととした．その一つが食事用や入浴用の自助具であり，それらの活用も作業療法を開始当初は積極的に行った．そして，左側の切断断端部は傷などの弊害がないことから右側よりも早く義手の操作訓練を開始した．手先具の開閉操作，肘継手のロック・アンロック操作を中心に行い，物品の把持や放出，物品の左右や上下方向の移動などを行った．物品操作や物品移動課題は，物品の形状や大きさ，移動距離や方向を段階的に変化させることが重要である．右側前腕部の創が完治すると同時に，前腕能動義手に加えて筋電義手の訓練も開始した．筋電義手は，電極位置の選定と筋電位制御訓練から開始し，能動義手と同様に徐々に基本操作訓練を行った（図2-9）．

・両手作業が可能になり，ADLとIADLが拡大

　両側切断者の場合は，断端の長い切断側からアプローチすることでADLの獲得を目指すことが一般的である．Aさんは断端創の問題により断端の短い左側上腕義手の操作訓練から始め，右側前腕の能動義手および筋電義手は後になった．しかし，上腕義手の操作を獲得したことで前腕能動義手や筋電義手の使用時に上腕義手を物品の押さえなど補助的に使用することが容易に可能となり，さまざまなADLの獲得が効果的かつ効率的に獲得できた．これは，Aさんにとっても自信へとつながった．さらなる義手操作の習熟を目指して，Aさんの好きなプラモデル製作や調理，洗濯などIADLや趣味活動も行うこととなった．Aさんの積極的な義手の使用は，義手の構造やメンテナンスへも興味が及びOTや義肢装具士などへの質問や本義手作製に関する要望などへと波及した．

表2-10　作業療法経過

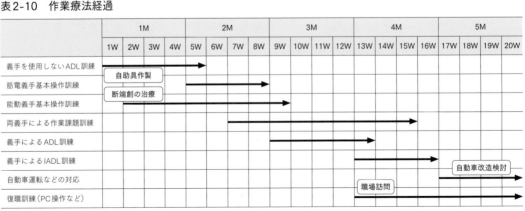

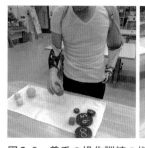
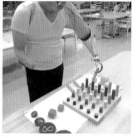
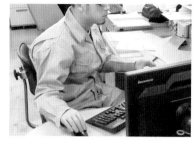

図2-9　義手の操作訓練の様子　　　　　　　　図2-10　復職後の様子

・職場復帰や自動車運転の獲得を目指した在宅生活と社会生活への移行

　退院前2か月が過ぎたころ，Aさんの会社の人事担当者とOTを交えて話し合いが行われた．目的は，「義手を使用して職場での仕事内容を確認すること」であった．Aさんの作業療法場面や義手操作の様子を見学した人事担当者は，事務的な仕事であれば十分に職場復帰できると判断した．受傷前の業務内容が電炉の調整作業などの現場業務であったため，Aさんは事務的な業務について不安を抱いていたが，作業療法でのパソコン・OA機器の操作練習の提案や，職場でのPC操作技術講習会などの支援を約束され，職場復帰への意欲を示すことができた．そして，外出許可を得て職場訪問を行い具体的な作業内容を確認した．新たな目標をもつことで，外泊時の在宅生活経験から自動車運転の必要性など社会生活への参加を現実的に考え，OTに退院後の生活について義手を装着した外出や職場での新たな業務内容などの相談をする機会が増えた．

　また自動車を運転するために，Aさんから自動車メーカーに問い合わせて，改造箇所などAさん・メーカー担当者・OT間で話し合い，必要なハンドル旋回装置や周辺機器の改造の提案を行った．その後，完成した自動車で運転技術確認を自動車運転指導員に依頼して，OTと実車可能であることを確認した．そして退院1か月前に，事務職での職場復帰が半年後と決まり，退院後は職場でのPC操作訓練などの就労支援を受けることとなった（図2-10）．

・退院後のフォローアップ

　退院後のフォローアップでは，作業療法で獲得した義手操作や作業が，実生活で実用的に行われているかなどを確認する．Aさんは，3か月に一度外来受診を行い，新たな生活課題などを確認していた．また，事務職での職場復帰を確認するために再度職場訪問を実施した．職場でのPC操作講習会といった就労支援などにより，スムーズな職場復帰が行え，継続的な就労が可能となっていたことを確認した．

6─作業療法の結果・効果と考察

　義手を装着した生活が不可欠であるので，どのように義手を生活のなかで使用することがよいのかを考えた事例であった．Aさんは，義手の操作を上腕能動義手から開始した．上腕能動義手は肘継ぎ手のロックコントロールが難しいものの，肩甲帯や上腕部の動きをPTと協力して修得したことが効率的な義手操作獲得につながったと考えられる．また前腕部の創については医師や看護師と相談したことで筋電義手訓練開始の時期やその後の断端管理が問題なく行え，訓練経過が滞ることはなかった．筋電義手と能動義手が実用的に操作可能な時期からは，Aさんの意向も確認しながら

看護師と相談して，病棟ADLでの操作機会を増やしたことが義手操作の慣れと習熟へとつながったと考える．

　作業療法では，義手の基本操作獲得後は，作業課題の段階付けを考慮しながら，Aさんと相談してモチベーションが向上できるプラモデル製作や調理や洗濯などを適時に行えたことが義手操作の習熟に効果的だったと考える．職場の人事担当者や自動車メーカーとの面談などもAさんが主体的に働きかけられるように，作業療法場面を利用して相談したり促したりしたことは，Aさんの課題意識の習得や成功体験へのきっかけとなり，在宅生活や社会生活への移行に有効であった．

5. 義手の役割と有効性

　上肢切断者にとって義手は有効な道具である．OTは心身機能と個人背景，環境を評価することで，できること・できないことを考えて分析することを心がける．そして，将来どのような生活をしたいか切断者の真意を得て作業療法計画を立てて実施する．Aさんは，両側上肢切断であったが，残存機能や義手を使用することでできることが増えるたびに，新たなニーズが増えていった．これは作業療法への期待の表れであったのではないかと振り返る．

■参考文献
1）澤村誠志：切断と義肢　第2版．医歯薬出版，2016.
2）大庭潤平・他：義肢装具と作業療法—評価から実践まで—．医歯薬出版，2017.
3）大庭潤平・他：片側前腕切断者における筋電義手と能動義手の作業能力の比較—両手を用いたADLと心理的影響について—．総合リハ34（7），673-679，2006.

（大庭潤平）

Column 5

就労と自動車運転支援

　就労支援を行っていると，「自動車運転ができなければ，就職や復職ができないのか」と聞かれることが多いです．確かに，自動車運転ができれば，通勤圏や職域が広がりますし，社会参加を容易にしたり，活動の幅を広げたりするうえで有用となります．

　上記を踏まえたうえで，現在は多くの作業療法士が自動車運転支援を行うようになってきており，ドライビングシミュレーターが設置されている病院も増加しています．そして病院では医師を中心に自動車運転支援チームなどが置かれ，自動車教習所や免許センター（公安委員会）と連携を図りながら対象者の支援にあたっています．

　新規で自動車運転免許を取得する場合については，道路交通法第90条に規定されている項目に抵触しないかどうかの確認が必要なので，自動車教習所に入校する前に免許センターに相談することをお勧めします．

　中途障害者においても同様に，道路交通法第90条に抵触しないか確認し，免許センターへ相談した後に主治医の意見書の提出が求められることとなります（県によって手順が異なることがあります）．

　なお，通勤途中や仕事中での怪我は労働保険の対象となることから，通勤や業務で自動車を使用する場合は，就労先での許可が必要となります．

（建木　健）

関節リウマチ患者の就労に対する作業療法介入は，疾患活動性や仕事上での関節への負担，ライフイベントによる関節症状の変化をとらえ，関節保護と患者教育を基盤にし，ライフコースに寄り添い支援する視点が大切である．

1. 関節リウマチの概要

関節リウマチ（RA）は，関節滑膜の持続的な炎症による多関節炎を特徴とする自己免疫疾患である．RAの有病率は約0.5～1％とされ，男女比はおおよそ1：3～5であり女性の比率が高く，発症年齢は女性では40～50歳代にピークとなる[1]．

関節症状として，関節の腫脹と圧痛を伴う関節炎が特徴である．なかでも，手関節，中手指節（MCP）関節，近位指節間（PIP）関節に好発しやすい．また，肩関節，肘関節，膝関節，足関節，中足趾節（MTP）関節も比較的好発する部位である．関節炎が進行すると，関節破壊，筋萎縮や腱断裂などにより関節可動域（ROM）の低下，変形，拘縮や関節の不安定性が出現し，日常生活活動（ADL）や，家事や趣味などの手段的日常生活活動（IADL）が低下し，育児や仕事にも影響する．

生物学的製剤の普及によりRA治療は進歩し，寛解あるいは低疾患活動性を目指すことができるようになった．関節破壊は早期から進行することがわかっており，2010年ACR/EULAR分類基準に基づき早期に診断し，QOLの向上と長期的な予後の改善を目指す，目標達成に向けた治療（Treat to Target：T2T）[2]戦略により，治療のゴールを明確にして強力な治療介入を行うことで，機能的予後の改善が図られるようになってきた．一方で，罹病期間が長く，すでに関節破壊が進行している症例や，薬物療法でも疾患活動性が十分に抑えられない症例も存在する．

RAの職業生活への影響として，『2020年リウマチ白書』によると，「治療薬が効いて働けた」と回答した人が22.6％であるのに対し，「仕事を続けている（いた）が，身体的には苦痛」と回答した人が54.1％を占める[3]．RA患者が仕事をするうえでの身体的な負担を軽減するためには，薬物治療による疾患活動性のコントロール，関節手術などの整形外科的治療やケアに加え，リハビリテーション治療でQOLを向上する支援が大切である．

2. 一般的な評価と就労を視野に入れた場合の評価項目と留意点

RA患者は疾患を抱えながら生活し，定期的に通院する．就労している場合は，整形外科手術など治療での入院や外来受診のタイミングで，仕事に関する評価を行う．評価項目を表2-11に示す．関節症状，上肢・手指機能を評価する．また，手指ではスワンネック変形，ボタン穴変形，尺側偏位，母指でもスワンネック変形，ボタン穴変形などの関節変形を評価し，把握形態やピンチ形態の動作への影響を評価する．ADL評価には，Disabilities of the Arm, Shoulder and Hand（DASH）やHAQ-DIがあり，DASHは仕事についての質問4項目を含み，家事も仕事に含まれる．

表2-11　仕事に焦点を当てた作業療法評価

病態評価	疾患活動性，関節破壊の程度（単純エックス線画像・関節超音波画像），罹病期間
関節評価	腫脹，疼痛，関節変形，関節の不安定性
仕事内容の評価	具体的な仕事内容と勤務形態 作業時の疼痛関節の評価（どんなときに痛みが出るのか） 行いにくい動作や困っていること
上肢・手指機能評価	ROM，握力，ピンチ力，把握・つまみ形態
日常生活動作の評価	HAQ-DI，DASH，家庭内役割など
薬物療法の情報収集	使用薬剤 休薬期間中ではないか

HAQ-DIは，日常生活の困難度を評価し，0.5以下は機能的寛解[※1]と定義されている．

　仕事の作業内容や動作評価に対しては問診が大切である（表2-11）．関節痛に対しては，安静時痛か作業時痛か，作業時痛の場合は具体的な作業内容と，どのような動きをした場合に疼痛が出現するのか詳細に情報を得る．また，CRPなどの血液検査結果や，DAS-28[※2]などで疾患活動性を評価し，病態のコントロール状態と関節の単純エックス線検査や関節超音波検査などの医師からの画像所見と合わせて，その痛みが炎症性の疼痛なのか，すでに破壊された関節への過負荷による疼痛なのかを判断する．さらに，家事や育児などの具体的な役割や趣味など生活全般における活動量を把握し，ライフイベントなど関節への負担となり得た・なり得る情報も収集しておく．年末年始には大掃除や家事の増加のため関節症状が悪化する症例も多い．また，通勤手段や，仕事中に立っているか，座っていることが多いかなど，母趾やMTP関節痛など足部評価も合わせて行う．

3. 作業療法介入の視点と具体的なプログラムの提示

　RA患者の就労にあたって，①関節の保護，②疼痛の軽減，③関節の安定化を図り，仕事上の作業遂行の質を改善することが作業療法士（以下，OT）介入の目的となる．リハビリテーションにおけるアプローチも炎症期か寛解期か，かつ罹病期間の短い早期か進行期かで異なり関節症状に合わせて介入する．しかし，どの期にあっても，関節保護の指導が必要である．Melvinによる関節保護の原則[4]を表2-12に示す．関節保護法は，休息のとり方や作業時間の配分などの労力の節約を含み，組み合わせて個々に合わせた患者教育を行う．

1―スプリント作製

　手・手指変形に対して，OTがスプリントを作製することも多い．義肢装具士も取り扱うが，OTが作製する利点は，オーダーメイドで作製し調整も容易にできる点にある．RA患者がスプリントを装着する目的は，①疼痛の軽減，②関節の安静，③装着時のアライメントの保持であり，仕

[※1] 機能的寛解：身体機能の低下がない状態．
[※2] DAS-28：評価する28関節の①圧痛関節数，②腫脹関節数，③赤沈1時間値または血清CRP値，④患者による全般評価（PGA：VAS）をスコア化したもの．

表2-12　関節保護の原則[4]

①	痛みへの配慮
②	休息と活動のバランスをとる
③	筋力と関節可動域を維持する
④	作業活動に必要な努力量を軽減する
⑤	変形を生じる肢位を回避する
⑥	強い・大きな関節を使用する
⑦	最も安定した解剖学的・機能的面で個々の関節を使用する
⑧	長時間にわたって同一肢位を保持，もしくは持続することを回避する
⑨	過剰な負担が加わったときに直ちに中止できない作業活動を避ける
⑩	自助具やスプリントの使用

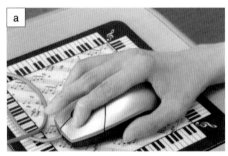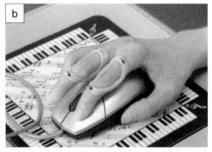

図2-11　スワンネック変形に対するリングスプリント
マウス操作時にPIP関節が過伸展していたため（a），仕事用にリングスプリントを使用（b）．ネイルシールを用いてスプリントをデコレーションしている．

事中に装着する場合，実際に使ってもらえるスプリントとなるためのポイントは，①装着の目的を対象者と共有すること，②自己着脱が容易であること，③洗濯方法などスプリントの管理が容易であること，④見栄えよく作製すること，⑤スプリントの調整などのフォローアップを行うことである[5]．

　たとえば，スワンネック変形がありPIP関節を屈曲しにくい場合に，リングスプリントを装着してマウスやキーボードを操作しやすくする（図2-11）．手関節においては，仕事中の疼痛軽減を目的にリストサポーターを装着することも有用である．また，立ち仕事で，外反母趾やMTP関節痛などが出現している場合は，インソールや靴の選択について理学療法士や義肢装具士と連携を図る．

2—ハンドエクササイズの実施

　手指・上肢機能の維持・改善を目的に，自宅で続けられる練習方法を指導することも大切であり，ハンドエクササイズの方法の一つとしてThe Strengthening and Stretching for Rheumatoid Arthritis of the Hand（SARAH）がある．SARAHには可動性エクササイズと筋力強化エクササイズがあり，対象者のやりたいことや希望といった課題を可視化し，エクササイズ実施の目的や継続の必要性についてセラピストと対象者が共通認識をもつことで，アドヒアランスを向上させる過程を含む[6]．

3─RAの活動性に応じた介入と患者教育の実施

　発症早期や寛解導入例の場合は，関節に炎症が出現しているときに関節保護法の実践と，一時的に関節を守るためにスプリントを選択する．罹病期間が長く関節破壊が高度な症例は，スプリントや装具を仕事中に着用して，関節負担を減らして作業遂行時の疼痛を軽減させる．また，疾患活動性がコントロールされ，関節症状が改善することで活動量が増加し，すでに破壊されている関節が変形性関節症として関節破壊が進んでいくという過用（オーバーユース）症候群を防止する．家事などの負担も合わせて軽減し，生活全般の作業時の負担を減らす視点が大切である．関節症状の変化に対応し，将来的な関節破壊を引き起こさずに長期的な生活の質を維持するためには，関節症状の変化をいちはやく患者本人が自覚できることが必要なため患者教育が重要となる．

4. 事例紹介

1─患者背景

　Ａさん．47歳の女性．顕微鏡的多発血管炎．関節リウマチ（Steinbrocker分類：Stage Ⅲ Class Ⅰ），HAQ-DI　0.25.

・現病歴

　X年3月に顕微鏡的多発血管炎と診断され，加療．X＋8年2月に手指の関節炎が持続，増悪しているため，当院初診．関節リウマチとして，X＋8年3月にサラゾスルファピリジン1,000mg開始．5月にMTX 6mgを開始し，6月にMTX 8mgに増量，8月に嘔気によりサラゾスルファピリジンが中止となりタクロリムス1 mg開始．嘔気により10月にタクロリムス中止．両環指PIP関節腫脹，左示指PIP関節はエックス線画像上で関節破壊，関節超音波検査にて滑膜炎，滑液貯留が認められた．X＋9年11月，左示指PIP関節の疼痛が持続しているため，外来にてスプリント作製を目的に作業療法が処方された．

2─作業療法評価

　右利き．花屋を営んでおり，花の水揚げやラッピングなどで手をよく使用する．家事もＡさんが行っている．DAS28-CRPは2.57で低疾患活動性．両示指PIP関節に腫脹あり．特に左示指PIP関節の腫脹と作業時痛が強く，仕事中も痛みを我慢している．腫脹に日間変動があり，仕事や家事の際は自分で考えてテーピングを使用していたが，水で濡れて剥がれても巻き直す時間がとれないこともあり，不便であった．

3─作業療法方針と実施

・左示指PIP関節に対してのスプリント作製

　作業時でもスプリントを装着して安静を保ち，腫脹軽減を図ることを優先的な目標とした．腫れの増減があるとスプリントがきつくなった場合に皮膚への圧迫などが懸念されるため，本来は少し腫脹が軽減してからの作製が望ましいが，仕事中の痛みが半年以上続いていることから，Ａさんに相談のうえ作製することになった．

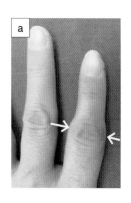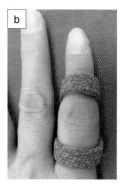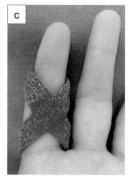

図2-12 リングスプリント
（オルフィキャスト）の装着
a 装着前：左示指PIP関節
　に腫脹（矢印）を認める．
b 装着時（背側）
c 装着時（掌側）：幅を広め
　にしてPIP関節の屈曲も
　やや制限した．

・仕事用リングスプリントを作製するうえでのポイント

　仕事中に装着するため，腫脹が増えた際の圧迫を少なくすることを目的に，素材は熱可塑性ニット素材であるオルフィキャスト（パシフィックサプライ）を選択した．水がしみ込みやすいという素材の短所があるが，ビニール手袋で対応が可能なことを確認した．

　PIP関節の持続する関節炎はボタン穴変形のリスク因子であり，PIP関節を伸展位に保持するデザインが望ましかったが，PIP関節の伸展制限はみられなかったことと，PIP関節が屈曲しないと作業時は不便なため，Aさんと相談し，屈曲をやや制限しつつも許容できるデザインとした（図2-12）．着脱も簡便であった．

・スプリントの管理

　腫脹が強くスプリントが入らないときは無理に押し込んで装着しないように指導した．また，除去時間を作ることと，関節可動域を維持するための手指の自動運動方法を説明した．

・関節保護の指導

　掃除機をかける際に疼痛が強いと訴えがあったことから，手の負担を軽減するために，掃除機よりも軽いフローリングワイパーなどを併用して掃除を簡易にするなどの関節保護法を指導した．

4─作業療法の経過

　外来診察に合わせてフォローを実施した．

【2か月後】

　リングスプリントを仕事中に装着することで，左示指の疼痛および腫脹軽減につながった．左示指の100mmVASは，スプリント非装着時76，装着時25．水仕事は，スプリントを装着してビニール手袋をはめて行えた．素材の汚れが目立つことからスプリントを再作製し，軽度疼痛が出現していた右示指にも作製することになった．

【4か月後】

　ギフト用のハーバリウムボールペンを製作する際に，大量に花をボールペンに入れる細かな作業を繰り返して，左示指の腫脹と疼痛が再燃した．次の受注があるまで同じ作業はしないとのことだが，作業時に可能であれば休憩を入れる，数を分けて作製することを指導した．

【6か月後】

腫脹・疼痛が軽減した．左示指のPIP関節は，自動伸展−18°他動伸展0°．熱可塑性プラスチック素材のオルフィットソフト1.6mm（パシフィックサプライ）でPIP関節伸展位を保持する形状のリングスプリントを作製した（図2-13）．

【8か月後】

右手関節痛が出現し，ウェットスーツ素材のリストサポーターを作製．

【10か月後】

右示指と手関節は疼痛が減少し，安静時および家事でスプリントは使用しなくなった．左示指のリングスプリントは仕事中に装着して疼痛コントロールができている．ROMの制限は特になし．

【1年1か月および1年5か月後】　スプリントのチェックを継続．

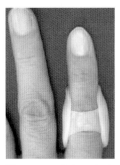

図2-13　ボタン穴変形防止用のリングスプリント（オルフィットソフト1.6mm）の装着（左示指）

5──まとめと今後の方針

　Aさんは花屋のため手の使用量は多かった．左示指の疼痛・腫脹の軽減を図るために，仕事中も装着でき，関節の可動性と適度な安静を保つことができる形状のリングスプリントを作製した．当初は腫脹が強かったため，腫脹が増加した際の皮膚の圧迫などの二次的障害を予防するために，ニット素材であるオルフィキャストで作製した．素材上，汚れが目立つことと水のしみ込みやすさがあることから，腫脹の減少時期に合わせてプラスチック素材のオルフィットソフトに変更し，ボタン穴変形防止のためPIP関節を伸展位に保つデザインに変更し，Aさんに併用してもらった．

　PIPの関節炎が長く続いており，PIP関節に伸展制限が出現すれば伸展位に保つボタン穴変形用スプリントのデザインに変更することを想定していたため，外来診察時に定期的なフォローが必要であった．スプリント装着後に疼痛が軽減したため，スプリントの満足度は高く継続して装着してもらうことができ，アドヒアランスがよい症例であったため，ROMにも制限は出現しなかった．

　関節症状や仕事における作業の変化に応じて，症例に適した「使用できる」スプリントを提示でき，関節保護も同時に併用することで，生活全般の手の負担が軽減した．Aさんに方針の説明と相談を行い，共通認識のなかで，関節症状の変化をAさんにとらえてもらえたことで，関節保護が効果を発揮した．今後は，外来診察時に合わせてフォローしながら，左示指スプリントを除去可能な状態となることが最終的な目標である．

■引用・参考文献

1) 房間美恵・竹内　勤（監修）：関節リウマチ看護ガイドブック．pp18-21，羊土社，2019.
2) Smolen JS et al：Treating rheumatoid arthritis to target：2014 update of the recommendations of an international task force. Ann Rheum Dis 75：3-15, 2016.
3) 日本リウマチ友の会（編）：2020年リウマチ白書　リウマチ患者の実態＜総合編＞．pp61-62，障害者団体定期刊行物協会，2020.
4) Melvin J（編著），木村信子（監訳）：リウマチ性疾患−小児と成人のためのリハビリテーション−．pp382-398，協同医書出版社，1982.
5) 大庭潤平・他（編）：義肢装具と作業療法　評価から実践まで．pp278-293，医歯薬出版，2017.
6) 中村めぐみ・他：4 SARAHエクササイズ・プログラムの紹介．Jpn J Rehabili Med 57（11）：1023-1030，2020.

（松尾絹絵）

POINT

内部障害は障害が外見からわかりにくく，世間一般に十分に理解されていない．対象者の疾患だけでなく，心身機能および活動，参加，個人因子，環境因子を十分に評価し，職場や家族，友人の理解と協力が得られるように支援する．

内部障害の概要

わが国の身体障害者福祉法において，内部障害とは，心臓機能障害，呼吸器機能障害，じん臓機能障害，ぼうこう又は直腸機能障害，小腸機能障害，ヒト免疫不全ウイルスによる免疫機能障害，肝臓機能障害の7つである．

厚生労働省が全国の医療施設を利用する患者を対象とし，層化無作為により抽出した2017（平成29）年患者調査[1]によれば，調査日現在において入院および初診外来，再来外来を含む主な傷病の総患者数は，心疾患（高血圧症のものを除く）が111.7万人，慢性閉塞性肺疾患が22万人，慢性腎臓病が39.3万人であり，多くの内部障害患者が医療を必要としていることがわかる．

疾患別リハビリテーション料に着目すると，作業療法士（以下，OT）が内部障害に関して算定できるようになったのは，2008（平成20）年に呼吸器疾患リハビリテーション料，2014（平成26）年に心大血管疾患リハビリテーション料，2016（平成28）年に廃用症候群リハビリテーション料と少しずつ対象範囲が拡大してきたことが確認できる．一方，透析を含む慢性腎臓病に関して，現在の診療報酬では慢性腎臓病のみで疾患別リハビリテーション料を算定することが困難である．しかし，2012（平成24）年から人工腎臓（透析療法）の費用が回復期リハビリテーション病棟入院料に含まれなくなったこと，2016（平成28）年より高度腎機能障害患者指導加算，2022（令和4）年に透析時運動指導等加算が新設されたことからOTが透析患者にかかわる機会が増加している．

これらの内部障害に共通していることは，障害が外見からわかりにくいことと世間一般に障害が十分に理解されていないことである．そのため，自分自身で職場をみつけ，就職へとつなげることが容易ではない．また，復職においても自己の努力のみでは限界があり，職場や家族，友人の理解と協力が不可欠である．OTは，対象者の心身機能および活動，参加，個人因子，環境因子を総合的に評価して就労支援を行う必要がある．

透 析

1. 透析患者の概要

　透析患者とは，何らかの原因によって腎臓がその機能を失い，血液透析または腹膜透析が必要になった患者のことである．腎臓機能障害は，急性腎不全と慢性腎不全に分けることができ，急性腎不全とは急激に腎機能が低下した状態であり，早急に原因を突き止めて治療を行う必要がある．一方，慢性腎不全は糖尿病性腎症や慢性糸球体腎炎などによって数か月〜数年にかけて腎機能が徐々に低下していく状態である．

　透析患者は，年々増加し，2020年末時点で347,671人であり，このうち337,333人が血液透析等（97.0％），10,338人が腹膜透析等（3.0％）である．さらに，平均年齢においても透析患者全体で69.09歳となり，高齢化が進んでいる[2]．また，透析患者は腎臓機能障害に加えて，運動機能障害や認知機能障害などが関与していることが特徴である．運動機能では，同年代の健常者と比較して身体的に不活発で低体力，予後不良であり，わが国における透析患者の調査では21.4％がフレイル[※]，52.6％がプレフレイルであると報告されている[3]．認知機能においても，透析患者は健常人と比較して脳萎縮が有意に進行しており，65歳未満の1.8％，65歳以上の29.5％に認知症を合併していることも理解しておく必要がある[4]．さらに，透析患者の42〜89％に透析後疲労を認めており[5]，疲労感がリハビリテーション介入を妨げる要因の一つとなる場合がある．

2. 透析患者の就労状態

　透析患者の就労状態について，血液透析患者実態調査報告書によると60歳未満の生産年齢人口に該当する年齢層において，男性では「仕事をしていない／学生」が30〜40％，「臨時雇用・パート・アルバイト／派遣・契約・嘱託職員」という不安定な地位の人も10〜20％いた．女性では，40歳未満で「仕事をしていない／学生」が40.9％，それ以上の年齢階級では，その割合が急激に増加した．他方，「臨時雇用・パート・アルバイト／派遣・契約・嘱託職員」については，40歳未満では34.1％，それ以上の年齢階級では，その割合が急激に減少したとある[6]．また，「仕事をしていない」または「学生」である人で60歳未満の年齢階級では，就労意向のある人の割合が男性では70％以上，女性では40％以上であったことから何らかの支援が必要である．

　本項では，われわれOTがかかわる機会の多い血液透析患者（以下，透析患者）における就労支援を中心に紹介する．

[※] フレイル：加齢により心身が疲れやすく弱った状態．

3. 一般的な評価と就労を視野に入れた場合の評価項目と留意点

透析患者の就労を考えるうえで重要な評価項目として，①透析の時間的拘束，②体調の変化，③就労への意欲が挙げられる．

1—透析の時間的拘束

血液透析は1日4～5時間，週に3回行う必要がある．さらに，職場から透析施設までの移動時間が加わるため1週間で12～15時間以上の時間が拘束されることになる．そのため，対象者の透析時間は何時間なのか，職場から透析施設までの移動方法および移動時間はどの程度なのか，透析の時間帯は昼間なのか夜間なのかということを評価しておく必要がある．

2—体調の変化

透析患者は水分摂取の状況による血圧変化や透析による血圧低下を伴う場合がある．そのため，透析前および透析中，透析後，非透析日の血圧を評価しておくことで血圧変化の傾向を把握することができる．また，透析による疲労感を訴える場合があり，その評価には，日本疲労学会がホームページで公開している疲労感VAS（Visual Analogue Scale）検査[7]を用いることで主観的な疲労感を把握することができる．その他の体調の変化に付随して評価すべきこととして，体力が挙げられる．透析患者は1週間で12～15時間のベッド上臥床が必要なため体力が低下しやすく，就労に耐え得る体力があるかを立ち作業や座位作業の持続可能時間で評価しておくことが必要である．

3—就労への意欲

透析患者は，身体障害者手帳を保有している障害者であることから，対象者自身が就労に対して前向きになれない場合がある．実際に，血液透析患者実態調査[6]では60歳未満の仕事をしていない，または学生である男性の30％未満，女性の60％未満は就労の意向がないことから，就労への意欲を確認しておくことが大切である．

4. 作業療法介入の視点と具体的なプログラムの提示

OTが透析患者の就労支援にかかわる際には，①自己管理の支援，②体力の維持・向上，③家族や職場の理解を得ることが重要である．

1—自己管理の支援

透析患者は，水分や塩分・カリウムなどの摂取量を管理する食事管理，食事と関連が深い体重管理，複数の薬を服用するための服薬管理などさまざまなことを管理する必要がある．この自己管理が疎かになると透析時間の延長や体調不良へとつながるため，OTが介入する必要がある．具体的には，ノートや表を用いて繰り返し確認する方法や，なぜ管理しないといけないかを考える機会を作るなど自分自身で気づいてもらう方法が必要である．

2—体力の維持・向上

　歩行練習やエルゴメータ運動などの有酸素運動，自重や重錘を用いたレジスタンストレーニングを行うことで体力の維持・向上を図る．就労の状況が具体的に把握できている場合には，実際の業務に近い内容を何分間実施できるか確認しながら実施時間を漸増していく．

3—家族や職場の理解を得る

　透析患者の腎臓機能障害は，脳血管疾患や切断などの肢体不自由と比較すると，周りの人から気づいてもらいにくい障害であり，「透析」そのものがあまり理解されていない現状がある．そのため，対象者の身体や透析のことを理解してもらえるように周囲に働きかける必要がある．家族に対しては，自己管理の記録を共有することや透析室を見学することを促す．職場の人には，面談する機会を設けて，現在できることや協力してほしいことを明確に伝える必要がある．たとえば，体力低下に伴う易疲労性や体調が変化しやすいこと，透析のための通院が必要なこと，必要に応じて勤務時間を変更してもらうことなどである．

　このようにして，OTは透析患者の就労支援を展開していく．しかし，OTだけでは困難なことも多いため，医師や看護師，臨床工学技士などと情報を共有しながら連携することが重要である．

（野口佑太）

呼吸器疾患

1. 呼吸器疾患の概要

　呼吸器疾患患者とは，厚生労働省が提示している診療報酬情報では，「急性発症した呼吸器疾患の患者，肺腫瘍，胸部外傷その他の呼吸器疾患患者又はその手術後の患者，慢性の呼吸器疾患により，一定程度以上の重症の呼吸困難や日常生活能力の低下を来している患者」と定義されている．

　近年では呼吸器疾患患者の増加が著しく，作業療法白書の統計において，OTが臨床で携わる疾患として，2010年の65歳未満の呼吸器系疾患順位は19位，65歳以上では12位であるのに対し2015年は5位である．このことから呼吸器疾患に対する作業療法の役割は大きいものと考えられる．呼吸器疾患は，①急性上気道感染症，②気管支喘息，③肺炎，④肺癌，⑤慢性閉塞性肺疾患（COPD），⑥結核の順で多く，この約20年間でCOPDと肺癌の医療費が著しく増加している[8]．

2. 一般的な評価と就労を視野に入れた場合の評価項目と留意点

1—一般的な評価

　一般的な評価としては，ROMやMMTなどの身体機能評価に加えて，血液検査などの臨床検査データも動作を行ううえで重要な評価であり，病態把握やリスク管理上確認する必要がある．さらに呼吸器疾患では臨床症状として「息苦しさ」の自覚症状を有する呼吸障害，血液検査から呼吸不全のリスクも挙げられる．呼吸障害とは呼吸する際の息苦しさ，努力感などの自覚症状を有する臨床症状と定義され，呼吸不全は動脈血ガス分析により定義されることを理解しておく必要がある．

換気障害は，閉塞性換気障害，拘束性換気障害，混合性換気障害の3つに分類されるが，それぞれに症状は異なるため評価のポイントも異なる．COPDのような閉塞性換気障害は気道の障害であり，間質性肺炎のような拘束性換気障害は肺実質の線維化による肺胞の問題，混合性換気障害はその両者が現れる．また，運動麻痺，変形，呼吸中枢異常など肺実質以外の問題による換気障害も存在するため，多方面からの評価が欠かせない．

呼吸器疾患患者の日常生活に関する動作の研究では，多くの諸動作は可能であるが疲労感や呼吸困難によって実際には行ってはおらず，さらに息切れに対する不安感からうつ的な状態になり，動作が困難となったとの報告もあるため[10]，精神面も評価しておく．また，近年サルコペニア・フレイルの合併率も高くなっているため，栄養状態や活動状況も事前に把握することが必要である．

2―就労を視野に入れた評価項目

就労を視野に入れた評価項目としては，事前にこれまでの就労内容を把握しておく必要がある．事務的作業だったか肉体労働だったかなど，身体的な負荷がどの程度かかる業務形態だったかを知り，また対象者の年齢や家族状況，経済的側面などを念頭に置くことでケースワーカーなどとの連携の筋道がみえてくることがある．息切れを主体とする呼吸器疾患患者では作業そのものに影響が出ることがしばしば見受けられる．具体例として，急な動作や上肢挙上位での動作，過度な前傾姿勢などが挙げられる．可能な限り，動作中の息切れや SpO_2 を確認しながら訓練を行うことも重要である．

また，対象者のなかには自覚的な息切れが乏しい患者もいるので，休憩を入れるタイミングなどもOTが評価することで，就労にかかわらず今後の日常生活上で対象者の活動範囲を広げる助けとなるであろう．

3. 作業療法介入の視点と具体的なプログラムの提示

1—リハビリテーション時の作業療法士の役割

　呼吸リハビリテーションでのOTの役割として，呼吸法の指導，呼吸と動作の同調，仕事量の調整，動作様式の変更，環境調整を通して，トイレ動作や更衣などの身の回りのこと，家事や地域生活に必要な作業ができるよう支援することが挙げられる．生活に密着した視点で生活機能向上を果たすこと，作業療法で習得した呼吸法や基本的動作を日常生活にうまく反映させること，自己管理が行えるように患者教育を行うことが重要である[11, 12]．動作中はリスク管理を行いながら動作方法，息切れの程度をBorg指数を使用し記録する．呼吸と動作の同調のために呼吸法を指導するが，習慣化された動作を対象者に行動変容させることは容易ではない．また，指導されること自体がストレスに感じてしまう対象者もいることを考慮し，慎重に信頼関係を築く必要がある．まずは対象者に寄り添う気持ちを伝えることが大事であり，一人ひとりに合わせた指導を考慮する．入院中の場合は，退院することを念頭に置いてプログラムを考える．導入時のADL・IADL動作の指導が，信頼関係の構築につながることが多い．その延長線上に就労支援に対する介入がある．

　疾患によって介入のポイントが異なるので，疾患への理解は事前に深めておく．基本的に作業療法場面では，動作が過負荷とならないよう注意する．可能であればサチュレーションモニターなど定量的に計測できる装置を装着して訓練を行うことも考えたい．自覚症状が乏しい対象者もいるため，介入当初はOTが適宜フィードバックしながら訓練を進めていく．

2—就労支援における作業療法士の役割

　実際に就労した場合，勤務中の体調悪化に事業主や職場のスタッフが気づきにくい場合もあるため，就労時の体調チェックのポイントやリスク管理，また，行ってきたリハビリテーションの内容を整理したものを就労前に情報提供して，仕事内容や協力体制など環境調整に役立てるとよい．しかしながら，実際には仕事中のサチュレーションモニターの装着は難しいと考えられるため，呼吸器疾患患者には就労前に患者教育を行うことが重要である．その際事業者側からの出席があると情報共有ができてよい．患者教育が疎かになると体調不良や再入院のリスクにつながることがある．就労前教育では自己管理，薬物治療，栄養指導が主となるが，心理的サポートなども視野に入れて包括的に介入していく必要がある．

　自己管理では，たとえば喫煙者には禁煙のメリットなど知識の共有を行うとともに退院後の通院フォローのタイミングなども事前に相談しておくことが望ましい．加えて，処方薬に関する知識と，内服薬が多い場合は薬剤師と協力してチェックリストを作成し，看護師と協力して入院中にアドヒアランス向上に努める．栄養指導では管理栄養士と協力し，摂取エネルギーなど栄養評価を行い退院前に食事内容指導や宅配サービス導入の検討を行う．

　心理的サポートでは，呼吸困難発作への恐怖心や不安，生活スタイルの相違によりうつ傾向になりやすい対象者もいるので，入院中であれば傾聴する時間を設けるなどして，病棟生活での様子を看護師と共有する．退院後就労している場合であれば外来リハを定期的に継続して，その際に就労や日常生活での問題などを聴取するとよいだろう．

心疾患

1. 心疾患の概要

　心疾患患者とは，厚生労働省が提示している診療報酬情報では，「急性心筋梗塞，狭心症，開心術後，経カテーテル大動脈弁置換術後，大血管疾患（大動脈解離，解離性大動脈瘤，大血管術後），慢性心不全，末梢動脈閉塞性疾患その他の慢性の大血管の疾患により，一定程度以上の呼吸循環機能の低下及び日常生活能力の低下をきたしている患者」と定義されている．OTが臨床でかかわる可能性のあるもので代表的な疾患は，虚血性心疾患（狭心症・心筋梗塞），不整脈（心房細動）などであり，さまざまな原因となって生じる心不全とよばれる病態がある．

　2019（令和元）年度の傷病分類別医科診療医療費のうち，循環器系の疾患が占める割合は19.7％と最多となっている[13]．徐々に循環器疾患への関心が高まるとともに2018（平成30）年12月に「心臓病その他の循環器病に係る対策に関する基本法」が成立し，2019（令和元）年12月に施行された背景がある．循環器疾患では小児から高齢者まで幅広い世代の患者がいることが特徴であるため，各世代に合わせた介入が必要であると考える．また循環器では疾患別に特徴がさまざまなため，各特徴を事前に把握する必要がある．多くは生活習慣の乱れ，すなわち食習慣や運動習慣などのライフスタイルの乱れにより発症するものが多い．

　心臓リハビリテーション（以下，心リハ）は，日本心臓リハビリテーション学会によると，「心血管疾患患者の身体的・心理的・社会的・職業的状態を改善し，基礎にある動脈硬化や心不全の病態の進行を抑制あるいは軽減し，再発・再入院・死亡を減少させ，快適で活動的な生活を実現することをめざして，個々の患者の『医学的評価・運動処方に基づく運動療法・冠危険因子是正・患者教育およびカウンセリング・最適薬物治療』を多職種チームが協調して実践する長期にわたる多面的・包括的プログラムをさす」と提唱されている[14]．

2. 一般的な評価と就労を視野に入れた場合の評価項目と留意点

1—評価項目

　就労を目標とする際は心疾患の疾患特異的なリスクや運動耐容能，精神機能，環境因子，必要とされる身体活動（復職する職種や労作の種類），必要に応じて実際の労働内容に対するシミュレーションを行う．疾患別に特異的なリスクは「心疾患患者の学校，職域，スポーツにおける運動許容条件に関するガイドライン」[15]に掲載されている．許容範囲を超えた日常生活を送ることで症状が増悪する対象者が多い．そうした際に日常生活許容範囲を決める重要な因子が運動耐容能であり，その評価では心肺運動負荷試験（cardiopulmonary exercise test：CPX）を行う．CPXが行えない場合はKarvonenの式［（最高心拍数−安静時心拍数）×係数＋安静時心拍数］を用いるかBorg指数を汎用する自覚的運動強度（rating of perceived exertion：PRE）をトークテスト（運動中に30秒間くらいの文章を比較的ゆっくりと読ませ，息切れの度合いを第3者が判定するもの）で補正しながら行うことも可能である．

2―就労時の留意点

　環境因子では仕事内容や労働環境，勤務形態について事前に情報収集しておく．仕事内容では，たとえば心臓血管外科術後で胸骨正中切開がなされている場合は，骨癒合が得られるまでは重量物の挙上や運搬を避ける．加えて，体幹筋が等尺性収縮となる動作をなるべく避けるよう検討する．留意すべき動作はしゃがみ動作や重量物の挙上・運搬などであり，等尺性収縮が等張性収縮に比べてより大きな血圧上昇を招くことを念頭に置いて指導する．等尺性収縮を伴う労働が不可避の場合は，Valsalva効果を回避するため動作時呼吸を意識させ，血圧測定や心電図波形の管理が必要である．就労に必要とされる身体活動では日常生活活動の強度（METs値）を指標とし，最大運動耐容能の40～60％までを許容範囲とする．例として挙げると，トラックの運転は2.0METsであるが，荷物の積み下ろしが含まれれば6.5METsとなる．この動作を許容するためには運転のみであれば2.0÷0.6＝3.3METs以上，荷物の積み下ろしであれば6.5÷0.6＝10.8METs以上の運動耐容能が必要となる．同じ作業でも個人差やそのときの状態によっても変化するので，あくまで指標であることを意識し，臨機応変な対応を心がける．

3. 作業療法介入の視点と具体的なプログラムの提示

　心リハの介入内容は各疾患や病態により異なる．リハビリテーションの基本的な進め方やリスク管理に関しては『日本循環器学会のガイドライン』に掲載されているので参照していただきたい．心筋梗塞や心不全，心臓外科手術後は急性期，回復期，維持期に分類される．

1―急性期の介入

　急性期の介入では，治療内容が症状により異なるので介入前に医師や看護師の情報を得る．重症例では長期にわたる臥床を余儀なくされることがあり，デコンディショニング※改善のため早期離床がメインとなる．

　離床開始時は作業機能障害を引き起こし日常生活に影響を及ぼすことが見受けられる．作業機能障害により不安や抑うつ傾向を示す対象者も多く，抑うつなどの精神症状の前駆要因とされる作業機能障害が心リハ患者の入院期に生じる[16]ことから"訴えを吐き出せる場所"を提供できるよう対象者との関係を早期から構築していく．離床プログラムでは各疾患プロトコールを基準に対象者の状態に合わせた適切な環境設定を行う．最大運動耐容能の許容範囲で日常生活を安全に行えるよう運動強度などの評価結果をもとに心リハを進めていき，退院生活を見据えた支援を行う．

2―回復期の介入

　回復期の介入では運動耐容能改善とともに復職支援や生活習慣改善，自己管理能力の獲得を目指し，退院後の日常生活で必要最低限の運動強度である2～3METs程度を目標とする．過負荷な運動を行うことが多くなるので動作前後でバイタルサインの確認を行うことが望ましい．2～

※ デコンディショニング：長期安静により筋肉萎縮，筋力低下，呼吸機能低下，起立性低血圧など全身の働きを調節する仕組みに異常が生じること．

3METs程度の運動で呼吸困難や自覚症状が出現すれば運動強度を下げる，時間を短くするなどを検討する．最終的には5〜6METsにあたる階段昇降動作を行う．

3―維持期の介入

社会復帰を目指すには，運動耐容能評価，疾患別重症度，職業上必要とされる運動強度を総合して復職訓練を行う．最大運動耐容能が職業上必要とされる作業強度より下回る場合は医師と相談し，復職先の企業に説明する．事前に事業主やスタッフに症状に対する説明ができると職場の理解も得られやすい．

4―再発防止のためのプログラム立案

再発防止に努めることが心リハ実施には重要である．患者教育プログラムにより自己管理指導を行い，家族の理解も促す．患者教育では症状への対処，自己管理計画，セルフモニタリングが中心となる．ICFを念頭に置き，患者の個人因子や環境因子を踏まえ介入する．患者が内発的動機付けと外発的動機付けどちらの方法がより効果が得られやすいか検討すると意識付けを行いやすい．それが可能となれば問題の明確化を行う．その際チェックリストを作成し提供するとよい．また，病棟と協力することでチェックリストの習慣化を目指す．認知機能低下や高次脳機能障害を有する患者では家族の理解を得る．家族のコメントスペースを設けることで家族の不安に対しても対応できる．退院後は外来でチェックリストを確認することで生活上での問題点に対して早期に対応することが可能となる．

4. 事例紹介

1―患者背景

Aさん．70歳代の女性．不動産屋に勤めており，主に物件の紹介や内覧を担当している．身長145cm，体重44.8kg，BMI 21.3kg/m^2．診断名は，高度左室流出路狭窄，僧帽弁閉鎖不全症．

・現病歴（作業療法介入まで）

X日に動悸・胸痛を認め，緊急搬送され緊急入院となる．X＋3日，心カテの結果X＋11日僧帽弁置換，流出路心筋切除術施行．急性期治療後，X＋28日で作業療法開始．

2―検査所見

血液検査：尿素窒素（BUN）：20mg/dL，ヒト脳性Naペプチド（BNP）：613.6pg/mL，CK：56IU/L．心エコー：EF71%，心電図検査：心室2段脈，左室肥大，ST-T異常．

3―作業療法評価

・介入時

ROM：両上肢胸部付近まで挙上可能だが両下肢挙上困難，MMT：上肢・手指3下肢2，握力：両手5kg未満，STEF：右上肢75点・左上肢34点，MMSE：20点，TMT-A：180秒以上，SDS：63点，FIM：39点，Borgスケール：寝返り動作で13．

・退院時

ROM：両上肢挙上可能，MMT：上肢・手指5，下肢4，握力：右手12kg・左手8kg，STEF：右上肢98点・左上肢94点，MMSE：28点，TMT-A：68秒，TMT-B：213秒，SDS：37点，FIM：128点，Borgスケール：段差昇降10段以上で13.

・服薬情報

サムスカ，ブロチゾラム，トラセミド，コララン，ポラプレジンク，ネキシウムカプセルなど.

4─経過と考察

・経　過

治療期間延長により長期臥床を余儀なくされた結果，基本動作にも介助が必要となり離床への拒否が目立ち，評価に難渋した事例であった．もともとはADLも自立しており，仕事もこなしていたが，発症により他人に迷惑をかけてしまう自分への苛立ちや不安が活動性低下・抑うつにつながっていたと考えられる．OTとして，看護師と協力し情報共有を行い，心理的アプローチを優先した．加えてAさんとの信頼関係構築のため興味関心チェックリストを実施した．その結果，物の整理や軽作業などが他人に評価され喜んでもらえることに価値を感じるとわかったため，ベッド上での作業（ケア時に使うビニール袋の口広げ）をAさんのペースで自主トレーニングとして導入する役割を設定した．作業後は好きなコーヒーを報酬として提供したところ，作業に熱心に取り組む様子がみられ，全身の耐久性や上肢機能向上を図ることができた．Aさんから「私にもできることがあるんだ」と前向きな発言が聞かれるようになり，自己効力感向上につながったと考えられた．

・課題と目標

今後の課題・目標を確認したところ「自分のことは自分でできるようにしたい」「仕事に復帰したい」と漠然とした目標設定となったため今後のプランの"見える化"を目指し生活行為向上マネジメント（MTDLP）を活用し目標設定とプログラム立案を行った（表2-13）．基本的プログラムではKarvonenの式から算出した目標心拍数，Borg指数が13～15の間で運動が行えるよう環境設定を行ったうえで，基本動作訓練を実施した（2つの運動強度の指標は訓練内容が変化するたびに確認しながら行っている）．徐々に動作改善がみられたところで自宅環境を想定した応用的プログラムへ移行した．同時に退院前に住環境整備が必要となると考え医療ケースワーカー（MSW）に介護保険申請の手続きを依頼した．社会適応プログラムでは復職訓練を中心に行った．職場が自宅であるため，自宅内の動線の確認を動画に撮影した．歩行距離，階段昇降では目標の運動強度に収めることができていたが，それ以上の歩行距離ではBorg指数が15～16付近まで超えることを考慮した．もともと外回りを行っていたが，歩行距離や段差昇降回数が増え作業強度が限度を超えてしまうことが想定され，デスクワークと指示出しを担当するように調整した．

病棟内の生活では運動療法中は自分の疲労感などで運動量の調整が行えていたが，病棟生活ではOTが課したプリント課題に対し心身負荷の制限目安を超えた取り組みを見せるなど，注意が必要であった．この背景には，もともと休憩時間や健康管理を二の次で仕事を行っていたAさんの気質が関係していると考えられた．看護師からは，内服薬の種類が多く飲み忘れもときどきあり，心不全症状（起坐呼吸や浮腫）での不安の訴えがあると報告を受けたため，服薬リストと合わせて体調管理ができるようチェックリストを作成し，病気理解のために各症状に対して理解できるよう説

表2-13　Aさんの生活行為向上マネジメントシート

	生活行為の目標	本人	自分のことは自分でできるようになりたい		
生活行為アセスメント		キーパーソン	できるだけ早く仕事復帰してほしい		
	アセスメント項目	心身機能・構造の分析 (精神機能, 感覚, 神経筋骨格, 運動)		活動と参加の分析 (移動能力, セルフケア能力)	環境因子の分析 (用具, 環境変化, 支援と関係)
	生活行為を妨げている要因	心機能低下, 長期臥床による廃用, 基本動作Borg指数13, 易疲労性, 注意機能障害, 認知機能低下, 歩行困難, 抑うつ		臥床時間延長, 移動は全介助で車椅子. 休憩をとらずに課題に取り組んでしまう	入院中のため本人ペースになりやすい, 退院後独居生活, 1階が事務所で2階が居住場所となる
	現状能力(強み)	リハには意欲的に取り組む		耐久面は徐々に向上, 排泄コントロール可	娘が介護全般的に協力的
	予後予測 (いつまでに, どこまで達成できるか)	離床時間延長し体力作り, 脳の器質的障害なく認知機能向上が見込める		移動は歩行まで可能と考える. トイレも基本動作が行えれば可能	娘の協力が継続できれば復職支援も期待できる
	合意した目標 (具体的な生活行為)	・トイレ動作自立 ・運動強度を確認しながらの復職			
	自己評価＊	初期	実行度　1/10　　満足度　1/10	最終	実行度　7/10　　満足度　8/10

＊自己評価では, 本人の実行度(頻度などの量的評価)と満足度(質的な評価)を1から10の数字で答えてもらう

	実施・支援内容		基本的プログラム	応用的プログラム	社会適応的プログラム
生活行為向上プラン	達成のためのプログラム		①基本動作訓練 ②歩行訓練 ③自主トレ	④段差昇降 ⑤応用歩行 ⑥タイピング ⑦日記記帳	⑧時間設定してのプリント課題
	いつ・どこで・誰が実施	本人	リハ室でPT・OTと①, ②実施病室では本人が③実施	リハ室でPTと④, ⑤実施リハ室でOTと⑥, ⑦実施	最初はOTと実施. 慣れた時点で自主トレメニューとする
		家族や支援者	①, ②はPT, OTだけでなくNsへ協力依頼. 娘にも来院時に見学依頼する	④, ⑤はPT, ⑥, ⑦はOTが行う	⑧はOTと行い, 来院時に娘にも見学依頼する
	実施・支援期間		X年　Y月　Z+28日　〜　X年　Y+3月　Z+15日		
	達成		✓達成　□変更達成　□未達成(理由:　　　　　　　　　　) □中止		

利用者：A様	担当者：OT	記入日：　　X年　　Y月　　Z日

明を行った. 家族にもチェックリストを確認してもらい病態を説明したうえで退院後の生活に不安が残らないよう介入した. 退院後はチェックリストを踏まえたAさんの生活の問題点や家族の訴えに対して指導を行い, 現在は仕事の合間に休日を作り趣味や余暇活動への参加も可能となっている.

(後藤将斗)

■引用・参考文献

1) 厚生労働省：平成29年(2017)患者調査　https://www.mhlw.go.jp/toukei/saikin/hw/kanja/17/index.html(2022年1月参照)
2) 花房規男・他：わが国の慢性透析療法の現況(2020年5月10日現在). 透析会誌, 54(12)：611-657, 2021.
3) Takeuchi H et al：The Prevalence of Frailty and its Associated Factors in Japanese Hemodialysis Patients. Aging Dis 9(2)：192-207, 2018.
4) 新田孝作・他：わが国の慢性透析療法の現況(2018年12月31日現在). 透析会誌, 52(12)：679-754, 2019.
5) Artom M et al：Fatigue in advanced kidney disease. Kidney int, 86：497-505, 2014.
6) 全国腎臓病協議会, 日本透析医会, 統計研究会の共同調査：2016年血液透析患者実態調査報告書. pp16-19, 全国腎臓病協議会, 2018.
7) 日本疲労学会：疲労感VAS検査方法　https://www.hirougakkai.com(2022年1月参照)
8) 3学会合同呼吸療法認定士認定委員会(編)：認定講習会テキスト　第24版. p25.
9) 日本呼吸ケア・リハビリテーション学会, 日本呼吸理学療法学会, 日本呼吸器学会：呼吸リハビリテーションに関するステートメント. 日呼吸ケア-リハビリテーション学会誌27：95-114, 2018.
10) 後藤葉子, 上月正博・他：重症肺気腫患者における精神心理状態(不安), ADL, QOL, 日本呼吸管理学会雑誌

9：432-437，2000.

11）社団法人日本作業療法士協会（編）：作業療法マニュアル45　呼吸器疾患の作業療法①．p3，社団法人日本作業療法士協会，2011.

12）石川　朗（監修）：作業療法士のための呼吸ケアとリハビリテーション　第2版．p3，中山書店，2020.

13）厚生労働省：令和元（2019）年度 国民医療費の概況

14）日本心臓リハビリテーション学会：日本心臓リハビリテーション学会ステートメント　https://www.jacr.jp/about/statement/（2022年5月参照）

15）心疾患患者の学校，職域，スポーツにおける運動許容条件に関するガイドライン　2008年改訂版　http://www.j-circ.or.jp/guideline/pdf/JCS2008_nagashima_h.pdf（2022年5月参照）

16）須藤　誠，他：CAODを用いた入院と外来心臓リハビリテーション患者の作業機能障害の比較．心臓リハビリテーション23（1）：78，2017.

Column 6

障害者雇用の質的改善を目指して

　わが国において，法定雇用率の上昇といった"量的"な視点では，働く障害者の数は着実に増加しています．また，SDGs（Sustainable Development Goals，持続可能な開発目標）にある「2030年までに，技術的・職業的スキルなど，雇用，働きがいのある人間らしい仕事及び起業に必要な技能を備えた若者と成人の割合を大幅に増加させる（SDGs：4.4）」を達成するため，就労支援体制や働き方などを考慮し，社会的責任（CSR）を果たしながら，事業を継続・成長させていくこと（SDGs：8.1）が求められているといえます．

　このように，企業では従業員の多様化に応じ，環境整備や合理的配慮など個人の特性を尊重する対応が必要であることは社会の認識にもなりつつあります．加えて，障害者の職場定着や能力発揮，キャリア形成などの「働くこと」の質に対しても関心の高まりがみられています．

　職業リハビリテーション分野では，「障害者雇用の質的改善」の研究は近年重要なテーマとなっています．障害者職業総合センターの「障害者雇用の質的改善に向けた基礎的研究」の結果では，①社会からの期待への対応，②障害者雇用の位置付けと全社的な取り組み，③障害者のキャリア形成と能力の発揮，④障害理解に基づくきめ細かな対応，⑤働く価値や意味－賃金，自己実現など，⑥障害者雇用の波及効果，⑦その他に分類され報告されています[1]．なかでも，「②障害者雇用の位置付けと全社的な取り組み」「③障害者のキャリア形成と能力の発揮」は，多くの研究報告がされており，OTが就労支援に携わる際には一度は目を通しておくとよいでしょう．

■**参考文献**

1）独立行政法人高齢・障害・求職者雇用支援機構：資料シリーズ　No.101　障害者雇用の質的改善に向けた基礎研究　https://www.nivr.jeed.go.jp/research/report/shiryou/shiryou101.html（2022年1月参照）

（大庭英章）

2-**6** 難 病

難病としての診断は確立していても就労支援の方法を確立するのは難しい．作業療法士として対象者と職場環境の評価や双方のマッチングを丁寧に図りつつ，対象者が「患者」としてではなく「人材」として職場で活躍できるように支援する視点を大切にしたい．

1. 難病の概要

1―難病とは

難病とは，「難病の患者に対する医療費等に関する法律（難病法）」において「原因不明，治療方針未確定であり，かつ，後遺症を残すおそれが少なくない疾病」「経過が慢性にわたり，単に経済的な問題のみならず，介護等に等しく人手を要するために家族の負担が重く，また精神的にも負担の大きい疾病」とされている．難病のなかでも医療費助成の対象となる「指定難病」は333疾病〔2021（令和3）年1月〕，医療費受給者数は94万人程度〔2019（令和元）年〕となっている．

2―難病の就労支援の現状

かつては「難病」という名称により対象者自身からも企業からも「就労は難しいのではないか」と考えられていた．現在はその考え方が改められ，対象者が適切な治療と疾病管理を行い，企業側が配慮と理解をすることで多くの人が就労可能になってきている．就労支援にあたっての法整備も進められており，2013（平成25）年4月から障害者総合支援法における障害児・者の対象に，難病等が加わり，さまざまな支援サービス（表2-14）を受けることが可能になっている．一方で疾患によっては，障害者手帳を取得していない場合，企業へ就職する際に障害者雇用としてカウントされないため，企業側が採用に消極的な姿勢を示す実情もある．

2. 一般的な評価と就労を視野に入れた場合の評価項目と留意点

1―全般的な評価

関連する器官と症状の特徴の評価として難病は一つひとつが異なっており，多様性を帯びている疾患であるため（表2-15），丁寧に理解を示すことから始めていく．また対象者が周囲からの誤解

表2-14　利用可能な支援機関例

支援機関	支援内容
ハローワーク	職業紹介，職業相談，職業訓練
障害者職業センター	職業評価，職業準備支援，ジョブコーチ支援，事業主支援
障害者就業・生活支援センター	就業面と生活面の相談支援
障害福祉サービス等事業所	相談支援，就労移行支援，就労継続支援

表2-15　難病の分類例

関連する器官	症状の例	具体的な疾患例
神経・筋疾患	筋力・運動協調性低下，運動麻痺など	Parkinson病，多系統萎縮症，重症筋無力症など
自己免疫疾患	関節の痛み，体力・免疫力の低下	全身性エリテマトーデス，悪性関節リウマチなど
消化器系疾患	下痢，腹痛，栄養不足による疲労感など	潰瘍性大腸炎，クローン病など
視覚系疾患	弱視，視野欠損，色覚異常など	網膜色素変性症，視神経脊髄炎など
内分泌系疾患	活力や意欲の低下，体温の不調など	Addison病，甲状腺ホルモン不応症など
骨・関節系疾患	関節の痛みや可動域制限など	広範脊柱管狭窄症，骨形成不全症など

や偏見により疎外感を抱いている可能性もあるため，心理的なケアも大切にしていく必要がある.

　症状の経過パターンの評価として難病は一般的な病気と違い，完治・固定化するものではなく，症状の再燃や進行がみられ，定期的な検査・治療による経過観察が必要である. そのため一時的な状態を評価するのではなく，これまでの経過も含めて評価する必要がある.

2―経過のパターン

　経過のパターンの分類として，症状の重症度に差はあるが変化は少なく比較的安定しているもの，進行速度は疾患や年齢などによって異なるが症状が徐々に進行していく進行性のもの，進行はしないが規則的もしくは不安定な症状の変動を辿るものがある.

3―さまざまな評価項目

・**生活面の評価**：心身の状態の変化だけでなく，これまで送っていた日常生活における影響についても一人ひとり異なっているため評価する必要がある.

・**ADL面（身だしなみや移動など）の評価**：身体機能にかかわる疾患の場合には福祉用具の必要性も確認する.

・**IADL面（車の運転や家事など）の評価**：社会生活や家庭生活における対象者の役割に影響する点がないか確認する.

・**経済面の評価**：中途での発症の場合や扶養家族がいる場合は家計状況を確認し，障害者年金の取得ができない対象者は就労して生計を立てる必要があるかを確認するとよい.

・**対人交流面の評価**：交友関係や困ったときに相談できる相手の有無や習い事・余暇活動といった社会参加となる場の有無を確認する.

　難病によってすべてができなくなるわけではなく，できること・できないことを明確にしていく必要がある. また職場環境の影響も大きいことから，対象者の状態と職場環境の両面から評価し，適切にマッチングする必要がある（表2-16）.

表2-16　就労支援の評価に必要な項目

対象者の評価	職場に希望する配慮事項
・医学上の就業制約の有無(禁忌となっている活動や環境) ・発症の時期，治療経過，通院頻度 ・現在の症状，合併症 ・外見面について(姿勢や皮膚状態の変化) ・精神面(仕事に対するやる気，落ち込み，焦り，など) ・悪化のサイン，それに対する対処方法	・通院のための休暇の取得は可能か？ ・出勤の時間帯の融通性はきくか？　必要に応じて休憩をとることは可能か？ ・業務内容の調整は可能か？(身体的な負担の調整) ・働く環境の整備(PC機器の導入，机・椅子の交換，温度調整など)は可能か？ ・病気について上司や同僚から理解を得られるか？

 3. 作業療法介入の視点と具体的なプログラムの提示

1─作業療法士の視点と役割

　心身の疾患・障害像について医学的に理解し，できること・できないことを評価する必要がある．また職場の物理的・人的な環境も評価しながら本人らしさが引き出せるようにマッチングを行い，"仕事"という作業の意味を見つめ直す視点をもつことで，QOL向上につながる目標設定ができる．

2─プログラムの例示

・仕事についての見直し

　難病によって，今までどおり働けない苦悩がある一方で，あらためて"仕事"について考え直すよい機会にもなる．具体的には，仕事の意味(子どもや家族の生活費，社会的な居場所・役割，生きがい，仲間作りなど)，興味・関心(人と接すること，創作的なこと，話をすること，勉強すること，機械を扱うことなど)，能力・スキル(取得している資格，経験を積んだ仕事，得意な業務など)を確認する．そのなかで得られた対象者の強みや価値観を活かせる職場を一緒に探していく．

・就労先へ共有する情報シートの作成

　働き先・働き方が決まったら，対象者と職場環境の評価をまとめて，就労先へ伝える情報をシートにする(表2-16)．その際に「○○ができない」と後ろ向きな姿勢ではなく，「配慮と理解があれば働くことができる」という前向きな姿勢で作成することが対象者と職場とのよりよい関係作りになる．

・就労先へ訪問しての支援

　対象者のみではコミュニケーションがうまくいかない場合がある．その場合には，OTが現地に出向いてコミュニケーションの支援，配慮事項の確認，必要な環境調整をすることで，対象者にとっても就労先にとっても安心した職場定着につながる支援をしていく．

 4. 事例紹介

1─患者背景

　Aさん．30歳代前半の男性．潰瘍性大腸炎(障害者手帳の取得なし)とうつ病を患っている．妻と子どもの3人暮らし．もともとは車関連の会社の営業をしていたが，難病の発症を機に仕事が思うようにできなくなった．トイレに行く回数が増えたために営業成績が低下したり，外見からは難病を患っているようには見えないため周囲の理解が得られず，精神的に落ち込み休職している．

2―評　価

症状は服薬・食生活の改善により落ち着いているが，業務内容として立ち仕事が多く，人間関係によるストレスの大きさが症状の再燃リスクとなっている．経済面では家計を支えないといけないという焦りやそれを果たせない自分への自責の念をもっている．

対象者の強みとして，事務作業や電話対応など総合的なコミュニケーション能力は高く，社内からの信頼は得られており，職場から「当社の人材として働き続けてほしい」と打診されている．

3―支援プログラム

復職にあたって，職場へ共有する情報シートを作成する（表2-17）．

表2-17　復職にあたっての職場との共有事項

対象者の評価	職場に希望する配慮事項
疾患の治療は済み，通常勤務の許可は出ている．肉体労働や長時間の立ち仕事は症状再燃のリスクになる．	身体的負荷の少ない業務への異動．
月に1度の受診が必要．	時差出勤や病気休暇の取得について調整する．
不調になるとトイレに行く，身体を休めるなどの時間が必要となる．	席の配置をトイレに行きやすい所に設定する．休憩は昼休憩をまとめてとる形よりも必要なときにこまめにとる形に調整する．
仕事へのやる気はあり，成果を出していきたい思いがある．	管理者から職場への周知を行い，過度な配慮は控え，適切な昇進・昇給が得られるようにする．

4―結果・考察

職場との面談を重ね，トライアル就労も経て復職を果たすことができた．Aさんの支援を通じて，対象者が難病をもっていても社会で活躍できるということを感じてもらったり，難病があっても人材として活かすことができることを職場の人に理解してもらえたりするきっかけになった．しかし，そこまでに至るプロセスは，対象者側だけでなく，職場側にも負担を要することである（表2-18）．OTとして人－作業－環境を適切に評価しながら調整役を果たすことが大切である．

表2-18　復職前後の仕事内容

項　　目	復職前の仕事内容	復職後の仕事内容
業務内容	営業業務	総務業務（人事労務関係）
休憩時間	昼の休憩のみ	適宜必要なとき
働く場	主に社外	主に社内
人材育成	現場のリーダーとしての教育	関連資格の取得（社会保険労務士など）のサポート

（山下祐司）

2-7 がん

がん罹患数は増えつつあるが，生存率も向上し就労世代のがん患者・経験者が増加している．一方でがんによる影響に加え，手術・放射線・薬物療法などの治療の有害反応により，就労に困難感を生じることが多い．職務への有害反応の影響に対して，経時的な支援が重要である．

1. がんの概要

1─「がん」とは

がん（悪性腫瘍）は，遺伝子の変異が多数重なり浸潤や転移などを起こす腫瘍のことである．ヒトの正常な新陳代謝とは関係なく，無秩序に増殖を続けて正常な細胞の働きを妨げる．がんが発生した細胞の種類（発症母地）によって，癌腫や肉腫，血液がんなどの種類に分類される．

2017年データに基づく累積罹患リスクおよび2018年データに基づく累積死亡リスクによると，生涯で2人に1人はがんに罹患し[1]，いまだ死亡率の第1位はがんであることから，就労支援に関しても，国を挙げてさまざまな対策がなされている．

2─がんの進行度と病期

腫瘍の大きさや浸潤，他の臓器への転移や再発などにより病期が決定される．がんに対しては治療が進化し続け，生命予後の延長に寄与しており，根治が可能な場合もある．しかし，腫瘍が転移・再発し進行がんとなったり，積極的な治療が困難となり緩和ケアを主体とした時期となったり，余命が半年未満のいわゆる終末期の状態となる場合もある．それぞれの病期では，人生における「就労」の意味・重要度も異なってくる．

3─がん治療

がんは，手術療法，放射線療法，薬物療法などがん種や悪性度などによりさまざまな治療方法がある．がん医療においても，現在は仕事と治療の両立支援が促進されそのための対策が検討されている．治療を受けつつ就労する場合には，治療の有害事象[※1]に対する配慮と工夫が重要となる[2]．

・手術療法

がんの治癒を目指した根治手術と病状や状態の改善を目的とした緩和手術（姑息手術）が行われる．がんの容積を減少させるための治療であり，根治手術では原発腫瘍切除やリンパ節郭清，他臓器などへ浸潤した臓器の合併切除が行われることもある[3]．近年では，QOLを最大限に維持すべく縮小手術や機能温存手術などが増えている．

手術療法後には，手術に即した安静度が設けられる．就労支援の際には，それらの安静度を十分

[※1] 有害事象：医薬品の使用，放射線の治療，手術後などに生じる好ましくないまたは意図しないあらゆる徴候・症状・疾病．そのなかで，がん治療との関係を否定できないものを「有害反応」といい，最近では薬物治療や放射線治療の際に「副作用」と表現されることが多い．

に加味しながら，安静度の変化に準じて段階的に復帰する場合が多い.

・薬物療法

薬物療法は，臓器温存と予後改善を目的とした術前薬物療法，再発の抑制と予後改善を目的とした術後薬物療法，症状改善と生存期間の延長を目的とした進行がんに対する薬物療法，腫瘍組織選択的な薬物投与を目的とした局所薬物療法などがある[3]．それぞれ出現する副反応が異なるため，症状や職務内容を考慮した段階的な復職支援が必要となる.

・放射線治療

放射線治療には，がんの完全治癒を目的として行う根治照射，がんによる症状を緩和するための照射や，術後の再発や転移を予防する目的で行う照射がある[3]．放射線治療は入院中だけではなく，外来にて行われる場合もあるため，仕事前後に照射を行うなど仕事と両立しながら行われることもある.

有害事象は照射する場所により異なるが，急性期症状（倦怠感，嘔気，皮膚症状など）に対する仕事中の配慮などを話し合っておくとよい．また脳への照射により，晩期有害反応[※2]として高次脳機能障害などの出現が懸念されているため，復職後に注意の障害など仕事に集中できないなどの訴えがある場合には対策が必要となる.

4─就労に関するがん体験者の困りごと

がん体験者の悩みや負担等に関する実態調査報告書「2013年がんと向き合った4,054人の声」[4]によると，治療を終了した後の悩みや負担（困りごと）で半数を占めるのが，体力低下（51.6%）であり，次に副作用など治療に伴う症状がいつまで続くのか（43.4%），続いて，病気や治療に伴う日常生活への影響（24.1%），いつから仕事に復帰できるのか（11.7%）となっている.

以上のような困りごとについて，配慮しながら就労支援をしていく必要がある．たとえば，乳がん治療で入院中の患者が就労を目指している場合，まずはベースとなる体力作りを（廃用予防）意識化し，病院内で通勤に必要な歩数を歩くように心がけることなどを推奨する.

5─がん罹患後の就労の実態，阻害因子と課題 ─がん種・治療別に支援することの重要性─

日本でのがん罹患社員の復職に関する大規模なコホート研究[5, 6]によると，短時間勤務可能となるまでに必要とされた日数は80日（約2か月半），フルタイムで復職するまで要する療養日数はがん全体で201日であったが，病休日数はがん種ごとに大きく異なっている．そのなかで累積フルタイム復職率が高いがんには，男性生殖器がん，胃がん，女性生殖器がん，乳がん，結腸・直腸がん，尿路系腫瘍が挙げられている．一方で，復職率の低いがんには，血液系腫瘍，食道がん，肝胆膵がん，肺がんが挙げられている.

これらの現状も踏まえて考えると「がん」とひとくくりに考えるのではなく，それぞれのがん種ごとの症状や相対生存率，治療経過，治療の有害事象などを加味することが必要といえる.

また，がん関連疲労感（cancer-related fatigue：CRF）は就労阻害因子に大きく関与しており[7]，

[※2] 晩期有害反応：放射線治療の際に，急性反応が軽快し2〜4か月の潜伏期間を経てから出現する症状．微小血管系や間質結合織の反応と，それに続く不可逆な変化で，脳壊死，放射線脊髄症などがある[4]．晩期反応，晩期症状などともよばれる.

就労時のみならず就労後も心理社会的・身体的な支援が必要である.

　治療に際して安静が必要な期間や有害事象が生じる時期が限られている場合もあるため，安静度や有害事象などの種類を考える横断的な視点と，安静の必要な期間および症状が出現する時期などの時間的（縦断的）な視点の両方から介入することが必要である．『がん治療スタッフ向け治療と職業生活の両立支援ガイドブック』[6]には，だるさ・倦怠感や手の痛み・しびれなどの症状がある場合に，働く際に生じる問題および医療者から本人や職場にアドバイスできることなどの具体的な例が記載されている．たとえば，「だるくて長時間働けない」場合には，「昼休みに休憩できる場所を確保して，休憩をとるようにする」こと，「記憶力・集中力が低下」している場合は，「仕事の能率が上がらない」と自覚する場合も多いため，職場に対して「マルチタスクをこなす業務の場合は，可能な範囲で仕事量を減らした状態から始める」とアドバイスすることなどが記載されている.

2. 一般的な評価と就労を視野に入れた場合の評価項目と留意点

1─情報収集

・生命予後と機能予後

　早期がんで治療直後は「キャンサーフリー」の状態であっても，重度の機能障害を有する場合もある．たとえば，原発性脳腫瘍摘出術後の片麻痺，原発性骨軟部腫瘍広範切除術後や切断術後などである．そのような場合は，がんにおいては経過観察を行いつつ，機能障害・能力低下にアプローチし復職を支援する．一方，がんの再発・転移により，進行がんとなった場合でも，たとえば脳腫瘍摘出術などにより運動麻痺などが改善することがある．その場合は，生命予後・全身状態に配慮しながら，運動機能障害に対するアプローチを行うことで，復職支援や仕事の整理につながることもある．生命予後と機能予後は必ずしも一致しないため，病期・生命予後・可能な限りの機能予後を医師に確認することが重要である.

・手術後の安静度

　手術療法によりさまざまな安静度が設定される．たとえば，骨軟部腫瘍に対して，広範切除術や人工骨頭置換術などが施行されている場合は，創部に対する負荷が時間経過とともに変化する．安静度に応じた職務内容に順次変更が可能かなど，具体的に相談する際には重要なポイントとなる.

・薬物療法・放射線療法による有害反応・副作用の種類と出現時期

　薬物療法の副作用は，薬物によって出現する副作用の種類や時期が異なるため，症状出現の時間経過を予想し，職務内容を調整できるとよい.

2─患者・家族への情報聴取内容

　2015年の「働くがん患者の職場復帰支援に関する研究」[8]では，診断開始前に離職をしている患者・経験者が40.2％であった．がん告知直後に多くの患者が「死を連想して将来を悲観し，心理的に不安定」となり[9]，その心理的不安定が「早期離職」を引き起こす一因であると考えられている[10]．そのため，がん告知時には，「早まって仕事を辞めないように」と声かけを行い，その後，就労についてじっくり検討できるような支援体制へつなぐ[10, 11]．作業療法介入時には，対象者はすでにおおよその初期治療について説明を受けており，さまざまな迷いを抱えている場合もある.

表2-19　作業療法介入時の聴取内容

聴取項目	聴取内容
職業の有無	あり　　　　　　　　　　　　　　なし 　Ａ病前と同じ　　　　　　　　　ａ診断後に退職 　Ｂ病後に変化　　　　　　　　　ｂ治療開始後に退職 　　　　　　　　　　　　　　　　ｃもともと無職
仕事に対する思い	今後も働き続けたい，今後の治療により決めたい，ワークライフバランスを見直したい，退職したい
職種と職務内容	例）看護師，病棟勤務，夜勤ありなど
勤務形態	正社員，非常勤，パート勤務など
休職期間	休職期間はどれくらいあるか，どれくらいを予定しているか
復職時に希望する勤務形態	現状維持，職務内容の変更，勤務時間・頻度の変更，転職など
産業医の有無など	職場で得られる支援について

職業などに対する思いを聴取するとともに，今後の治療の見通しに加え，生活のビジョンなども共有しておくとよい．

作業療法介入時に聴取する内容の例を表2-19に示す．

3. 作業療法介入の視点と具体的なプログラムの提示 —共通するアプローチ—

出現する障害や治療に関する有害事象は実にさまざまである．作業療法士が直面しやすいがん種について，症状・治療別に介入の視点と具体的なプログラムを提示する．

1—無理なく通勤できること

自営業でない場合や在宅勤務ができない職種などでは，基本的に通勤が必要となる．病前まで自動車運転にて通勤していても，脳腫瘍の手術後や，化学療法誘発性末梢神経障害などが足部に出現していると，運転の許可が下りない場合も多く，公共交通機関での通勤を余儀なくされる．多くの場合は，自動車通勤よりも公共交通機関を利用したほうが体力を要する場合が多い．そのため，通勤方法の変更を視野に入れつつ，体力維持・向上のための対策を検討する必要がある．

2—働く時間，体力が維持できること

がんの治療中・後には，多くの患者・経験者が体力低下を不安に思っているとの報告があり[11]，実際に復職直後では，罹患前と比較すると「疲れやすい」と答えるがん患者・経験者は多い．

そのため，復職を予定している場合は，通勤・在勤中の体力を維持するためがん治療中より病棟でのウォーキングや自転車エルゴメーター利用なども含めることを検討する．退院後には，一日の活動量を下げないように活動量を歩数計・活動量計で計測したり，目標歩数を設定したりするなど，ホームプログラムを支援するとよい．また，長時間同じ姿勢で事務作業を行うような仕事に就く予定の場合は，図書館で過ごすなど座位保持の時間も段階的に増やしていくなどして，目的を共有しながら意識付けを行うとよい．

3―余力を残して帰宅できること

仕事終了時の疲労感の程度が強く現れる仕事であると，家事や子育て，趣味などの能動的な時間を過ごすことができず，自宅ではほとんど休息の時間となることが多い．そのような場合は途中で疲弊し，離職してしまう可能性もあるため，余力を残して帰宅できる程度の仕事量になるように調整する．

4―離職防止のための医学的・精神的支援

がん患者・経験者の「就労継続へ影響を及ぼした背景要因」として，体力低下（1位），価値観の変化（2位），薬物療法に伴う副作用（3位），手術に伴う後遺症（7位）などが挙げられており[9]，就労継続・離職防止のためには，医学的・精神的支援が不可欠であると考えられる．

4. 作業療法介入の視点と具体的なプログラムの提示 ―がん種別アプローチ―

1―脳腫瘍

原発性脳腫瘍と転移性脳腫瘍では，生命予後や治療経過が大きく異なる．

原発性脳腫瘍は組織型によって，臨床経過，薬剤および放射線感受性が異なるため，可能な範囲で生命予後を確認しておく．

転移性脳腫瘍の予後は，がん種と進行速度および転移部位により大きく異なるため，状況に応じて柔軟にかかわる必要がある．

就労の阻害因子は，脳血管障害に準じることが多いが，機能が変動する可能性があること，抗がん剤などを使用している場合などは有害事象やてんかんに配慮する必要があることなどである．日常生活のなかでは，てんかん発作の誘因とならないよう「規則正しい生活を送ること，十分な睡眠をとること」を指導される．そのため，就労に際しても，なるべく規則正しい生活ができるような環境を整える．てんかん発作が生じる可能性がある場合は，高所での作業やピカピカとした光を見るような職務内容は避けたほうがよい場合があるため，医師と十分に話し合う必要がある[13]．

また，てんかん発作の既往がある場合，道路交通法施行令により発作のタイプや最終発作からの期間によっては自動車運転を禁じられるため，通勤に公共交通機関の使用を検討する必要がある．

2-1―乳房切除術後

乳房切除術後には，創部の皮弁間張力，瘢痕拘縮，axillary web syndrome（AWS），肋間上腕神経損傷による支配領域の異常知覚などが生じ，肩関節可動域制限を生じることが多い．術後1か月は，術創の保護のため，「いきむ」動作を避ける必要があり，事務仕事は再開できるが，重い物を持つなどの負荷が多い動作は極力避けることを勧めている．また，2～3か月で肩関節可動域は回復することも多いため，その間生活や仕事のなかで積極的に肩を動かすことを勧める．

2-2―腋窩リンパ節郭清術後

腋窩リンパ節郭清術後には，腋窩リンパ節の所属領域にリンパ浮腫を発症する可能性がある．リンパ還流を阻害しない生活指導を行う．復職に際しては，リンパ浮腫予防・早期発見・早期対処方

法を指導する際に，仕事内容に応じた具体的な対処法を検討していく．たとえば，手術側の皮膚を損傷しやすい職業では，スキンケア（清潔・保湿・保護）の方法を検討したり，長時間同一姿勢を保持する仕事（特に下垂位での作業）では，仕事途中での挙上位での保持や休憩時間に肘の屈伸を行うなどのリンパ還流を促す方法を勧めたりする．

3―抗がん剤治療中

抗がん剤の目的や種類により，投与間隔，投与期間，副作用の内容・発生率が異なる．仕事の調整ができる場合は，副作用の出現や重症度，改善の見込みなどにより，段階的な復職を行う．

抗がん剤投与後，骨髄抑制，嘔気，脱毛，手指知覚障害など副作用の出現時期は症状により少し異なるため，それらの出現時期により行いづらい職務がある．自営業の人などは，嘔気などがある場合は，休憩をとるなどして，周囲の親類・家族が配慮したうえで，できることから再開する．

末梢神経障害による手指のしびれなどの知覚障害により，高度な巧緻性が必要とされる仕事（注射を行う医療従事者，ピアノ講師など）に就いていた人は復職に際して不安をもつことが多い．しびれなどが回復するまでの間に実施可能なことから準備したり段階的に復職したりする．

4―頭頸部がん副神経麻痺

頸部リンパ節郭清術で副神経を切除した場合，副神経麻痺はほぼ必発するが，温存した場合であっても，手術侵襲により一定期間の副神経麻痺が高頻度でみられる[14]．僧帽筋麻痺により上肢に主に抗重力位での外転・屈曲制限を生じる．また，上肢を下垂位で保持することにより，肩周囲の痛みや凝りなどの愁訴が生じることも多い．回復には数か月～半年以上要する場合もある．そのため，術後の復職時には，上肢の外転・屈曲を要する場合や，重い物を保持・移動する必要がある仕事，長時間上肢の下垂位を保持しなければならない職種（介護福祉士，運送業など）の人では仕事の困難感や肩周囲の疼痛が出現することがある．

基本的には，僧帽筋麻痺に対する機能的なリハビリテーションに加え，上肢に負担がかからないような動作方法を検討する必要がある．

5―原発性骨軟部腫瘍，骨転移

原発性骨軟部腫瘍は，発症頻度が少ない希少がんであるが，転移性骨腫瘍は生存率の上昇とともに罹患している割合が増えている．2013年の乳がん患者への調査[15]では，再発・転移があったと回答した293名中105名（35.8％）の人が転移性骨腫瘍であった．転移性骨腫瘍の場合，切迫骨折などの状況には，放射線治療や手術治療（腫瘍切除＋人工骨頭置換術／人工関節置換術など，腫瘍掻爬術＋髄内釘固定術など）などさまざまな治療がある[16]．放射線治療後に骨化し，荷重が可能となるには2～3か月を要したり，手術後も術式により安静度が長期的・段階的に変化したりする場合が多い．そのため，外来で安静度に応じて生活方法や仕事内容などを変更していく必要がある[17, 18]．

たとえば，原発性骨腫瘍病的骨折後の20歳代の男性は，骨折3か月後に復職し，その後，安静度に応じて仕事内容を段階的に変更し，約6か月後に完全復職した．

6—血液がん

復職に難渋する人が多いがんである。順調に復職できる場合もあるが，末梢神経障害，ステロイドミオパチー，ケモブレインなどの知覚障害，筋力低下，高次脳機能障害などが発症した場合，長期間にわたりひどく疲れるといった状況に陥ることもあり，長期フォローアップが必要である。

7—化学療法誘発性末梢神経障害

「2013年がんと向き合った4,054人の声」に関する報告書[4]では，2003年の調査結果と比較して，「症状・副作用・後遺症」の悩みや負担に関して，薬物療法（抗がん剤，ホルモン剤，分子標的薬による治療）に関連した項目が増加している。乳がんにおいては，2003年に4位であったリンパ浮腫による症状は2013年には6位となり，「抗がん剤による末梢神経障害（しびれ，違和感など）」が3位となっている。

たとえば，副作用としてしびれを有する看護師は，脈診や血管注射が困難となることがある。症状出現中は知覚再教育などを行いつつ，一時的に配置転換を要望するなどの対処をとるとよい。

5. AYA世代のがん経験者への支援

AYA世代とは，Adolescent and Young Adult（思春期・若年成人）の頭文字をとったもので，主に，思春期（15歳）～30歳代までの世代を指している[19]。AYA世代は，多くの人にとって身体的・精神的な成長や，学習や就業，社会生活，結婚や出産などのライフイベントが多く転換期を迎える。このような時期にがんと診断されると，心身にさまざまな影響を受けることが知られており，就労支援に関しても課題が多い。生命予後や機能予後を考えるとき，がん治療による晩期合併症症状の出現も念頭に置いておく必要がある。また，環境が大きく変わる時期でもあり，長期フォローアップ支援の必要性のなかで，リハビリテーションに対する期待も大きい。

6. 終末期における就労の意義

転移・再発が見つかり，積極的な抗がん剤治療ができなくなる人は，さまざまな思いを抱えながら仕事に向き合うこととなる。「死」を意識せざるを得ないとき，残りの人生において，仕事の整理や引き継ぎを望んだ人[20]や，「高い給料は望めないが，好きな仕事をしたい」と思い転職を決意した人，「今まで人のために働き，家族のための時間をもてなかったから，これからは仕事を退職して家族と共に時間を過ごしたい」と退職した人などがいた。

「仕事を続ける」ことを選択した人は，「仕事を続けることで社会とのつながりを実感できる」と述べていた。徐々に倦怠感などが出現し，身体機能・活動性が低下していくなかで，エネルギー効率のよい，安全な方法を相談しながら，可能な限り仕事を継続した。また，重要な役職についている人は，短時間だけでも出勤し，徐々に仕事を引き継いだ人が多い。「周囲に負担をかけて申し訳ない」と心理的負担感を抱きつつも，人生の最終段階にてしっかりと責務を果たそうとする姿から，筆者は仕事の意味をあらためて考える機会をもらった。「死」を意識することで生きる時間をどのように過ごしたいか，しっかり考え，支援をしていきたいと思う日々である。

■引用・参考文献 ─────────────────────────────────

1) 国立がんセンターがん情報サービス：がんという病気について　https://ganjoho.jp/public/dia_tre/knowledge/basic.html（2021年6月参照）
2) Japanese Cancer Trial Network：有害事象報告に関する共通ガイドライン　JCTN-有害事象報告ガイドラインver1.1.2　http://jctn.jp/doc/JCTN_AEreporting_guideline_ver1_1_2.pdf（2022年5月参照）
3) 日本臨床腫瘍学会編：入門腫瘍内科学　改訂第3版．pp95-98, 102-105, 南江堂, 2020.
4) 「がんの社会学」に関する研究グループ：2013 がん体験者の悩みや負担等に関する実態調査報告書 がんと向き合った4,054人の声．2016　https://www.scchr.jp/book/houkokusho/2013taikenkoe.html（2021年6月参照）
5) M Endo et al：Returning to work after sick leave due to cancer：a365-day cohort study of Japanese cancer survivors. J Cancer survivors 10：320-329, 2016.
6) 遠藤源樹・三井清美：がん治療と就労の両立支援―がんサバイバーシップ研究と順天堂発・がん患者就労支援ツール．Jpn J Cancer Chemother46（10）：1491-1496, 2019.
7) 豊永敏宏：治療と就労における阻害要因〜がん関連疲労感の特性〜．日職災医誌68：92-100, 2020.
8) 国立がん研究センターがん対策情報センター：厚生労働省委託事業　平成30年度患者体験調査報告書　https://www.ncc.go.jp/jp/cis/divisions/health_s/H30_all.pdf（2022年1月参照）
9) Holland JC and Rowland JH：Handbook of Psychooncolgy：Psychological Care of the Patient with Cancer. pp273-282, Oxford University Press, New York, 1990.
10) 高原悠子・他：医療現場におけるがん患者への積極的な就労支援活動と地域における就労支援ネットワークの形成．がんと化学療法46（10）：2019.
11) 厚生労働省：仕事と治療の両立支援　https://www.mhlw.go.jp/stf/seisakunitsuite/bunya/kenkou_iryou/kenkou/gan/gan_byoin00008.html（2022年1月参照）
12) 一般社団法人CSRプロジェクト：がん罹患と就労調査（当事者編）2016　https://www.fpcr.or.jp/pdf/p11/sakurai_2.pdf（2022年1月参照）
13) 田尻寿子・三矢幸一・西村哲夫：脳腫瘍患者・サバイバーと就労支援．Jpn J Rehabil Med 56：637-644, 2019.
14) Tsuji T et al：Electromyographic findings after different selective neck dissections. Laryngoscope 117：319-322, 2007.
15) 「がんの社会学」に関する研究グループ（研究 代表者：山口　建）：2013がん体験者の悩みや負担等に関する実態調査報告書 乳がんと向き合った1,275人の声．2016　https://www.scchr.jp/book/houkokusho/2013nyugan.html（2021年6月参照）
16) 大森まいこ・他：骨転移のリハビリテーション．大森まいこ・他（編）：骨転移の診療とリハビリテーション．pp85-184, 医歯薬出版, 2014.
17) 田尻寿子：乳がん人工肘関節置換術後に仕事復帰をした症例．大森まいこ・他（編）：骨転移の診療とリハビリテーション．pp235-241, 医歯薬出版, 2014.
18) 田尻寿子：上肢骨転移の在宅・社会復帰プログラム〜作業療法士の立場から〜．pp98-100, 第51回日本整形外科学会　骨・軟部腫瘍学術集会記録集, 2018.
19) 国立がん研究センターがん情報サービスホームージ　AYA世代の人へ〜15歳から30歳代でがんと診断された人へ〜　https://ganjoho.jp/public/dia_tre/diagnosis/aya.html（2022年5月参照）
20) 保坂　隆：がんリハビリテーション心理学．医歯薬出版, 2017.

（田尻寿子）

Column 7

病と就労と共に生きている私の道

　私は小児がんを経験しています．私の場合，小児がんの治療終了後にも幾度となく襲ってくる病がありました．そのためOTになってからも，入院，手術，治療を経験しました．いわゆる「AYA世代」では，仕事，恋愛，結婚，出産，育児などの自分のライフスタイルのあり方に悩みました．他の人なら普通にできることも臆病になり，「仕事を続けられるのか？」「仕事を続けられるとしても，体力低下や晩期合併症による業務調整に周りの理解が得られるのか？」「発病するたびに仕事を辞める必要があるのか？」とさまざまな選択が頭をよぎりました．それでも私はOTを続けました．今回，コラムの執筆という機会をいただき，あらためて振り返ってみました．

　仕事復帰後に患者様と向き合い，話をしているときに，ふと「私はこれが好きだ！」と感じました．OTに限りませんが，人とのかかわりや人との縁というのは，社会にいれば普通のことですが，入院中は社会と遮断される感覚があり，孤独と不安にさいなまれます．しかし，就労によって人とかかわることができ，社会とのつながりを感じられ，自分らしく生きることができました．

　小児がんを発症し完治した子どもも，いずれは成人となり，働く年齢になります．しかし，就労が困難なサバイバーも少なくないのが現状です．未来ある子どもたちの夢が叶うように，今後の就労支援の環境がよりいっそう整うことを願うばかりです．

（藤田恵子）

ジョブコーチ

　ジョブコーチは，養成研修を修了して職場適応援助者として制度上で稼働している者の通称を指す場合や，就職後支援に携わる人材全般を指す場合など，幅広く用いられることが多いです．ただ，共通した認識として「企業を訪問して，障害のある方が実際に働いている現場で支援を行う」ことがあります．ジョブコーチの役割は，障害のある従業員が職場への適応を図るために，業務を覚えるための指導や工夫，職場の物的・人的環境調整，医療や生活支援機関との連携，家族支援など多岐にわたります．支援の対象者は，「障害のある方」と「雇用事業主」の双方であり，ジョブコーチは両者の立場を理解し，両者に対し必要なアプローチを実践しながら段階的にフェードアウトし，従業員と雇用主の関係性が円滑に築けることを目指していきます．

　ジョブコーチ支援を行ううえで大事なスキルは，障害のある人や職場環境のアセスメント（評価），個人と環境のマッチング，人的環境調整（ナチュラルサポート）の3点です．障害のある人と共に働く従業員は障害についての知識が浅く，適切な雇用環境を作るうえで重要な知識をもち合わせていないことが少なくありません．精神・発達・高次脳機能障害など，見た目から障害がわかりにくい特性の場合，ジョブコーチが「マルチタスクが苦手」「疲労の原因は脳が疲れやすいことにある」などアセスメントによって得られた情報をもとに，障害のある人の特性と原因を雇用主に説明することにより，「指示の一本化」「1時間に1回休憩を入れる」といった適切な配慮やサポートを引き出すことができます．このようにアセスメントした結果を雇用管理に反映させるというプロセスにおいて，作業療法士の特性は，医学的知識を背景にして個人の心身機能と環境をアセスメントしアプローチできる点で非常に適した人材であると日々の実践で感じています．

（金川善衛）

> 成人脳性麻痺者は成長につれて多様な身体的症状を示すことが多く，就労支援においてもケースバイケースの対応が必要である．加えて，就労環境を念頭に置いた対応が求められる．

1. 成人脳性麻痺の概要

　成人脳性麻痺者（以下，成人CP）で就労している人には，加齢によりさまざまな二次的な障害が懸念される．下記に示す厚生労働省による定義を踏まえ，就労支援の臨床をみても，代表的な二次障害として股関節の異常，側弯，頸椎症など姿勢に影響を及ぼすものが多い．特に頸椎症の発症は，就労に必要な作業能力はもとより，ADLの急激な低下をもたらす可能性がある．このような身体的不調が進むと，外出の機会が減るなど社会参加が制限される．加えて，言語障害を合併していると，他者とのコミュニケーションに支障をきたし，運動不足による肥満も身体活動性を低下させる要因となる．留意すべき二次障害については表2-20に示す．

厚生省脳性麻痺研究班会議で定められた定義[1]（1968年：厚生省は現厚生労働省）

> 脳性麻痺とは受胎から新生児期（生後4週間以内）までの間に生じた脳の非進行性病変に基づく，永続的なしかし変化しうる運動および姿勢の異常である．その症状は満2歳までに発現する．進行性疾患や一過性運動障害または将来正常化するであろうと思われる運動発達遅延は除外する．

2. 一般的な評価と就労を視野に入れた場合の評価項目と留意点

1—一般的な評価

　成人CPへの作業療法評価としてはROM測定，筋緊張，手指の巧緻性をはじめとする身体機能評価，言語機能の評価，認知面の評価，起居動作を含むADL評価が基本となる．身体各部の痛みを把握しておくとよい．車椅子や各種杖を使用している場合は移動能力，短下肢装具などの補装具

表2-20　脳性麻痺者の加齢による二次障害で留意すべき点（就労を視野に入れて）

痙直型	・筋緊張の亢進により生じる関節拘縮など，身体の可動範囲の制限 ・筋緊張増強による身体各部の痛みの出現
アテトーゼ型	・不随意運動の増強による四肢の巧緻性，協調性の低下 ・頸椎症による神経症状の出現 ・舌，口腔内の不随意運動増強による発話障害（言語障害）
失調型	・筋緊張の不均衡による身体各部の痛みの出現 ・主として上肢動作の協調性の低下 ・粗大動作時のバランス能力低下
その他の関連事項	・てんかん発作を重複する場合は転倒などのリスクが生じる ・車椅子使用者は運動不足による肥満，心肺機能低下などのリスクが生じる ・視知覚障害がある者は，ADL面や作業活動に影響が生じることが多い ・下肢装具が膝，足関節に適合しているかの定期的な確認が必要

類の使用も把握する．視知覚障害は外見ではわかりにくいので，ADL場面の観察や関係者や家族からの情報収集が役立つ．知的障害をあわせもつ場合は理解力などの能力も評価しておくとよい．

2—就労を視野に入れた評価

就労を視野に入れた評価としては，上記の一般的評価に加え標準化された就労関連評価と観察を加えることが多い．標準化された評価としては，VPI職業興味検査，職業レディネス・テストなどの紙筆検査や厚生労働省編一般職業適性検査（GATB）など紙筆検査と器具検査で構成されるものがある．実際的な作業能力の評価は重要であり，希望する職務が明確な場合は場面設定法を用いるなど，実務面の能力を適正に評価する．雇用者側に対象者の能力を説明する際には"数値"を用いた評価を活用すると共通理解が進みやすい．一般企業との打ち合わせには医学用語は極力使用しないように心がけたい．

3—就労時の留意点

成人CPの一般就労でたびたび課題となるのが，他の障害同様に通勤手段である．就労を視野に入れた場合は，必要とされる上肢機能評価に加え，通勤手段の見通しを立てることが欠かせない．普通運転免許を取得済みの場合は，自家用車の改造状況の確認，勤務先の駐車場の環境に合わせた運転操作のトレーニングも必要である．特に雨天時，強風時の対応は事前にシミュレーションしておくことがポイントである．成人CPを含め，障害者は職場内での人間関係に悩む場合があるので，コミュニケーション能力も評価しておくと職場配置の際に有用な情報となる．また，定期的に健康診断を受け，肥満による生活習慣などを予防し，健康で快適な生活を継続できるように援助することも大切である[2]．

3. 作業療法介入の視点と具体的なプログラムの提示

成人CPが，一般就労にせよ福祉的就労にせよ，「働く」ことを作業療法目標に掲げた場合の着目すべきポイントは多岐にわたる．まず，成人CPは健常な成長過程とは異なる運動パターンの積み重ねにより，特徴的な動作や姿勢を獲得していることが多いことを理解する．そのため，図2-14のような各障害類型に特徴的な姿勢の悪化や筋緊張の左右差が出現し，結果として脊柱の変形を助長する可能性がある．長時間の座位姿勢保持は，姿勢の悪化，下肢のしびれ，だるさを引き起こすことがある．これらの対策としては，椅子の調整や作業時間を短縮するなど作業環境の整備が欠かせない[3]．また，安定した上肢機能の発揮には，脊柱から肩甲帯にかけての筋緊張にも注意を払う．そのなかでの脊柱の変形はADL，IADL，そしてQOLに大きな影響を及ぼすこととなる．また，臨床上懸念されるのは，脊柱変形に伴う二次障害として生じる脊髄症の問題である．

成人CPの姿勢改善へのアプローチでは，対象者の行動（動き）を制限して良姿勢の獲得を目指すか，対象者の意思（動きたい，働きたい）を尊重して過用・誤用を助長することに妥協点を見つけるかは悩むところである．作業療法アプローチとしては，作業姿勢への関与が大きい脊柱関節の可動性の低下予防の目的で体幹の柔軟性を可能な限り維持することを基本方針とする．机上作業や空間動作時の能力を最大限に引き出すには，身体構造や機能に適合した車椅子や杖などの福祉用具の

活用も念頭に置く．各型の筋緊張の特性（表2-20）を踏まえた対策も重要である．

　就労を想定した場合は，屋内外を問わず移動手段の確認と転倒予防対策は必須事項となる．加齢とともに活動の変更を余儀なくされ，それにより対象者が今までの生活スタイルを修正せざるを得ない状況となる場合がある．作業療法士（以下，OT）は，いかに対象者の希望に寄り添いながら，本人の活動に伴う身体面の負担を軽減し，現状の活動を維持できるかが重要である．対象者の趣味や息抜き方法を把握し，生活のなかでの"ほっとする時間"の創出方法を提案することはOTの専門性にも通じる．

4. 事例紹介　―身体機能の維持と施設内就労の両立を目指している事例―

1―患者背景

　Aさん．60歳代の男性．アテトーゼ型四肢麻痺．就労継続支援B型事業所での作業能力の低下に伴い，40歳代で障害者支援施設へ移行している．

2―障害に関して　―姿勢に着目して―

　四肢の筋緊張が不安定で，軽度の不随意運動がみられる．ADLは入浴に見守りを要する以外は自立しており，IADLとして洗濯も行っていたが，加齢とともに筋緊張と不随意運動のコントロールが困難となり，動きにくさを訴えるようになった．50歳代後半になり自力で安全に行えていた起立動作時のバランスが不安定となり，トイレ使用が難しくなってきた．日常生活動作を努力性の動きで行うことにより身体的負担が増し，その結果，「できるADL」に支障をきたす可能性が懸念され，現在では移乗動作に見守りや介助を要するようになっている．

　身体各部の疼痛出現による睡眠不足に対して，筋緊張の安定，疼痛軽減を目的にベッド上でのポジショニング指導を導入した．Aさんは今までの動作パターンを変更することへの不安から，当初はポジショニング用クッション使用の受け入れは不良であった．そこで，まずは試しに行うことに同意を得ることから始め，この方針でアプローチを実施することに成功した．Aさんから了解を得ることができたのは，日頃からのコミュニケーションの積み重ねが奏功した結果だと考える．

　ポジショニング指導により，睡眠時間が確保され，ベッド上での安楽姿勢の獲得ができた．しかしながら，長い年月を通じて獲得された運動パターンを修正することは難しく，睡眠時間の安楽姿勢から日常生活の姿勢への反映は困難であった．自分でできることはしたい，自由に移動したい（車椅子を自走したい）との思いは過用を助長している．今後は電動車椅子の導入も視野に入れた支援の検討が必要である．

3―就労に関して　―作業療法へのアプローチ―

　施設内就労は軽作業が主体であり，週3回（1回1時間程度）設定されている製造業関連の仕事に対し，現在はAさんの希望にて週2回参加している．この頻度は，疲労しやすいことを理由としている．この軽作業では，工業製品の素材生成に向けたペットボトルキャップの分別作業に意欲的に取り組んでいる．

　作業時の姿勢は左上肢の不随意運動の出現が優位であるため，代償を含めて体幹の右側への傾き

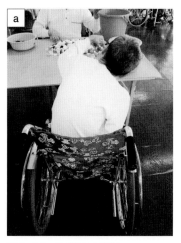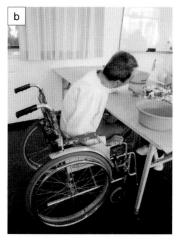

図2-14　作業時の姿勢
a：右上肢でアームサポートを把持して作業時のバランスの安定を図っ
ている（背面からみた作業場面）．b：筋緊張の左右差がみられる．

を認める．そのため，右上肢でアームサポートを把持してバランスをとっている（図2-14）．障害
の状況に合わせ，作業台はやや高めの設定とした．その理由として，①上肢と体幹の動きにより右
下肢の連合運動が誘発されることによる作業台と身体の接触を回避するため，②左上肢の目的動作
が困難で，肩関節の屈曲に外転が伴う不規則な動きが観察されたため，の2点である．現状の作業
台の高さが，Ａさんの能力を最大限発揮できる設定であり，これは機能訓練の際にOTがさまざま
な作業場面設定を試行提案した（図2-14）．試行の段階からＡさんに参加してもらうことで，OT
の役割の理解促進に寄与でき，Ａさんの受け入れも徐々によくなっていった．机上のリーチ範囲や
視野は健常者に比べると制限があり，作業時に必要な物品の配置にも留意する必要がある．今回提
案した作業環境は二次障害の予防において望ましい姿勢とは言い難い点もあるが，Ａさんの動きや
すさ，作業効率を考えると妥協案としての姿勢と考えている．

　現状ではＡさんに，就労収入へのこだわりはみられないものの「作業参加＝仕事ができている」
ということに対する満足度は高い．今後も可能な活動に参加するという今の生活スタイルを維持し
ていきたいというのがＡさんの希望である．加齢とともに身体能力の低下，拘縮や変形は避けら
れないが，自分のタイミングで自由に活動できる能力をできるだけ長い期間維持することができる
よう支援していくことが，Ａさんへの就労支援にとって大切なことと考える．

■引用・参考文献
1）日本リハビリテーション医学会（監修）：脳性麻痺リハビリテーションガイドライン　第2版．p15，金原出版，
　2014．
2）中川万里子・他：脳性麻痺者と加齢．OTジャーナル36（7）：880-888，2002．
3）白星伸一・他：就労障がい者の二次障がい現状調査．佛教大学保健医療技術学部論集　第9号．p44，2015．

（中村俊彦，太田英未）

視覚障害

1. 視覚障害の概要

視覚に障害のある者（身体障害者手帳所持者）は31万2千人とされている[1]．視覚障害には，視力が全くない全盲の状態と，視機能が低下して日常生活や勤務などに支障をきたすロービジョン（弱視）の状態がある．なお，ロービジョンにおいては視力や視野などの違いにより，見え方はさまざまである[2]．

中途で視覚障害になる場合は疾患によるものが多く，緑内障，糖尿病網膜症，網膜色素変性症が視覚障害原因の上位を占めている[3]．また，先天盲は音やにおいなどの非映像的イメージにより環境を把握するが，中途失明者は言葉による説明などでイメージを示されると環境を認知できる[4]．

2. 一般的な評価と就労を視野に入れた場合の評価項目と留意点

障害程度について，医師や視能訓練士（CO），理学療法士（PT）など医療職から情報収集するとともに，生活背景に関する情報をソーシャルワーカー（SW）など福祉職から得ることで，QOLも視野に入れたチームアプローチの可能性が広がる．

一般的な評価として，身体機能面では，ADL評価を中心に「できること」「何らかの支援を受けるとできること」を見極める．就労を視野に入れた場合は，作業技能や各種機器の使用能力など就労に直結する能力も評価する．就労に焦点を当てた場合は，情報量の不足，移動の困難さ，残存機能などに着目し，就労に際して必要となる行動に関する対処方法を面接や観察で評価する．関係者からの聞き取りも貴重な情報源となる．

視覚障害者の就労に際して通勤時の事故には留意したい．自動車や電柱への衝突，駅のホームや階段からの転落・転倒など，屋外での移動はリスクと隣り合わせである．したがって，外出技術として，点字ブロックや白杖の使用技術，交通機関利用の状況も評価する．

意思疎通支援は，障害者総合支援法に基づく地域生活支援事業の一つであり，視覚障害者を対象とした具体的なものとして，点訳，代読・代筆があり[5]，状況に応じ活用するとよい．

3. 作業療法介入の視点と具体的なプログラムの提示

　日常のコミュニケーションでは，話しかけられていても自分に話しかけられていると気づかなかったり，逆に他の人が話しかけられているのに自分に話しかけられていると勘違いしたりすることがある[6]．これらを理解したうえでコミュニケーションの特徴を把握する．また，明順応や暗順応の障害がある場合は，照明や採光に配慮が必要である[2]．

　視覚情報量の不足を補う情報入手手段として，画面音声読み上げソフトや各種IT機器の開発，バリアフリー設計などがあり，これらを活用できるかを見極める．また，歩行訓練士[※]と連携して通勤能力や生活範囲の拡大につながる有効な情報を得るとよい．

　以前，筆者が行った「就労している視覚障害者に対するインタビュー調査」[7]では，収入を自己研鑽として（視覚障害者用）講座受講に充てている事例を確認できた．その一方で，中途障害の視覚障害者のなかには，「作業時のイライラや通勤の苦労などにストレスを抱える」との声もあり，日常におけるストレスマネジメントでは細かな注意を払うことが重要だと示唆された（表2-21）．

　就労支援プログラムを立案する際には，身体動作時の周囲の安全確保やストレス面の対応が欠かせない．また，2002（平成14）年に身体障害者補助犬法が公布され，盲導犬，介助犬，聴導犬が身体障害者の社会参加，日常生活の支援に正式に導入されたことを基礎知識として有しておきたい．

　実際の就労を想定した職場環境の整備について，独立法人高齢・障害者雇用支援機構（現 高齢・障害者・求職者雇用支援機構）は，視覚障害者が職場内を安全に移動できるように，「ドアを引き戸にする」「曲がり角はじゅうたんの色を変え，わかりやすくする」「カウンターやキャビネットに緩衝材を貼り，ぶつかった際のショックを和らげる」「案内表示を白黒反転させて，見やすくする」などの配慮事例を紹介している[8]．加えて，職場適応援助者（ジョブコーチ）による支援を受けることは職場定着に向けた有効な方策である．

表2-21　就労支援事業所を利用する視覚障害者へのインタビュー調査から[7]

・作業所利用による外出機会の増加など前向きな意見が聞かれた半面，作業場面でのイライラがある．
・休日の過ごし方では，自宅でくつろぐ，散歩，講座を受けるなどでインドア活動が主体である．
・給与の使途は，旅行，嗜好品購入などQOLにつながる回答の他，生活費，交通費，趣味に充てるなどであった

聴覚障害

1. 聴覚障害の概要

　聴覚・言語障害のある者は34万1千人とされている[1]．聴覚障害は先天性もしくは中途性によるものがあるが，本項では聴覚障害のうち老人性による障害は対象外とする．聴覚障害等級において，言語障害が伴う場合には等級が一つ重くなる．また，生来の聴覚障害をもつ場合はその多くが音声言語の取得が困難で，聞くことと話すこと，つまり「会話」に大きな困難を抱えている[3]．

[※] 歩行訓練士（視覚障害生活訓練等指導者）[9]：目の不自由な人が杖を使って安全に歩行できるよう歩行訓練を指導するほか，点字やパソコンを使って他人とコミュニケーションをとったり，調理・掃除・食事など日常生活に必要な動作・技能の指導を行ったりする専門職である．公的資格ではないが，厚生労働省の認定資格である．

2. 一般的な評価と就労を視野に入れた場合の評価項目と留意点

障害程度について医師や言語聴覚士（ST），PTなどから情報収集するとともに，生活背景に関する情報をSWなど福祉職から得ることで，QOLも視野に入れたアプローチの可能性が広がる．

OTは，障害の全体像を把握するために基本的な身体機能面とともにADL全般を評価する．上肢機能と知的機能に問題がなければ，他者とのコミュニケーションをいかに円滑にとれるかが就労支援面でのポイントとなる．コミュニケーション方法には，音声・筆談・手話・図示・実演などが考えられるが，どの方法であればもっとも正確で，成立度が高いかの確認を行う[10]．これを就労環境に置き換えると，指示内容や注意事項をプレート表示するなど視覚を活用した作業環境作りが有効となる．

3. 作業療法介入の視点と具体的なプログラムの提示

コミュニケーション手段の開発，維持を検討する．就職を考える場合は手指の巧緻性などの作業能力も把握するとともに，パソコンを含むICT機器の操作に関する検定などを取得しているかも確認する．

手話通訳者と連携しての就職活動および就労継続は有効なチームアプローチとなる．障害者総合支援法による地域生活支援事業の一つとして，手話通訳者の派遣などの意思疎通支援が市町村の必須事業となったので積極的に活用するとよい[5]．職場適応援助者（ジョブコーチ）による支援は，職場定着に向けた有効な方策である．

4. 事例紹介[11]

聴覚障害者の就労実態を紹介する．先天性の聴覚障害と軽度知的障害があるが，就労継続支援B型事業所を利用し，筆談の活用により就労現場に適応している事例である．

1—患者背景

Aさん．30歳代の女性．先天性聴神経不能による聴覚障害と軽度の知的障害．生活に支障はないが，視力がやや低い．身体障害者2級，障害年金1級である．父親と同居の2人家族で，家事全般や日常生活は概ね自立している．公共交通機関の使用が可能で，単独での外出も可能である．手話は概ね身につけているが，日常生活では手話（指文字）と筆談を併用している．

2—作業療法評価など

作業療法評価として，四肢や体幹の運動機能障害は認めない．机上作業での手指の巧緻性や協調性も良好で，ADLも自立している．実際の作業では，決まった動作パターンが定着すると安定した動作遂行ができる強みがある．作業への集中力も高く，ミスもほとんどない．事業所でのコミュニケーションはひらがなを中心とした筆談で行われ，この方法は事業所職員に浸透している．

障害特性に応じた環境面への配慮としては，視力が弱いため文字を大きめに提示する必要があ

る．神経質な面の影響からか精神的不穏がみられるときがあるが，事業所内では作業時間および休憩時間とも落ち着いて過ごしている．

3─就労にあたって ─作業療法的アプローチ─

　手指の作業能力に問題がないため，就労支援のポイントを「作業手順が正確に伝わる作業環境設定」とした．また重度の聴覚障害に留意し，業務上の指示は「紙やボードなどに書いて伝える」こととし，事業所職員間で共有した．Aさんは決まったパターンに順応することはできるので，本人がわかりやすいような指示や表現を示すよう心がけることとした．

　就労支援の場においては，聴覚以外の感覚刺激を活用することもポイントである．Aさんは生活のなかで視覚刺激を活かした筆談が定着しているので，家庭および事業所ではコミュニケーションに難しさを感じることはないものの，相手の口の動きから言葉を読み取ることは困難である．今後，Aさんが相手の口の動きを読み取ることができるようになると，さらなるコミュニケーションの広がりが期待できる．この点については，家族との連携も視野に入れたい．

　現時点では自助具および治具は設けてはいないが，作業種目への変更や追加などが生じた場合は，OTは対象作業を分析することにより，Aさんが持つ強み（決まった動作パターンが定着すると，安定した作業遂行が期待できる）が活かせるよう職員間の連携に努めることが重要である．

■引用・参考文献

1) 厚生労働省：平成28年生活のしづらさなどに関する調査（全国在宅障害児・者等実態調査）結果の概要　https://www.mhlw.go.jp/toukei/list/seikatsu_chousa_b_h28.html（2022年5月参照）
2) 厚生労働省：障害者職業生活相談員テキスト　障害別にみた特徴と雇用上の配慮　https://www.mhlw.go.jp/content/000653510.pdf（2022年6月参照）
3) 公益社団法人　日本理学療法士協会：厚生労働省平成29年度障害者総合福祉推進　事業障害者自立支援機器の活用のための支援体制構築の活性化に向けた調査研究 障害者支援機器の活用ガイドブック．pp8-18，2018.
4) 社団法人日本作業療法士協会（監修）：作業療法学全書　改訂第3版　第12巻　作業療法技術学4　職業関連活動．p122．協同医書出版，2009.
5) 厚生労働省：意思疎通支援　https://www.mhlw.go.jp/bunya/shougaihoken/sanka/shien.html（2022年5月参照）
6) 社会福祉法人名古屋市総合リハビリテーション事業団：視覚障害とは　https://www.nagoya-rehab.or.jp/rehabilitation/vision-support/colam.html（2022年5月参照）
7) 中村俊彦：視覚障害者への就労支援　～リハビリテーションの視点から～．第1回職業リハビリテーション学会中部地区研究発表会資料，2013.
8) 独立法人高齢・障害者雇用支援機構：障害者職域拡大マニュアルNo.12 視覚障害者の職場定着推進マニュアル．2010．p16.
9) WAM NET：歩行訓練士（視覚障害生活訓練等指導者）　https://www.wam.go.jp/content/wamnet/pcpub/top/fukushiworkguide/jobguidejobtype/jobguide_job55.html（2022年6月参照）
10) 東京都心身障害者福祉センター：就労支援室のご案内　https://www.fukushihoken.metro.tokyo.lg.jp/shinsho/shien/syuroushien/sien3.files/cyoukaku0729.pdf　（2022年6月参照）
11) 中村俊彦・高田可奈子・峰野和仁：聴覚障害者の就労支援に関する事例研究　─就労継続支援B型事業所職員へのインタビューから─．常葉大学保健医療学部紀要 13（1）：39-43，2022.

（中村俊彦）

就労支援は共に働く文化作り

　「もう健常者とは仕事をしたくありません」と目を真っ赤にして当時18歳だった健常者の従業員カナコが泣きながら私に言った．

　当時筆者は沖縄県沖縄市で業績が傾いた焼肉屋を再建していた．客も従業員も大切にできる飲食店を作る試みの一環として障害者雇用を始めたのだ．しかしカナコを含め以前からいた従業員のなかにはこの取り組みをよく思わない者もいた．

　この状況を打開するためにまず取り組んだことは，障害者の従業員と以前からいた従業員がペアを作り2人1組で仕事をしてもらい，互いの仕事でよかった所を探し合うことを毎日行ってもらった．この取り組みを始めてからというもの，カナコはペアの長所を多く探し出し，そしてそれを皆に広めていった．当初，カナコが障害者雇用に消極的であったのは，障害者に対するネガティブなイメージが強かったからだった．しかし，そういったネガティブなイメージが強ければ強いほど，少しのできることの発見から得られる喜びは大きいようにみえた．カナコはどんどんペアのよい所をみつけていき関係は良好となり，職場の雰囲気に好影響を与えた．カナコはいつのまにか仕事のパートナーとして，どんどん多くの業務をペアとともにこなしていくようになった．

　そんなある日，カナコはペアに商品の検品作業について教えようとしていた．その時突然目の前の業者の男性が「日本語しゃべれるようになってから検品させろよ」と笑いながら言い放った．カナコは唐突に言われた言葉に反応ができず，空笑いをしてその場をやり過ごした．こんなにも自分が頼りにして仕事をしているパートナーが侮辱されたことと，その場ですぐに何も言い返せなかった自分に対する怒りが湧き上がった．もしかしたら，つい最近まで自分もその業者と同じ立場だったのかという気づきも何らかの感情を揺さぶったのかもしれない．その日の夕方，カナコが筆者に「もう健常者と仕事をしたくありません」と言ったのだ．私は，カナコから素直に出てきたこの言葉が大好きだ．健常者と仕事をしたくないというのは，冷たい関係性のなかでは仕事をしたくないという強い意思だ．障害者なのか健常者なのかは重要ではなく，温かく，どんな相手も尊重できる関係性のなかで仕事がしたいという叫びだったと思っている．

　障害者雇用には，効率化ばかりを考えてきた日本企業にとってストレスになることも多いかもしれないが，そういうときこそ一度立ち止まって相手の世界観を感じてほしい．その瞬間，何ともいえない強い生きる力が湧き上がってくる．共に働き，豊かな企業文化を作っていこう．

（仲地宗幸）

3章

精神障害領域での就労支援

　わが国における精神障害者は年々増加しており，2013年に厚生労働省は，がん，脳卒中，急性心筋梗塞，糖尿病の4大疾病に，新たに精神疾患を加え，5大疾病としてさまざまな対策を講じてきた．しかしながら精神障害者はその後も増え続けており，近年の新型コロナウイルス感染症の世界的流行に伴う行動制限や経済の悪化による多大なストレスが精神障害者のさらなる増加につながると予測されている．このような状況において，精神障害者への支援は急務な課題である．

　精神障害者が増えると，就労支援を必要とする人も増えてくる．精神障害者の就労率は，雇用率制度への算定の遅れなどの不十分な法整備により，身体障害や知的障害と比較すると長年遅れをとっていた．しかしここ数年で重点的にさまざまな施策が行われるようになり，精神障害者の雇用者数は年々めざましく増え続けている．

　3章「精神障害領域での就労支援」では，そのようなニーズの高まっている精神障害者の就労支援について，すぐに活用できる知識・技術を網羅している．統合失調症，うつ病，各種依存症の3つの疾患について取り上げ，各疾患における就労上の課題，アセスメント，支援技術，各種機関との連携，事例について詳述している．

（藤田さより）

統合失調症

POINT

本章では統合失調症の就労場面で影響する障害特性を紹介し，就労支援にあたり作業療法士がもつべき視点とアセスメント方法，求職前から就職後の具体的な支援方法とその過程で理解すべきポイントを示す．最後に就労支援の過程をイメージできる事例を紹介する．

1. 統合失調症の概要

1—統合失調症とは

統合失調症は，主に思春期から成人期にかけて発症し，多くは慢性的に経過する．およそ100人に1人がかかる病気で，日本の精神科病床の半数以上を占めている．症状は，幻覚や妄想，思考がまとまらないなどの陽性症状，思考力や意欲の低下，感情の平板化などの陰性症状，記憶力，注意力，判断力低下などの認知機能障害からなる．

発症の原因はいまだ解明されていないが，ドーパミンやセロトニンといった脳の神経伝達物質の機能異常がかかわっていると考えられている．また，個人のもつ生物学的な脆弱性に，環境因子からくるストレスが加わり発症するというストレス－脆弱性モデルが提唱されている．生物学的な脆弱性とは，遺伝や脳機能的な要因，病前性格などで，ストレスとなる環境因子とは，大きなライフイベントや環境変化などである．統合失調症の原因は一つではなく，さまざまな因子が絡んで発症すると考えられている．

症状の現れ方や回復の仕方は個人差が大きいが，一般的な経過として，前兆期，急性期，休息期，回復期，維持期という段階がある（図3-1）．回復段階は直線的ではなく，段階が進んだと思ったらまた戻るという経過を辿ったり，回復期や維持期の段階で再発したりすることも珍しくはない．統合失調症は再発しやすい病気といわれており，支援者は対象者の悪化のサインに気づき，早めに対処するといった予防的対策を身につけておくとよい．

2—前兆期

初発・再発に限らず，発症の前兆となる変化がみられる時期である．眠れなくなる，焦りが強くなるなど，感覚刺激に過敏になること（サイン）が生じやすい．この時期には，そのようなサインに気づき，ストレス源から遠ざかったり休息をとったりするなど，予防的な対処が必要となる．再発の場合，繰り返し同じような悪化のサインがみられることがある．本人はもちろん，近くで支える家族や支援者も共通の認識をもち，悪化する前に対処することで再発を防ぐことができる．

3—急性期（数週間）

不安や緊張が極度に高まり，不眠や思考の混乱がみられやすく，幻覚や妄想が活発化している時期である．心身の安静が最優先となるため入院することが多いが，家族や訪問看護などの支援のもと，入院せずに治療することもある．主に薬物療法によって症状や混乱を抑える治療がされる．

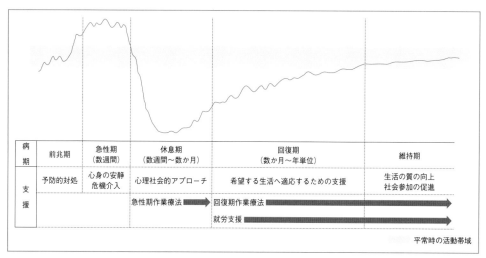

病期	前兆期	急性期 (数週間)	休息期 (数週間〜数か月)	回復期 (数か月〜年単位)	維持期
支援	予防的対処	心身の安静 危機介入	心理社会的アプローチ	希望する生活へ適応するための支援	生活の質の向上 社会参加の促進
			急性期作業療法 ➡	回復期作業療法 ➡	
			就労支援 ➡		

平常時の活動帯域

図3-1　統合失調症の病期と回復過程

4─休息期（数週間〜数か月）

陽性症状が活発だった急性期の後には，1日の大半の時間を眠って過ごしたり，意欲が低下し引きこもったりするなど，陰性症状が中心の時期になる．急性期の激しかった時期が長いほど休息に要する時間が長くなりやすく，近くで支えている家族は激しい状態から落ち着きほっとする反面，「いつまでこのような状態が続くのか」と，その後の回復に不安を感じやすい時期である．入院中であればこの時期より作業療法が開始されることが多く，心理社会的アプローチによって安心感の提供や生活リズムの回復，家族への疾病教育などを行っていく．

5─回復期（数か月〜年単位）

徐々に症状が治まり，症状に左右されがちだった生活から現実的な生活へ移行し，徐々に個々の希望する生活に適応する時期である．入院中であればこの時期に退院することが多く，安心して地域生活を送れるよう，症状やストレスへの対処法獲得の支援や，家族・社会資源などの環境調整など，個々の希望する生活に合わせた支援が行われる．就労支援もこの時期に始まることが多い．

6─維持期

症状が安定し，病気と付き合いながら地域生活を送ることができる時期である．前述したように本疾患の症状のあり方は個人差が大きいため，生活のしづらさや悩みも一人ひとり違う．就労支援のニーズがあれば，積極的に行われる時期である．

統合失調症は70〜80％が30歳までに発症するといわれていることから，発症までに就労経験がないかあっても少ない場合が多い．かつては予後が悪い病気と考えられてきたが，薬物療法を中心とした医学的治療と，作業療法を含む心理社会的リハビリテーションの進歩により，現在では長期的には半数以上が安定した社会生活を送っている．よって，十分に働くことができる人や働くことに対する支援のニーズが高まっているといえる．精神障害者の就労のための法制度は，身体障害者や知的障害者と比べて歴史的に大きな遅れをとってきたが，近年法制度の整備とともに精神障害者の就職率は急激に伸びている[1]．現在，新たに就職する障害者のうち48.1％を精神障害者が占めて

おり[2]，雇用されている精神障害者のうち最も多い疾患名が統合失調症である[3]．一方で精神障害者の離職率は他の障害に比べて高く[4]，安定就労が課題となっている．

2. 就労場面で影響する障害特性

統合失調症の障害特性は個人差が大きく，環境の影響を受けやすい．環境によって課題となる特性も違い，同じ特性があっても環境が変われば問題とならない場合や，特性が長所としてとらえられる場合もある．ここでは就労場面で特に影響しやすい障害特性を紹介する．

1―敏感であること

新たな職場環境は誰にとっても緊張するものだが，統合失調症の人は特に周囲の物事に過剰に反応しやすく，常に不安と緊張状態にある場合が多い．「上司や同僚が自分のことをどう思っているのだろうか」と，何気ない言葉かけで不安に駆られたり，「自分の作った部品が不良品で会社に迷惑をかけるのではないか」と思ったり，同僚の咳払いや笑い声，機械音などが気になって集中できなくなるなど，さまざまなことを敏感にキャッチし不安を感じやすい．自分でも「そんな考えはおかしい」と思いながらも，そう感じずにはいられないことがある．

2―表現力や意欲が乏しい

働いている人や就労を目指している人のなかには，上司や同僚，訓練施設の支援員から「やる気がない」と評価されることがある．陰性症状の影響で感情表現が乏しくなっているため，喜怒哀楽がわかりにくく，堅い表情をしていることが一因となっている．また，働かなければいけないという気持ちはありつつも，その意欲を根気強くもち続けることが難しい場合がある．就労を目指す段階では，家族は働いてほしいと思っても本人はそう思えなかったり，興味・関心をもちにくいため，就労を目指すモチベーションをもつこと自体が難しかったりする．加えて，伝えたいことをうまく言葉にできない，考えがまとまらないこともあり，コミュニケーションをとること自体が難しいことがある．

3―真面目で緊張が強く，疲れやすい

統合失調症の人は真面目で，職場で高評価を得ることが多い．一方で，上手に休むことができず疲れが溜まりやすかったり，臨機応変な対応が難しかったりすることがある．求められた仕事をこなさなければならないという使命感から，頑張りすぎて疲れが溜まっていることに気づかず，あるとき突然症状として現れてしばらく仕事を休むことになったり，「ルールに従わなくては」と思ってやり続けていたことが状況によっては非効率なやり方であったりと，真面目すぎるゆえ仕事に支障が出ることもある．また，敏感さという特性から常に不安や緊張状態にあり，その場にいるだけで多くのエネルギーを使うことも多く，疲れやすさから長時間働くことが難しい場合がある．

4—変化に弱い

最初に取り組んでいた作業から別の作業になったり，仕事が増えたり，同僚や上司の異動により仕事上の相談相手が変わることなど，継続して働くうえでは環境変化は避けられない．統合失調症の人は新しい環境に慣れにくく，変化に対する不安を強く感じやすいため，環境変化をきっかけに体調を崩してしまうことがある．雇用側としては，働き続けていくうえではできる仕事や時間を増やしてほしい気持ちがあり，ステップアップの機会として前向きな提案であることがほとんどだが，そうした期待に応えたい反面，変化を望まなかったり，断ることができず作業時間を伸ばして体調悪化につながったりすることもある．

5—注意力・判断力・記憶力の低下

認知機能障害の影響で，発病前には問題なくできていた物事の判断・段取りがうまくできずに迷ったり，些細なことが気になって目の前の作業に集中できなかったり，思い出したいことがなかなか思い出せなかったりと，発病前に比べてこのような能力低下がみられることがある．そのため，発病前にできていた仕事と同じ仕事がうまくできずに自信を失ってしまいがちである．これらは本人が自覚し訴えることが多く，そのため仕事をするうえで，「以前のようにはできない」「覚えられなくなってしまったので，仕事はできないのではないか」といった不安を感じやすい．

統合失調症の障害特性によって働くこと自体が困難と考えられがちだが，これらの特性は環境調整や周囲の理解，適切な対処などの対策によってカバーすることができる．精神疾患に対する偏見が働くことを困難にしている場合もあり，適切な就労支援がより一層求められる．

3. 就労支援開始のタイミング

就労支援を始めるタイミングに決まりはなく，支援対象者にニーズが生じたときから開始する．入院中，外来，デイケア，福祉施設利用時に対象者から就労希望が聞かれることもあれば，対象者の家族から「そろそろ働いてほしい」と訴えられることもある．なかには対象者や家族にその気があるかは不明確，もしくは働けないと思っていても，主治医から就労を勧められるケースもある．このように「働くかどうか」が明確でない時期から就労支援を開始することもある．

4. 一般的な評価と就労を視野に入れた場合の評価項目と留意点

1—アセスメント実施にあたっての注意点

就労のニーズを把握したら，アセスメントを実施する．アセスメントの際に注意が必要なのは，支援者が就労の可否を判断したり，就労の妨げになるような問題点を見つけ出す視点に陥ったりしないようにすることである．ここで大切なのはリカバリーとストレングス[※1]の視点である．あくまでも主体は支援対象者自身であり，働くことが対象者にとってどんな意味があり，人生における希望となるのかを考え，問題点よりも「できること」や「どんな環境や支援があれば働けるのか」に

[※1] ストレングス：対象者にかかわる強み・長所のことであり，それらを活かして対象者の希望する人生や生活を支援するという考え方．従来行われてきた問題解決モデル（対象者の問題に焦点を当てて解決する）から転換するための支援である．

視点を置くことが重要となる．最も大切なのは，対象者の「働きたい」という希望である．長いブランクや就労経験の乏しさ，対象者や周囲からの「働けない」という思い込みや偏見により，希望を見失っている場合も少なくない．また，周囲から説得されて「働かなくてはいけない」と思わされ，主体性を見失っている場合もある．就労に対するモチベーションを生み出すことも就労支援の一つであり，無理矢理教え込んだり説得したりして働かせようとしてはいけない．希望は対象者自身のなかから生まれてくるものであり，アセスメントを通じて対象者自身に希望が芽生え，自らの希望に基づき自らの力でその後の決定ができるようかかわる必要がある．そのためには，対象者・家族・支援者が信頼できる関係（パートナーシップ）[※2]を構築していくことが大切となる．

　アセスメントは聞き取り，観察，情報収集，評価ツールの大きく4つに分けて考えられるが，順序や段階があるわけではなく，実際の就労場面に入ってからもアセスメントは継続される．まずは包括的に対象者の状態を把握して整理し，プランニングにつなげる．

2―聞き取りによるアセスメント

　面接の場を設け，働くことについての対象者の目標や夢，職歴，興味や特技，経済状況などについて聞く．この際，シート形式の職業プロフィールやチェックリストなどが活用できるが，項目を埋めるための一問一答のような面接になったり，一度に多くを聞きすぎたりしないよう注意する．対象者のなかには離職を繰り返してきた人もいるため，話しているうちに辛い経験を思い出したり，不安や自信のなさからネガティブな話が多くなったりすることもある．面接は関係作りの点でも重要な機会となるため，急いで多くを聞こうとせず，時間をかけて聞き取っていく．

　面接の際，必要に応じて支援者から就労に関するさまざまな情報提供を行う必要がある．対象者の就労に関する知識の量には個人差があり，「働きたいがどんな働き方があるのかわからないため，イメージがつかない」といった場合や，「働きたいけれど障害年金や生活保護が打ち切られたら生活できるだろうか」といった不安をもっている場合もある．支援者は常に，就労にかかわる法制度や福祉サービス，経済的側面についての情報，さまざまな働き方の例などの知識をもっておき，情報提供をすることで，対象者自身が働くことについての具体的なイメージを作る手助けをする．

　また，家族に対する聞き取りや情報提供も重要なため，対象者の了承を得て可能な限り行っていく．家族は対象者にとって最も身近な存在であり，対象者に対する影響力が強く，働き続けるうえで心理的なサポート役となることが多い．ただし，家族であっても年代が違えば働くことの価値観やイメージの違いがあるため，共通認識をもっておく必要がある．家族は対象者の発病時から大変な時期を共に過ごしてきていることが多く，さまざまな思いを抱えている．それゆえ対象者が働くことについて焦ったり不安になったりしやすく，ときに対象者の意思決定に大きく影響する場合がある．家族から話を聞く際は，まずは家族の想いを傾聴することが大切である．そのうえで対象者をどう支えていく必要があるのかを共に考えていく姿勢をもつ．家族と共に本人の「働きたい」を前向きに支えることができるよう，アセスメント時点から関係を築いておく．

[※2] 信頼できる関係（パートナーシップ）：「支援をする／支援される」という関係ではなく，これからどうしていきたいのかを一緒に考える伴走者のような役割を心がける．対話を通じ，なかなか話せない夢や希望，対象者が気づいていないニーズなどを共に明らかにしていけるとよい．信頼関係をもち，対象者がリカバリーを歩む手助けをする立場となることを目指す．

3─観察によるアセスメント

　病院や施設内で行う実際の作業場面を通じ，対象者の職業能力について把握する．しかし統合失調症の障害特性上，環境の変化を受けてパフォーマンスに違いが出やすいため，施設内での作業は参考程度にしかならず，実際の就労場面でのアセスメントが特に重要である．その他，面接時や職場見学，普段の様子のなかから，挨拶や身だしなみ，時間を守れるか，周囲とのコミュニケーションのとり方，通勤における公共交通機関の利用などの能力について観察し把握する．

4─情報収集によるアセスメント

　主治医や看護師，心理士など，それまでかかわってきた支援者から話を聞き，カルテや心理検査結果などの情報収集を行う．あくまでも全体像の把握のための情報収集なので，事前の聞き取りによって先入観を抱いたり，偏ったとらえ方になったりしないように注意する．

5─評価指標によるアセスメント

　状況に応じて評価ツールを活用する．対象者のなかには，「自分にはどんな仕事が合っているのかわからない」「何が得意なのかわからない」という人もいる．VPI職業興味検査（Vocational Preference Inventory）や厚生労働省編一般職業適性検査（General Aptitude Test Battery：GATB）などを活用し，参考にするとよい．評価ツールは必ずしも必須ではなく，対象者の希望や支援者が必要と判断した場合に実施する．支援者の所属する機関で検査をすべてできるとは限らないため，どのような機関でどのような検査ができるのかあらかじめ確認しておくとよい．

6─ピアサポートの活用

　アセスメントを進めていく過程で，「働きたいけれどイメージがつかない」「なかなか自信をもてない」という場合もある．ピアサポーターは当事者としての経験をもつ専門家であり，その経験は他の当事者にとってロールモデル（手本）となる．障害をもちながら働くことについて，そこに至るまでのリカバリーストーリーや働き方など，実際の経験を話してもらうことで，希望をもつ手助けとなる．身近にピアサポーターがいない場合でも，当事者の手記を読むことを勧めたり，当事者同士の集まる場所を紹介したりすることができる．

5. プランニングと具体的な支援

　アセスメントをもとに，対象者と共に初期プランを作成する．プランニングに必要な内容としては，目標（長期・短期），具体的に取り組む内容，期日，役割分担などである．プランニングはアセスメントが終了してからではなく，できる限り同時進行で行うことが望ましい．支援を進めていく過程で気持ちや状況の変化が生じることがあるが，その場合はプランニングを修正していく．あくまでも初期プランは緩やかに，変化に柔軟に対応できるよう作成することがポイントである．

　統合失調症は，前述したように再発しやすい病気であり，敏感さや変化に対する弱さという特徴がある．就職活動の過程はさまざまな変化を経験する機会となるため，症状の悪化のサインやストレス対処法をあらかじめ知っておくこと，元気でい続けるためにはどのようにしたらよいかを整理

表3-1　再発防止プランの例

注意サイン	自分でできる対処法	周りにしてほしいこと
・眠れなくなる ・確認が多くなる ・音に敏感になる ・下痢をする	・頓服を飲む ・思い切って仕事を休む ・支援者に電話で話す ・好きな香りの入浴剤でリラックスする	・顔色が悪いと教えてほしい ・電話で話をただ「うんうん」と聞いてほしい

表3-2　障害の開示・非開示のメリットとデメリット

障害の開示（オープン）	障害の非開示（クローズ）
メリット	メリット
・仕事内容や時間について配慮を得られる ・通院日や服薬のタイミングを確保しやすい ・不調時に，休憩や欠勤などの配慮を得やすい ・さまざまな支援を利用できる（面接同行，ジョブコーチなど） ・企業側が助成金などの制度を利用できる	・応募できる求人数が多い ・選べる業種や職務内容が多い ・一般求人と比べて賃金の差がない ・病気や障害のことを話さなくてよい
デメリット	デメリット
・賃金が一般求人と比べて低い場合がある ・病気や障害のことを聞かれたり，障害者として扱われたりする	・病気や障害を隠さなければいけない ・不調を理由にした休憩や欠勤の相談をしにくい

しプランを作成しておくことは，安定就労のために役に立つ（表3-1）．WRAP[※3 5]なども活用して，対象者・家族・支援者で共有しておくとよい．

1—求職活動

　求人情報はハローワークを中心に収集し，対象者の条件に合った仕事を探していく．窓口は障害者窓口を利用するとよい．障害者窓口を利用したからといって企業側に障害があることを必ずしも伝える必要はないが，障害の開示・非開示（伝えるか・伝えないか）はこの時点で決定する．

2—障害の開示・非開示

　障害の有無とその特性について企業側へ伝えることを，障害の開示（オープン），伝えないことを障害の非開示（クローズ）と一般的に表現される．対象者のなかには，過去にクローズで長年働き続けてきたがうまくいかなかったためオープンで働きたいという人もいれば，どちらがよいのかわからないという人，いずれはクローズで働きたいが自信がつくまでは配慮された環境で働こうと思っている人などさまざまである．支援者は，オープンとクローズそれぞれのメリット・デメリット（表3-2）を対象者に伝え，対象者がどのように働きたいかについて共に検討する．

　オープンの場合，どの役職・メンバーまで伝えるか，どの内容を伝えるかについても検討する．どの役職まで伝えるかについては，たとえば規模の大きい会社の場合，雇用主や人事担当者，現場

[※3] WRAP（Wellness Recovery Action Plan）：アメリカの当事者メアリー・エレン・コープランド氏を中心に，さまざまな困難な経験を乗り越えてきた人々によって開発されたリカバリーのためのツールであり，日本語では「元気回復行動プラン」という．

責任者にのみ伝える場合もあるが，実際に働くとなると上司よりも身近な人こそかかわり合う機会が多く，所属する部署全体に伝えたほうが働きやすいという場合がある．どの内容を伝えるかについては，話したくないことまで伝える必要はなく，配慮してもらいたいことにかかわる内容や，企業側が知りたいと思っている内容を中心に伝える．

クローズの場合，企業側への支援者としてのアプローチはせず，後方支援に徹することになる．クローズだからといってその後の支援を打ち切ることはなく，対象者の希望する働き方を可能な限り支え，求職活動や就職後の相談に乗り，「うまくいったこと」「こうしたらよかったこと」などを振り返る機会をもつ．「クローズ希望で何度か働いてみたがオープンに切り替えて働きたい」という人もいれば，「前回はオープン，今回はクローズ」と求人に応じて変更する場合もある．働き方に正解はないため，どのように働きたいかをよく検討し，対象者の決定に沿った支援を行う．

3―合理的配慮

企業は障害者を雇用する際，障害特性に応じた適切な配慮（合理的配慮）をすることが義務付けられており，配慮事項は障害者と事業主の間で話し合い，相互理解のもとで行われる必要がある[6]．働く際にどのような部分に配慮してもらう必要があるのかを，アセスメント時点から対象者と整理しておき，就職時は企業へ説明するためにわかりやすい資料を作成する．精神障害は外見からわかりにくいという特性があり，一緒に働く人々からは「どう接したらよいかわからない」という声を聞くことが多い．対象者のプロフィールや配慮してもらいたいこと，なぜ配慮が必要なのか，どのように対応してもらいたいかについて，働き始める前に丁寧に説明する必要がある．

4―企業のアセスメントと雇用調整

興味のある求人を見つけたら，企業見学について問い合わせをする．統合失調症をもつ人は就労経験が少ない場合が多く，実際に働けそうかどうかの検討をする際に，現場での就労のイメージをもっておくことは欠かせない．可能な限り見学を行い，支援者はその際に企業アセスメントを行う．現場の広さや照明・音などの物理的環境，従業員の雰囲気，休憩場所，仕事内容の負荷，どの程度配慮を求められそうかなど，対象者がその場で働くことをイメージしながらアセスメントをする．事前に企業側が提示している業務内容は調整可能な場合も多く，対象者が働きやすくなるためにはどのような調整が必要かについても検討し，企業側と相談していく．統合失調症の特性を考慮した雇用調整のポイントを，以下に示す．

- 労働時間を段階的に増やせること
- 業務内容の変化を可能な限り避けられること
- こまめな休憩がとれること
- 業務上の報告相手や困ったときの相談相手を一人に絞ること
- 指示系統が明確なこと
- 異動や業務内容の変更の際には事前に支援者にも知らせてもらえること
- ジョブコーチなどの支援者が現場に入って指導できること
- 緊急時に支援者に連絡がとれること
- 不安が強くなったときに避難できる場所を確保できること
- 通院の際に勤務時間を調整できること
- 服薬のタイミングを確保できること

5—就職後支援

就職後は各支援機関がチームとなり，職場定着の支援を行う．すべての支援を一人の支援者で担うことは難しく，各支援機関がそれぞれできることとできないことを明確にし，役割分担をしながら支援にあたる．統合失調症をもつ人に有効な支援は，①現場での集中的な支援，②長期的な支援の継続，③心理面の支援である．

①現場での集中的な支援

ジョブコーチの介入が有効である．ジョブコーチは就職時から支援に入り，支援対象者と事業主それぞれの思いを拾い上げ，互いが働きやすくなるための調整や橋渡しの役割を担う．統合失調症をもつ人は職業場面で認知機能障害の影響を受けやすいため，それらの特徴を考慮した作業指導が必要となる場合も多い．

②長期的な支援の継続

就職直後はジョブコーチが主に企業に出入りするが，少しずつフェードアウトしていく段階で，企業とのやりとりを障害者就業・生活支援センターなどに引き継ぎ，長期的な支援を継続する．統合失調症をもつ人は変化に弱く，些細なことでもストレスに感じ思い悩むことがある．作業場所や機械の変更，作業量が増えること，一緒に働く同僚が変わること，通勤中の出来事なども不調のきっかけになり得る．安定して働けている場合でも，定期的に企業訪問をして顔の見える関係を作っておくことで，何かあった際すぐに相談を受け対処することができる．

③心理面の支援

求職活動期からかかわっている支援機関が担うとよい．面談などで定期的に話を聞く機会をもつことと，困ったときすぐに電話連絡ができる体制をとっておくことが有効である．職場では言えない本音やちょっとした不満，嬉しかったことなどを安心して話すことができる相手がいることで，緊張しやすく不安を感じやすい対象者が肩の力を抜ける時間を作ることができる．支援者は話を聞く際，寄り添う姿勢を大切にし，話のなかからポジティブな面を見つけ，それをフィードバックするよう心がける．また，就職前に作成した再発防止プランを参考にし，不調のサインの有無なども確認する．支援の終了に決まりはないが，統合失調症の特性を考えると，長期的な支援や心理面の支援については年単位での継続した支援が必要な場合が多い．

6. 事例紹介

精神科診療所に所属する作業療法士（以下，OT）が就労支援を実施した事例を通じ，支援のポイントについて考察する．

1—患者背景

Aさん．30歳代前半の男性．3人兄弟の長男として生まれ，おとなしく素直で真面目な性格だが，引っ込み思案で中学生のときにはいじめにあうこともあった．医療系の大学を卒業し臨床検査技師として病院で4年間働くが，上司のきつい物言いに耐えきれず欠勤が増え，自宅で独語や空笑がみられたため家族が精神科診療所に連れて行き，統合失調症と診断された．服薬治療により陽性症状は落ち着いたが，部屋へ引きこもり寝ている時間が長く，外出はほとんどできなくなっていっ

た．休職からの復帰が見通せず勤務先の病院は退職となったが，父親が知人の自営業者に頼み，事務職として就職が決まった．しかし周りとのコミュニケーションがうまくとれず一方的に怒られることが増え，体調不良で欠勤が増えていき，最終的には無断欠勤が続き解雇となった．その後は日中自室に引きこもり読書やゲームをして過ごし，人目を避けて夜中にコンビニへ欲しいものを買いに行くという生活が3年間続いた．両親は「親に甘えず自立して働いてほしい」という希望をもっており，Aさんは主治医からの質問に「仕事しないとですね」と言うが，症状は安定しつつも生活状況に変化はなかった．就労の可能性を探る目的で，主治医からOTに支援依頼があった．

2─支援開始～動機付け

　インテーク面接では緊張した様子で，OTと目を合わせることはなく言葉も少ないが，質問には一生懸命答えようという姿勢がみられた．職業プロフィール[7]をもとに話を伺うが，職業歴よりも好きなことや日常生活の話を中心に聞くこととし，反応のよい話題については項目になくても深めて聞くこととした．話のなかで「親に迷惑をかけている」という発言が聞かれたため，両親から話を聞くことについて許可をもらい，時間のとれた母親と面談機会をもった．母親は心臓に持病をもち定期的な通院や服薬が欠かせず，「いつまでもAの面倒をみる自信がない」「親と同居しているから甘えて働きに行かないのだろう」と話していた．また，兄弟のなかでも一番素直で真面目な性格で，何事もきっちりとやることや，動物や植物などを育てることが好きなこと，Aさんの父親があと2年で退職し年金生活に入ることがわかった．OTは母親の話を終始傾聴し，まずはAさんが働くことに希望をもち，自身の力で前進できるよう支援するつもりであることを伝えた．

　2回目以降の面談では，やや安心したのかときどき目を合わせるようになり，「働かなければいけないと思っているがまた失敗しそう」「職場での人間関係が怖い」と訴えるようになった．OTは「Aさんのよいところを活かして無理のない働き方を一緒に考えましょう」と伝え，ピアサポーターに依頼し，発病から今の仕事に至るまでのリカバリーストーリーを話してもらった．ピアサポーターの話にAさんは「私より大変な経験をしている人が働いていて驚いた」と初めて笑顔を見せた．

3─求職活動～雇用調整

　OTはAさんに，就労系事業所の紹介や障害者雇用，ジョブコーチ制度などの情報提供をした．就労移行支援を利用し生活リズムや自信をつけようかと検討したが，Aさんから「新たな環境に身を置き直すことが不安」という発言が聞かれたため，対人での作業が少ない障害者雇用求人を探すこととした．同時に就労を見越して起床時間を一定にし，できる限り日課を作って生活リズムを整えるよう伝え，母親にも協力を仰いだ．母親と一緒にAさんの運転で日中買い物に出かけられるようになり，ピアサポーターと定期的に会って話す機会も作った．

　ハローワークでは障害者雇用担当官と協力し，1日4時間ビニールハウス内で小さな観葉植物の仕分けをする仕事を見つけ，見学に行くこととした．作業場所は広く静かで，従業員はまばらで人と人との距離が遠く，それぞれ黙々と作業していた．女性が8割の職場で，社長も上司も女性であり，柔らかな雰囲気があった．作業は最初のうちは判断に迷うこともあるが慣れれば単純作業であり，種類も量もあまり変動がないことがわかった．見学後のAさんとの面談で働いてみたいという意思を確認し，OT同行の面接を経て採用となった．ジョブコーチと障害者就業・生活支援セン

ターに連絡してＡさんと面談してもらい，支援者のみで企業に訪問し，その際，OTからはＡさんと事前に相談しておいた配慮してもらいたい事項を踏まえた自己紹介のプレゼンテーションを行った．障害者就業・生活支援センターからはトライアル雇用の導入と進め方，ジョブコーチとの役割分担などを話してもらった．

4—定着支援

・トライアル雇用期間（就職〜3か月）

3か月のトライアル雇用期間中は，主にジョブコーチからの連絡で作業状況を把握し，OTは週1回Ａさんとの面談を行った．作業態度は非常に真面目だが，判断に迷う部分で時間をかけすぎてしまったり，家に帰ってからも仕事での自分の判断が心配になってしまったりすることがあった．必要な報告や相談は最初のうちはジョブコーチが主に行い，徐々に自力でできるように支援していくことで慣れていった．同じ工程の作業でも，Ａさんの場合は植物の種類が変わると一から覚え直す必要があったが，その都度ジョブコーチに教えてもらうことで，扱える商品数を増やしていった．しばらくは休憩のたびに大きなため息をつき，緊張感が抜けない様子だったが，事前の自己紹介で伝えた趣味の話題を通じて現場の上司と話ができるようになり，笑顔もみられるようになった．

・就職後3か月〜半年

トライアル雇用は欠勤なく終了し，企業でＡさんと支援機関が揃った面談を行い，1年契約での採用を提案された．その後3か月間はジョブコーチと障害者就業・生活支援センターが月1回の訪問を実施し，作業の様子確認と企業からの聞き取りを実施した．トライアル雇用終了から2週間後，Ａさんが吐き気を訴え早退したと連絡が入り，OTが自宅訪問をした．母親同席でＡさんは，トライアル雇用中は休まず行けたのに仕事に穴を開けてしまったと反省しており，母親は3か月間少し無理して頑張ってきたので疲れが溜まっているようだったと話した．就職前の再発防止プランで，疲労感や負担感が溜まると吐き気を感じることや，それに対して冷静な判断ができなくなるため家族や支援者に適切なアドバイスをしてほしいと記載してあったことを振り返り，頑張ってきたことと今日も無理せず早退できたことをポジティブフィードバックし，明日は思い切って1日休むことを提案した．またＡさんより，最近仕事への集中の難しさや焦燥感による冷や汗があったという話を聞き，週末の受診の際に主治医に相談することとした．主治医からは同じような前触れがあった際には持っている頓服を飲むように言われ，再発防止プランに付け加えることとした．

その後は体調の浮き沈みをときどき自覚しながらも安定し，就職後半年が経過したころに企業から就業時間を5時間に延ばせないかと提案され，挑戦することとした．その際には障害者就業・生活支援センターが短期間集中的に訪問し，OTは母親に体調について気になることがあれば教えてほしいと連絡をした．

・就職後1年〜

Ａさんの就職から1年が経ち，再度関係者が集まり契約更新のための面談を実施した．企業は真面目に取り組むＡさんをとても評価していることや，今後も少しずつ仕事量や時間を増やすつもりでいると話した．障害者就業・生活支援センターの訪問は期間を延ばしながら当面継続し，企業と支援者とが今後も連絡をとり合うこと，OTとは2週に1度自宅訪問での面談を継続することを

確認し，契約更新となった．Aさんは，「休日に出かけた店で自分の仕分けた植物が並んでいるのを見て，社会の役に立っていると思えて嬉しかった，いずれは他のパート職員と同じように6時間働きたい」と笑顔を見せた．その後の自宅訪問でAさんの母親から，Aさんのことが気がかりで諦めていた，退職後の夫婦の海外旅行の計画を立てているところだという話を伺った．

5―まとめ

本事例では就労に対する自信を失っていたAさんに対し，就労の動機付けから継続支援までの一連の支援を実施した．本事例での支援のポイントは，早期に信頼関係を築いたこと，影響力の強い家族への介入，希望をもてるようピアサポートの活用をしたこと，ジョブコーチなどそれぞれの専門性を活かした支援のコーディネート，OTが得意とする心身機能と環境面のアセスメントに基づいた企業とのマッチングと雇用調整，就労後の途切れない支援とスピーディーな対応である．

Aさんは非常に素直で支援者としてはかかわりやすい反面，自信のなさや無理してしまうことが不調のきっかけになりやすいことが支援経過で理解できた．OTは一人ひとりの対象者から学びを得ながら，本人のリカバリーのために，共に考え支えることができる存在になる必要がある．

今回，Aさんは働くことでリカバリーを実感し，家族はAさんの安定就労によって自分自身の人生を楽しむ余裕をもてるようになった．障害者の家族はいつしか「当事者の家族」「サポート役」としての人生を歩みがちであるが，自分自身の人生を楽しむことができることで，QOLの向上につながる．家族へのアプローチは就労支援の主な目的ではないが，家族や周りで支える人々が元気になることも，働くことが秘めている力であるといえるだろう．

■引用・参考文献
1) 厚生労働省：令和2年障害者雇用状況の集計結果　https://www.mhlw.go.jp/stf/newpage_16030.html（2022年1月参照）
2) 厚生労働省：令和元年度障害者の職業紹介状況等　https://www.mhlw.go.jp/stf/newpage_11992.html（2022年1月参照）
3) 厚生労働省：平成30年度障害者雇用実態調査の結果　https://www.mhlw.go.jp/stf/newpage_05390.html（2022年1月参照）
4) 障害者職業総合センター：障害者の就業状況等に関する調査研究．調査研究報告書No.137.
5) メアリー・エレン・コープランド著，久野恵理訳：元気回復行動プランWRAP，道具箱，2009.
6) 合理的配慮指針（概要）　https://www.mhlw.go.jp/file/06-Seisakujouhou-11600000-Shokugyouanteikyoku/0000083347.pdf（2022年1月参照）
7) アメリカ連邦保健省薬物依存精神保健サービス部（編），日本精神障害者リハビリテーション学会（監訳）：アメリカ連邦政府EBP実施・普及ツールキットシリーズ4-I　IPS・援助付き雇用．pp58-60，特定非営利活動法人地域精神保健福祉機構，2009.

（鴨藤菜奈子）

3-2 うつ病

POINT

気分障害におけるうつ病の概念とその多様性を知り，そのうえで，就労支援の現場で出会ううつ病をもつ方に対する評価方法を理解する．加えて介入の視点を，生活管理，体力耐久性・回復力，非言語コミュニケーションから理解し，職場への障害の開示のポイントを整理する．

1. うつ病の概要

1—うつ病とは

「うつ病」とは，とても一般的で広い意味をもつ言葉である．これはDSM（Diagnostic and Statistical Manual of Mental Disorders，精神疾患の診断・統計マニュアル）やICD（International Classification of Diseases，国際疾病分類）に記されている疾患の正式名称ではない．就労支援の場で出会ううつ病の対象者は，前者の一般的な意味で「うつの人」と表現されることが多い．以下本項でうつ病と表現した場合には，一般的に用いられているうつ病・うつ状態を含んだ意味で用いる．また，就労支援という言葉についても，働くことを支援するという意味において，医療機関などで行われている「リワークプログラム」も含めて就労支援として表現することとする．

以下，うつ病の人を対象に就労支援を行う際に，必要となる疾病・障害の理解やアセスメントの幅，援助の際に気をつけることを示す．ひと言で「うつ病」と表現されることの多い疾患・障害であるが，個人における障害や疾患の成り立ち，治療や援助の奥深さを理解してほしい．

2—うつ病の今

2017年の厚生労働省の患者統計[1]によると，うつ病をはじめとした気分障害（躁うつ病を含む）の患者数は約127万人で過去最高を記録している．2012年に100万人に達し，その後一度は減少したものの，経済状況などの影響を受け再度増加に転じている．統合失調症や双極性障害のような内因性精神病の発症確率と異なり，うつ病はそのときどきの社会・経済状況の影響を強く受ける．

2022年現在，超高齢社会の日本は，人口減少を伴いながら高齢化率が上昇し続けている．今後は75歳以上の後期高齢者数の増加，労働者人口の減少，加えて新型コロナウイルスの蔓延に伴う経済状況の悪化など，先行きの見えない状況が続く．今後もうつ病を呈する人が増加すると予想される．

2000年にSSRI（選択的セロトニン再取り込み阻害剤）の国内承認とともに「うつ病はこころの風邪」というキャッチフレーズが登場した．当時うつ病は治る病気といわれた．しかし現在，再発再燃の確率は約70％とされ，慢性疾患としての認識が定着しつつある．多くの精神疾患と同様に，障害や病を抱えながら働き，生きることが求められるようになり，リハビリテーションは重要な役割を果たすことを期待されている．

3—うつ病の診断

　現在多くの医療機関でDSMを用いて診断を行う．診断基準を満たすとうつ病・うつ状態と診断され，合併症なども併記される．最近の状況を切り取り，診断基準を満たせばうつ病となるのだ．診断が容易になった一方，対象者のパーソナリティ水準や性格，家族関係，職場環境など，うつ病に陥った背景の多様さは診断の段階ではウエイトの軽いものとなった．就労支援の場におけるうつ病の対象者との関係性構築やアセスメントなど，対象者理解が複雑で難しくなった要因でもある．同じ「うつ病」でも，背景や併存疾患により対応が大きく異なるということを念頭に置いてほしい．

4—うつ病の多様性

　前述のとおり，うつ病の診断は比較的容易になった．しかし，見落としてはならないのがその構造の多様性である．うつ病・うつ状態を併発する疾患や障害は多く，うつ病・うつ状態は目に見える氷山の一角にすぎない．その背景にあるさまざまな要因に注意し，おのおのに応じた介入をすることが重要である．作業療法士（以下，OT）は，まず対象者のうつ病の成り立ちを理解することが重要である．診断ではなく，治療や援助，指導や助言を行う場合には，うつ症状よりも背景因子や生き辛さを把握しておくことがより現実的な支援につながる場合も多い．

5—就労支援の現場で出会ううつ病・うつ状態

　ここでいう就労支援の現場とは，はじめにも触れたように，リワークプログラム（医療・職リハ・企業内）も含め，就労継続支援Ａ型・Ｂ型，移行支援，定着支援など，制度内・外を問わず広く就労を支えることを目的に援助・指導・助言を行う場所とする．ここで出会ううつ病・うつ状態の人々には，これまで述べてきたうつ病についての知識を踏まえてかかわる必要がある．

　民間企業で働く精神疾患をもつ人は8.8万人（2020年6月1日）とされ，近年一貫して増加傾向にある[2]．就労継続支援，定着支援などの就労系障害福祉サービスの利用者も増加傾向で，就労継続支援Ａ型の障害種別利用状況では，精神障害をもつ人が4割を超えている[3]．福祉的な就労であれ一般就労であれ，精神疾患をもちながら働く人は今後も増えることが予測される．しかし，就労継続率は就職後1年時点で49.3％と，他障害をもちながら働く人と比較すると最も低い[4]．野崎[5]はこの報告について，定着を促進した要因として，①障害者用求人，②職場への障害開示，③公共職業安定所など複数支援期間によるチーム支援としている．一方，離職や退職につながる要因として，対人過緊張，精神症状の増悪，職業能力・意欲の低下による職務遂行不能，適切な休息がとれないことが挙げられている．また，業務遂行のための支援不足，障害特性による仕事への影響，職場従業員の疾病や障害への理解不足，職場内での人間関係構築の困難さという，環境因子を含めたリスク要因も報告している．加えて，うつ病そのものもリスク要因として挙げられており，大うつ病性障害をもつ人の場合，26〜45歳の年代では他の年代と比較して退職へ移行する割合が2倍という報告もあり，働き盛りにとってはうつ病を患うこと自体が働くことを難しくする要因となる．

　最後に，精神障害者への就労定着支援に関しては，個別支援と当事者同士の支え合い（グループワーク）などが有効である．以上は，うつ病に限定した情報提供にはなってはいないものの，働くことを支援する際に押さえておきたいポイントであるため参考にしていただきたい．働きたい障害者に対して援助をする場所，就労（福祉的・一般含む）までの道筋はある程度確立されつつある．

今後は，就労定着と継続支援が課題となる．就職・復職・職場再適応など，対象者だけに変化を強いるような介入・援助であってはならない．人的・環境的側面にも視点を向け，対象者，就労先の双方に職場環境の提案を行うことがOTには求められている．

2. 一般的な評価と就労を視野に入れた場合の評価項目と留意点

1―一般的な評価

用いる評価手段は，観察・面接・検査測定というこれまで作業療法で用いられてきたものと変わりはない．活動場面における分析的観察評価が基本であり，観察より得られた情報を面接で確認し，評価ツールで裏付けるという流れである．対象者の行動特性は，個別・パラレル，課題集団内において，対活動，対人，対集団にて再現され浮き彫りになる．その行動や思考・認知特性の裏付けとして評価ツールを用いることとなる．図3-2にうつ病の回復過程に応じて用いる評価ツールを示す．医療の領域と保健・福祉・産業・生活領域において主に使用する評価ツールが異なる．医療では症状評価，その他の領域ではストレス耐性・自己肯定感・疲労感などの評価を用いる．ここで留意すべきことは，福祉・産業領域で働くにしても医学的視点から症状を理解して，環境因子や社会的な視点でも評価することができるOTの特性を忘れてはならないということだ．また，うつ病の場合，統合失調症に比べると認知機能（社会認知機能含む）の低下は軽度とされるが，就労や復職を含む生活領域においては認知機能障害のスクリーニングは現状で欠かすことのできない評価の視点となる．主に使用される評価ツールとして，BACS-J，WAIS，WCST，内田クレペリン検査などを目的に応じて使い分ける．用いる評価ツールについては，いまだ統一見解に至っていない状況ではあるが，施設単位・ユニット単位でどの評価指標を主に使用するかを検討する．

2―就労を視野に入れた場合の評価

就労を視野に入れた場合は，対象者と受け入れる部署・事業者の双方に評価の視野を広げる．対象者本人には，安定した生活リズムの獲得や心身両面での耐久性，対人コミュニケーション能力などの評価，事業者側には，部署内における物理的空間設定，精神疾患などに関する啓蒙活動や受け入れる雰囲気作り，時短勤務や相談役の選定など，ハード・ソフト面の両面の評価が必要となる．

3. 作業療法介入の視点と具体的なプログラムの提示

介入の基本は精神療法的・治療同盟的態度である．現状をよりよくするために，対象者と「どうすればできるか」「何ができるか」を共に考え，アイデアを出し，試行錯誤する．疾患や障害で変わってしまった心身の諸機能に気づき，自ら対処・マネジメントしていく過程を支えることが作業療法には必要である．単に「低下した注意や集中力，体力を訓練で回復させる」ということではない．

以下に，うつ病をもつ人を支援する際に大切になるポイントを示す．プログラムそのものや，用いる作業活動に関しては，かかわる時期，施設ごとの条件などで変化することから，ここでは，プログラムを運営しつつOTとしてもつべき視点について述べる．

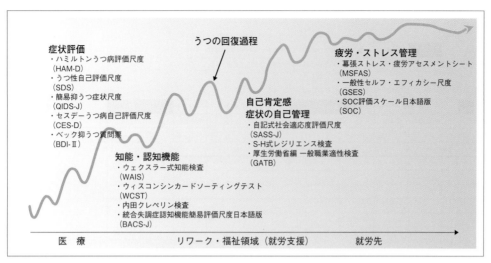

図3-2 うつ病の回復段階に応じた評価尺度

1―生活のモニタリング

　生活のモニタリングは必須であり基本項目となる．入院中やデイケア，就労支援施設，実際の職場内において，OTが一人の対象者とかかわる時間はとても短く，毎日かかわることができない場合も多い．対象者はわれわれの見えない時間にさまざまな体験をして，状態は常に変動している．その変化のきっかけやパターン，そのときの身体的・感情的・認知思考的変化に対象者自身が気づき，共有することが重要である．そして，よりよい方向に生活を変化させていく．

　用いるツールは，生活記録表が一般的で書式は多様にある．参考に筆者が臨床で作成したものを示す（表3-3）．うつ病の状態変化が現れやすいのは睡眠時間である．対象者にとっての最適な睡眠時間，寝つきの善し悪し，中途覚醒の有無，再入眠の可否，昼寝の時間などを確認する．カフェインやアルコール飲料の摂取量・時間や，入浴方法により深部体温を効率的に低下できないことが生活リズムにかかわる．1日の運動量を記載しておくこともよいだろう．また，気分の変動が続くため，点数化して随時記入するとよい．対象者と話をしながら，調子のバロメーターとなり得るポイントを見つけて，オリジナルの生活記録表を共同作成する．認知行動療法の行動活性化や対人関係・社会リズム療法のエッセンスを用いての作成を勧める．

2―体力と耐久性・回復力の把握

　うつ病をもつ人は，疲れやすさや体力低下をよく訴える．アプローチとして，体力向上を目的とした身体運動プログラムや生活指導を行うことがあり，回復力や耐久性という視点でとらえることが重要となる．目標が「長く働くこと」だとすると，多少疲れても翌日に響かない回復力や，多少疲れが残っていても睡眠や気分に影響しない耐久性を把握する必要がある．これらに関しても生活記録表で確認できる．ぜひプログラム前後の体調の変化，その日の寝つき，翌日の疲労感や翌日以降の活動の変化を対象者と確認しながら回復力や耐久性について話し合ってほしい．

表3-3 週間活動記録表（一部抜粋）

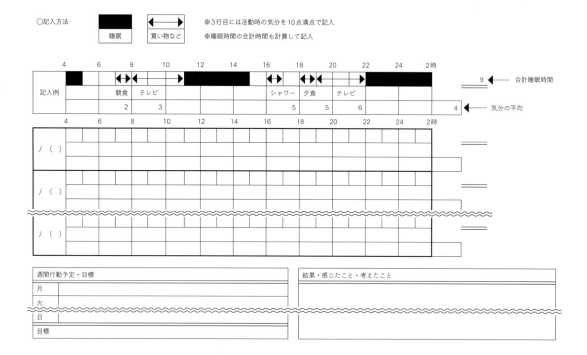

3—非言語コミュニケーション

OTとしてかかわる際の視点として，言語コミュニケーションやスキルとしてのコミュニケーションよりも態度（非言語コミュニケーション）に注目したい．対象者が発する言語としての言葉と，そのときの感情や態度は裏腹なことがある．この点を理解したうえで対象者とかかわることが重要である．感情や態度を読むことは難しいが，対象者の表情や語気，抑揚や声のトーン，身のこなしや物の扱いなどに感情は表れる．注意深く観察し，「本当は○○と感じていませんか？」のようにフィードバックする．そのフィードバックは，その場ですぐに行う場合，少し時間が経ってから行う場合，またはその両方で行うこともある．対象者の特性は個別・集団を問わず作業活動内で必ず再現されるため，OTは活動を共にし，参与観察を行いながら評価・介入を行う．この介入方法は作業療法独自のものである．

4—リワークプログラム

うつ病のリワークプログラムは，回復途上にあるうつ病患者集団が，復職したいという共通の目標に向かって相互に影響し合いながら取り組む集団療法である．実施形態としては個別活動，心理教育，集団活動などで構成される．プログラムでは，出勤を想定した訓練，オフィスワークに準じた軽作業，再休職予防のための疾病教育や認知行動療法が行われる．実際には，プログラム参加を通してうつ病の背景にある併存疾患や発達障害，パーソナリティの偏りが浮き彫りになる場合が多く，治療方針を決定するうえでも，背景にある因子にアプローチを行いながらグループ運営を行うとよい．

5──職場への障害の開示

就労支援の場において，職場関係者への障害の開示は欠かすことができない．対象者の障害特性に適した人的・物的環境の構築は双方の情報交換なくして実現しない．職場に向けては疾患・障害・ストレスマネジメントに関する啓蒙活動も含めて積極的なかかわりが求められる．職場によっては，疾患・障害に関しての知識がなく・受け入れの経験がない場合がある．可能であれば直接会社を訪問し，物的な環境に関しても実際に見て詳細に打ち合わせを行うことが重要となる．受け入れる会社・現場も「できることはやりたい」という想いは強いものである．

しかしながら，病状や障害・行動特性などの障害の開示には細心の注意が必要である．産業医への情報提供と，直属の上司・同僚への情報開示の内容は違う．特に上司・同僚への障害の開示内容に関しては，対象者と相談し詳細な内容を打ち合わせておく必要がある．

4. 就職・復職・就労がうまくいかない場合の対応

就労支援施設やリワークプログラムでは，最終的な目標が就職や復職に限られてしまう場合が多い．しかし，さまざまな要因により思うようにいかない場合もある．制度的な問題や金銭的問題により就職や復職までの期限が迫り，「就職や復職しかない」と極端で単純な判断をしてしまうことは危険である．その決断が対象者を追い詰め，特にうつ病では自殺という最悪の事態を招きかねない．対象者も治療者側も最終的な選択肢を狭めてはいけない．OTは，より多様で安心安全かつ豊かな生活を想像し，可能な限り楽天的であってほしい．どんな状況であれ，いつでもやり直しができること，相談により方向転換が可能であることを忘れてはいけない．

うつ病を，これまでの人生の矛盾が蓄積することで生じる病いとする立場もある．そのため，対象者自らがこれまでの生き方を振り返り，再考することが治療には必要と考えられており，「意味の病」と表現されることもある[6]．自分自身の生き方を問い直し，これからを描き出すことは容易なことではない．要素的機能回復や認知の修正などのような治療的かかわりも大切ではあるものの，もう少し長いスパンで対象者の「これまで」と「これから」にじっくり想いを馳せる．そんなスタンスもこの領域で働くOTには必要ではないだろうか．

■引用・参考文献

1) 厚生労働省：平成29年患者調査　https://www.mhlw.go.jp/toukei/saikin/hw/kanja/17/index.html（2022年1月参照）.
2) 厚生労働省：令和2年　障害者雇用状況の集計結果　https://www.mhlw.go.jp/content/000747751.pdf（2022年1月参照）.
3) 厚生労働省：社会・援護局障害保健福祉部障害福祉課　社会保障審議会障害者部会　第112回（R3.6.21）資料5　障害者の就労支援について．p12.
4) 独立行政法人高齢・求人・障害者雇用支援機構障害者職業総合センター：障害者の就業状況等に関する調査研究．調査研究報告書No.137，pp34-40，2017.
5) 野崎智仁・谷口敬道：精神障害者の就労定着および離職に関する研究の動向．国際医療福祉大学学会誌　第26巻1号．pp89-98，2021.
6) 北中順子：うつの医療人類学．pp111-134，日本評論社，2014.

（髙橋章郎）

3-3 各種依存症

1. 各種依存症の概要

依存症には，アルコール，ドラッグ，処方薬，煙草，食べ物，スマートフォン，ゲーム，ギャンブル，買い物，万引き，自傷，恋愛など，さまざまな嗜癖が存在している．近年ではメディアなどの報道などで取り上げられることも多いが，長い歴史のなかで依存症が社会から正しく認識されてきたとは言い難く，誤解と偏見が対象者・家族の生きづらさ（対象者の要因），生きにくさ（環境要因）を高めているのかもしれない．

国立精神・神経医療研究センターによる『薬物依存症者の就労支援に関する研究 特例子会社を対象とした意識調査報告書』[1]によると依存症者が依存症を公表して就労することが難しいという現状が浮かび上がり，雇用主側も依存症者採用に対して強い懸念があることがわかった（図3-3）．また，依存症者雇用上の懸念点についての調査結果では一定の抵抗感があることがわかった（図3-4）．このような依存症における就労支援については調査・研究数も少なく，わが国における依存症者に対する就労支援は限定的であることを表している．各種依存症を精神医学的に正しく理解したうえで，急性期治療から地域生活に至る支援をすることが必要である．

各種依存症に関する知識・支援技術は，さまざまな専門書や体験談など幅広く出版されている．各種依存症によって病態，治療法もさまざまであるため，各専門書を参考にしていただきたい．とりわけインターネットが瞬く間に普及し，デジタル社会が加速度を増している．2020（令和2）年度総務省調査によると，スマートフォンの世帯別保有割合が80%を超える状況となっている．

依存症は，物質，行為のコントロールが効かなくなった状態を指す．アルコール依存症であればアルコール摂取のコントロールが効かなくなり連続飲酒に至る．スマートフォンゲーム依存症であれば，スマートフォンゲーム行為のコントロールが効かなくなり生活行為，健康状態に影響が出る状態である．WHO（世界保健機関）が「ゲーム依存」の精神疾患認定を行うなど嗜癖や依存の対象も時代とともに変化してきている．依存症は若者から高齢者まであらゆる世代で身近な疾患である．

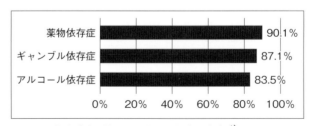

図3-3 依存症者別採用に対する懸念の有無[1]

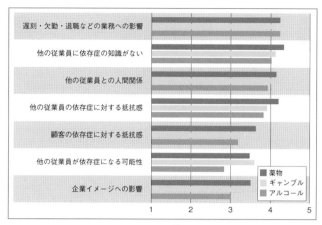

図3-4　依存症者雇用上の懸念点[1]

2. 一般的な評価と就労を視野に入れた場合の評価項目と留意点

1―評価の視点

　筆者が依存症者の就労支援を行ううえで大切に考えていることは，心身の健康がある程度回復していることである．家でたとえると，心身の健康は基礎の部分であり，基礎の上に役割（就労）という家が建つ．依存症という病気は長い間付き合うこととなる．アルコール依存症の再飲酒（スリップ）などは，依存症では決して珍しいことではない．

現代の医学では，一度依存症状態となった脳は完治しないといわれているが，依存症をコントロールし社会生活や就労を継続している者や回復者の声があるということも事実である．就労支援を行ううえでは，当事者に働きたいというニーズがあることが重要である．依存症と付き合いながら回復が軌道に乗ればどう生きたいのか？という目標が出てくるだろう．筆者が考える就労支援の評価視点を表3-4に示す．

表3-4　各種依存症における就労支援の評価視点

- ・自己洞察が進んでいる
- ・「引き金」を把握し距離がとれる
- ・SOSを出せる相手が2人以上いる
- ・自分にとって苦手な状況（高ストレス）を理解している
- ・クライシスプラン[※1]を作成済みである
- ・再発，再燃もあり得ると解釈している
- ・治療に対し力まない，肩の力を抜ける

2―就労支援の進め方

　行動変容が定着し，地域生活が安定してきたとき，図3-5に従い就労支援を進めていく．支援者はトータルサポートを行う．多くの依存症者が，生きづらさ，生きにくさを抱えながら生活をしているため，問題が発生すると「絶望を感じる」「自分はもうダメだ」「つらさを紛らわせたい」などの思いが募りやすく，そのような自身の状況をゆっくりと自己洞察し理解することは重要である．主治医による治療や公認心理士のカウンセリング，作業療法士（以下，OT），精神保健福祉士によるケースワーク，断酒会・AA（Alcoholics Anonymous）・ダルクなどの自助グループ活動，家族教室などで洞察が深まり理解が進むだろう．

※1　クライシスプラン：病状悪化のサインとその対処法を一覧にした計画表．

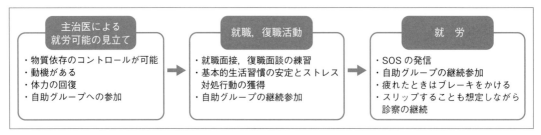

図3-5　就労支援の大まかな流れ

　就労支援は専門家一人で進めるのではなく，多職種によるチームアプローチが理想である．各種専門領域の視点から生きづらさ，生きにくさを解釈することで，依存症に対する治療と現時点での問題解決につながりやすくなるためである．また，アルコール・薬物・ギャンブルなど各種依存症では標準化された治療プログラムも準備されているため，それらを参考にされたい．

　ある程度安定した生活を送り，症状も安定したころに対象者のニーズ（リカバリー目標）が就労である場合には，いくつかの支援方法が想定できる．まず，現在在職中で職場復帰を目指すのであれば復職支援，現在の雇用を退職する，または無職から就職活動を行う場合は求職支援に分けられる．求職支援の際には，アルバイト，パート，契約社員，派遣社員，就労継続支援Ａ型・Ｂ型事業所など長期就労から短期就労，福祉的就労などの雇用形態やサービスの違いを理解したうえで，対象者の職務履歴も把握する．過去に経験した職務は大切であるが，依存症の症状やストレス対処を行いながらの就労には苦労を伴うことが多い．その苦労に耳を傾けねぎらうことは，支え合う人間関係の基本と考えている．入院治療中であれば医師による診察，病棟スタッフによる病棟生活でのADLの把握，多職種によるカンファレンスなどは，対象者・家族の問題点やストレングスの把握につながりやすい．外来治療中であれば医師による診察，精神科デイケアや外来作業療法，カウンセリング，ケースワーク場面を通し，地域生活を維持しながら支援する．

3─作業療法場面における就労支援の進め方

　作業療法場面ではさまざまな活動を通して対象者とかかわり，人間関係を構築することが大きな支援目的である．また実際の作業場面を通してさまざまなアセスメントができ，集団場面であればコミュニケーションの特徴や認知面の偏り，ストレングスまで対象者の個性が把握できることも多い．就労支援を行ううえでは，就労場面や生活をイメージしながら対象者と面談を重ね，評価により得られた作業分析や個性，ストレングスを就労選択や業種に活かしていくことができる．また適宜厚生労働省編一般職業適性検査（GATB）や興味関心チェックリストなどのテストバッテリーを行い，その結果を対象者の同意を得てチームで共有し，対象者の意志を尊重しチームで検討するとよい．また，断酒継続や薬物から距離をとる動機を維持したり，体験を発表したりできる自助グループに参加することで得られる「同じ依存症で苦しんだ仲間やその家族」の存在は宝である．仲間との何らかのつながりから，就労場所の紹介などの就労支援を行うケースもある．障害者就業・生活支援センターでの相談やそれぞれの地域のハローワークによる紹介にはニーズに合わせた形態があるため，健康を考慮し無理のない働き方を目標に進めていく．依存症は一定の条件を満たせば精神障害者保健福祉手帳の取得が可能であるため，その取得は，通院日の確保や依存症治療を行いなが

らの就労を目指す一つの選択肢でもある．その場合，雇用主側と疾患の特徴やクライシスプランの共有などにより共通の認識が生まれやすい．しかし一方で，依存症を開示した場合，偏見も少なくないため，よく話し合いを重ねて進める必要がある．

3. 作業療法介入の視点と具体的なプログラムの提示

支援者側にぜひとも知っておいてほしい技術は，動機付け面接法[2]である．依存症者，家族は依存症からの回復を目指すうえでしばしば動機（目標）が見つからないことがある．また依存症が目標や夢を奪い去ることも多い．動機付け面接は，なりたかった自分と実際の自分を冷静に比べ，病気を通じて得たさまざまな「気づき」を学びとして未来に活かしていくためにも，否認と抵抗が行動の変化の妨げとならぬよう動機付けに働きかける技術である．表3-5に動機付け面接法の5原則[3]を示す．

表3-5　動機付け面接法の5原則[3]

1. 共感を表現する
2. なりたかった自分と実際の自分の違いを調べる
3. 議論を避ける
4. 抵抗に逆らわない
5. 自己効力感を育てる

動機付け面接法では行動や心理面の分析をゆっくりと行い動機につなげ，自分の意志で行動変容できるよう励まし，認めることを大切にする．この技術は依存症治療に革新的な変化をもたらしたと同時に依存症治療のバイブルとなっている．ぜひとも関係書を熟読されることをお勧めする．

対象者の家族に対してCRAFT（Community Reinforcement And Family Training）[3]という行動療法がある．CRAFTは「コミュニティ強化と家族トレーニング」と訳される．家族はしばしば小言や叱責，状況によっては暴力行為に至るなど，対象者との関係が悪化し家族崩壊につながることもある．対象者と同様に家族も困惑しやすいのだ．まずは家族が自身の健康を保ち，対象者に肯定的にアプローチする方法を学ぶことで，対象者から「治療したい」という自発的な気持ちを引き出すことが期待できるだろう．こちらについてもぜひ関係書を参考にしてほしい．

目標である就労の決定は，ゴールではなくプロセスであり，外来にて継続支援することが望ましい．就労などの環境変化は対象者にとってストレスであり，支援の量を増やして対処していくとよい．しかしその際，対象者の自立を妨げるイネイブラー（enabler）[2]とならぬように注意する．チームアプローチであれば，こうした現象が起こったとしても多職種が客観的に評価できるという強みがある．対象者が本音で話せる関係を形成しておけば，復職，就職後の苦労の共有ができ心理的にも安心感を得られやすい．

4. 依存症における就労支援の課題

わが国では依存症者の就労支援はある程度進んでいるものの，依存症の開示を行い公表できる社会にまでは至っていないと筆者は考えている．また，非開示での就労は理解を得るどころか，失職や偏見にさらされるリスクがある．その現状のなかで苦労が絶えない対象者・家族も少なくないで

---

[2] イネイブラー（enabler）：よかれと思って行動しているが問題解決に効果がなく，むしろ問題を助長してしまう人のこと．その行為はイネイブリング（enabling）という．対象者の自立の妨げとなる可能性があるが本人は気づいていないため，問題解決のために本当に必要なことを学習するとよい．

あろう．就労機会すら与えられない可能性もある．まずは支援者側，雇用主側が，依存症の理解を進めることが大切である．就労はあくまで生活を豊かにし「生きづらさ」「生きにくさ」から「生きがい」を得るための活動目標であってほしい．症状が重く働けない生き方も尊重しつつ，今後多くのOTが勇気をもって依存症の就労支援にチャレンジし社会の理解を得ることを切に願う．

■引用・参考文献
1) 国立精神・神経医療研究センター（編）：薬物依存症者の就労支援に関する研究　特例子会社を対象とした意識調査報告書．2020.
2) ウイリアム・R・ミラー，ステファン・ロルニック（著），松島義博，後藤　恵（訳）：動機づけ面接法　基礎・実践編　第2版．星和書店，2007.
3) 吉田精次：心のお医者さんに聞いてみよう　依存症の人を治療に向かわせるCRAFTの本．大和出版，2021.
4) 猪野亜郎・他：アルコール依存症とその予備軍．pp178-184，永井書店，2003.
5) 松本俊彦・今村扶美：SMARPP-24　物質使用障害治療プログラム　第3版．金剛出版，2018.

（中西伸彰）

Column 10

ゲーム障害と作業療法

　近年のインターネットの個人利用率は非常に高くなっています．インターネットは瞬時に新しい情報を入手できるだけでなく，施設の予約や決済を簡単に行うことができ，利便性に優れています．また，SNSや動画投稿サイトは人々の新たなコミュニケーションツールとして機能しています．

　一方で，インターネット依存が問題視され，特にネットゲームへの依存は2018年に世界保健機関（WHO）が「ゲーム障害」として認定するなど世界的な問題となっています．

　ゲームは，用い方によってはストレス発散につながるだけでなく，人と人との交流を深めることもできます．しかし，際限のない利用は依存を招き，いったん依存に陥ると睡眠障害による生活リズムの乱れ，食事不足による栄養障害や体重減少，同姿勢維持による運動不足と内部障害などを引き起こし，家族交流の減少，仕事や学業からの離脱，収入減など，環境因子にも悪影響を及ぼしかねません．

　OTは依存対策として何ができるでしょうか．対象者の境遇を理解し，苦しい状況と依存に陥りやすい認知パターンの評価と対処，視野の拡充と社会への誘導，心身機能への働きかけ，就労の確保や学業復帰の検討，悪化した家族関係の改善など，できることは多々あると考えます．依存に対する就労支援は，就労支援だけに特化せず，多くの生活課題のなかにある一部としてとらえ，生活を再構築していく地道な作業が必要になると考えます．

（吉田裕紀）

4章

知的障害・発達障害領域
での就労支援

　近年，発達障害は「大人の発達障害」としてメディアでも取り上げられることも増え，その認知度は高まっている．一方で，当事者が抱える多くの苦悩や適切な支援方法の理解が浸透しているとは言い難い．また，知的障害と発達障害はいわゆる「目に見えない障害」であるため，周囲の人に誤解されたり，偏見をもたれたりする場面も少なくない．

　一言に「知的障害・発達障害」といっても，障害の程度，有する能力や興味，関心，性格は十人十色であり，個々人の希望，能力，個性に応じたオーダーメイドの支援が必要となる．

　作業療法士は心身両面の評価技術をもっており，対象者のもつ能力を的確に評価することができる．また作業活動場面の観察を通して，興味・関心を見つけ，秘めた能力を引き出すこともできる．対象者が何らかの問題にぶつかっても，障害特性を十分に理解し，適切な作業分析を行うことで，建設的な問題解決方法を導きだすことができる．そのような支援のできる作業療法士は，この領域において今後益々活躍の場が拡大していくと期待している．

　4章「知的障害・発達障害領域での就労支援」では，豊富な経験をもつ作業療法士の具体的・実践的な支援技術が盛り込まれており，知的障害者と発達障害者の可能性を最大限に引き出す手がかり・足がかりになるだろう．

（藤田さより）

知的障害は，以前から「精神遅滞」「知的発達障害」「知的能力障害」などとさまざまな呼称があるが，知的機能と適応能力の側面で評価される．就労支援においては，障害重症度によって目標設定をするのではなく，強みとなる部分を見出し，活用していくことが重要である．

1. 知的障害の概要

1—知的障害の定義と概念

知的障害は，医学領域では「精神遅滞」「精神発達遅滞」，教育領域では「知的発達障害」「知的発達遅滞」などと，呼称はさまざまある．DSM-5では「知的能力障害（知的発達症/知的発達障害），Intellectual Disability」[1]，ICD-10では「精神遅滞（知的障害），Mental Retardation」[2]と表記される．なお，日本においては，知的障害者福祉法などの法による知的障害の定義はされていない．

米国精神遅滞学会では，知的障害を「知能機能及び適応行動（観念的，社会的，実用的な適応スキルによって表される）の双方の明らかな制約によって特徴づけられる能力障害である．この能力障害は18歳までに発症する」と定義している．ここでいう概念的スキルとは，言語，読み書き，金銭管理，自己管理のことで，社会的スキルとは，対人関係，責任，自尊心，規則の順守など，実用的スキルとは，食事，排泄などの日常生活動作や，家事，服薬，電話使用などの生活関連動作，職業スキルなどを指す．その他の定義を概観しても，知的障害とは全般的な知的発達が障害され，社会的行動に課題を抱える状態であり，知的機能と適応能力の2つの側面において評価されている．ICD-10では，「精神の発達停止あるいは発達不全の状態であり，発達期に明らかになる全体的な知能水準に寄与する能力，たとえば認知，言語，運動および社会的能力の障害によって特徴づけられる」[2]としている．

日本における在宅の知的障害者は約96万2千人，そのうち就労期年齢とされる18歳以上65歳未満では約58万人（60.3%）となっている．性別にみると，65歳未満では男性が約49万7千人（62.5%），女性が約29万5千人（37.1%）となっている[3]．

2—程度分類と就労への影響

知的障害は知能検査の結果で有意な低下を示した場合に程度により4段階に分類される．有意な低下とは，知能検査で標準偏差以下（−2SD）となる場合で，知能指数IQ70未満の状態である．

・軽度知的障害（IQ69〜50）

成人後の精神年齢は9〜12歳に相当する．身辺処理は自立していることが多い．学齢期においては，中学以降に遅れが生じ，卒業後に福祉につながることも多い．一般就労を実現することもあるが，抽象的な指示が理解できずに作業実施が困難になることや，ストレス対処技能の未獲得から，仕事を継続することが困難となることがある．

・中等度知的障害（IQ49〜35）

　精神年齢は6〜9歳に相当する．身辺処理は完全には自立しないこともあるが，行動は自由にできる場合が多い．作業内容や指示系統などが構造化されていると，作業遂行に伴う判断がしやすい．福祉的就労に就くことも多い．

・重度知的障害（IQ34〜20）

　精神年齢は3〜6歳に相当する．行動やコミュニケーションに制限があり，身辺処理に介助が必要となるが，訓練により自立も可能である．本人の趣向に合わせた作業であれば作業が遂行しやすくなり，福祉的就労に臨むこともできる．

・最重度知的障害（IQ20未満）

　精神年齢は3歳以下に相当する．意味ある発語に障害をもち，食事や排泄で介助を要し，重度の身体障害，てんかん発作を伴う．就労活動よりも余暇活動など，生活関連動作での活動が多くなる．

　しかしながら，昨今では，障害重症度によって到達目標を設定する考え方はしない．障害重症度が高い対象者であっても，就労を望む場合には，対象者のストレングスを活かし，また環境調整を図ることにより，いかに潜在的なニーズを実現させることができるか，つまり個別性に応じて高い専門性の発揮ができるかが就労支援には求められている．

3—就労支援における知的障害

　障害者雇用促進法においては，児童相談所，知的障害者更生相談所，精神保健福祉センター，精神保健指定医または障害者職業センターにより知的障害があると判定された者が就労支援の対象となる．療育手帳所持者も対象に含まれる．また，雇用義務の対象，つまり雇用率に算定される対象も，上記同様となる．また，上記判定機関により知的障害の程度が重いと判定された者は，重度知的障害者とされ，雇用率や雇用納付金の算定の際に2人として計算される．

2. 一般的な評価と就労を視野に入れた場合の評価項目と留意点

1—知的機能の評価

　幼少期より療育支援を受けている場合には，専門機関で検査を受けていることが多く，施設間で連携を図ることで情報を得ることができる．知的能力の検査だけでなく，原因を特定するために，MRI検査や脳波検査，聴覚検査など，機能評価を行うこともある．就労支援においては，厚生労働省編一般職業適性検査（GATB）を用いて知的機能を評価することが可能である．

　また，行動観察により評価を行う．就労の作業場面において，指示内容（言語量や表現方法，対応相手など）に応じた理解，作業指示書の理解，作業遂行後の成果物の集計などにより，評価が可能である．面接においても，特定のテーマや自由に論じる場面において，言語選択や会話展開などにより評価ができ，就労場面における対人場面で，どのような影響を及ぼすか推察することが可能となる．

2─適応機能の評価

　観察，面接により，ADLなどの身辺処理や，IADLや余暇活動などの家庭生活，対人関係能力や社会的規範への順守などの社会技能について評価をし，就労がどの程度可能であるのか，職業準備性について評価を行う．職業準備性の検査として，障害者用就職レディネス・チェックリストがある．6種類の障害種ごとの採点盤があり，知的障害者用も用意されている．しかしながら，職業準備性が整っていないから就労は困難であるという一義的な解釈はせず，就労を実現して，継続しながら職業準備性を高めていくといった発想をもち，支援を行うことが重要である．

　作業能力を評価するにあたり，実際の職場における作業に近いサンプルを抽出して検査するワークサンプル法も有用である．平準化されたものとしてワークサンプル幕張版（MWS）があり，評価のみならず訓練としても活用することができる（p58参照）．

3─職業への興味・関心の評価

　職業内容への興味・関心の程度の評価方法にVPI職業興味検査がある（p57参照）．また面接や観察により，興味，関心の傾向を把握することもできる．言語化される内容のみならず，これまでの成育歴や活動経験などを分析し，本人の意識にもまだない，潜在的な興味，関心を見出すことが重要である．また，これまでは全く関与がない内容であっても，支援者自身が抱いている興味・関心を伝えていくことにより，対象者の興味・関心を開発するような巻き込むアプローチは有効である．同時にこういった支援の効果が見出せそうであるか予想するために，現状としての対象者の思いを評価していくという，支援者側の思考過程も重要である．

　また評価全般に通じることではあるが，評価の本来の目的は，対象者の状態把握により，支援計画や今後の方向性を決定する手がかりとすることや，対象者が正しい自己認識を得たり，自己像の修正を行う機会となったりすることなどである．後者は，知的障害者の就労支援においては欠かすことのできない観点である．対象者が正しく自己理解を深められる評価や支援を行うことにより，自己特性を活かした進路を目指したり，対処技能を習得したりすることが可能となる．このことが不十分であると，就労継続が困難となる可能性が高くなる．

---

3. 作業療法介入の視点と具体的なプログラムの提示

1─目標設定

　「働く」ことの目標は，生活費を稼ぐことに加え，自分を成長させる，やりがいを感じる，役割を果たせる，楽しさをみつけるなど，人それぞれであり，知的障害者にとってもわれわれと同じである．そのため，就労支援を行ううえで，「働くこと」「一般企業へ就職すること」が大きな目標設定になることはない．対象者にとって，働くことで得た報酬を活かしてどのような暮らしを送るのか，また一般企業へ就職することで何を得るのかなど，「働く」ことの先に目標をもち，モチベーションを高める介入が必要である．「働く」ことを一つの通過点，媒体としてとらえる着眼点をもつことが重要である．しかし，知的障害者は，生まれながらの障害であるということ，また家族の想いなどから就労の経験が少なく，就労に対して選択する幅が乏しい．希望職種を問うても明確な回答が困難なことが多いため，支援者が思考過程，経験・情報をもとに予後を予測した展開を示す

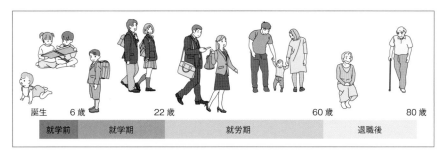

図4-1　一般的なライフステージ

ことができるか否かで対象者の生活の質が大きく左右される．このような場合，さまざまなネット
ワークの構築，チームとしてさまざまな角度からアプローチをしていくことで，対象者がより高い
質の人生を選択・送ることができる目標を設定することが必要となる．

　また，一般的に就労期は人生のなかでも長い（図4-1）．そのために，経験，老化など，人生の節
目節目で目標が変わるということも視野に入れた再評価・目標の立案が重要であり，キーパーソン
となる家族との連携，家族亡き後の生活展開も重要な視点である．

2—プログラムの立案

　福祉就労の種目は，模擬作業，実際の仕事を通じた作業（下請け作業・自主製品の製造），企業
内での実習など，表4-1のように多岐にわたり，訓練的な要素，生活の質に重きを置いたものな
ど，その種目（作業）の強みや弱みを活かしたプログラムを立案できる．しかし，対象者はほとん
どが18歳以上であり，すでに長年の経験を培っているため，不得意な点を直すことより得意なこ
とを活かし高めるほうが本人のモチベーションにもつながり，継続性がみられる．

　一方で，経験が少ないために得意・不得意な作業がわからないこともある．その場合は，経験や
興味のある事柄を選択したり，作業を細分化したりして得意な仕事を探すプログラムや，実習生，
新人の従業員と一緒に「なぜ働くのか？」「働く不安の解決方法」を共有しながら立案するとよい．

3—特性に合わせた環境設定・介入方法

　知的障害者にとって，OJT（On the Job Training）による作業手順の獲得が最も能力を高めるこ
とができる．就労支援の現場において作業療法士（以下，OT）は，対象者はもちろんのこと，作業
そのものの特性，地域社会や制度を理解することで介入をする（図4-2）．OTが就労支援をするな
かで，①モデリング法・作業分析，②治具※の活用，③環境整備・意欲の向上による支援が重要と
なってくる．

　モデリング法を用いるときは，①新しい技能を修得する，②言葉による指示と組み合わせて課題
を明確にする手段，③間違って課題を行ったときに正しい答えを教えるための修正手続き，④モデ
ル行動を行う人を強化して，対象者が同じ行動をするように促す手段として，手本を見せて，表
4-2のような流れで実施する．その際には，間違えることなく作業に取り組み，必要なときにのみ

※ 治具：工作物を固定するとともに切削工具などの制御，案内をする装置．主に機械加工，溶接などに用いる．

表4-1　福祉就労の種目別特徴

内　容		模擬作業	下請け作業	自主製品の製造	施設外就労	企業実習
強　み		・希望職種に合わせた作業体験ができる	・内職的で比較的簡単なものが多い ・実際の仕事を通した作業内容である ・同じ仕事を定期的に繰り返しできる	・作る人の工夫や調整により，さまざまな工程を作ったり，納期を変更したりすることができ，職業訓練としては，さまざまな可能性を秘めている	・交渉により，一般雇用に近い報酬となる ・企業のルールに則った仕事を獲得できる ・利用者の働く意欲を高められる ・支援者とチームで仕事ができる	・就職を希望する人向けの実際の仕事を通じた実習となる
弱　み		・金銭的な報酬がない	・中小企業からの仕事が多く，報酬は少ない ・海外への流出・企業の倒産から仕事がなくなる可能性がある ・納期がある	・納期を変更することで顧客の満足度が下がってしまうこともあり得る	・製品の完成度がより重要視される ・企業内であるため，社会性がより重要視される	・金銭的な報酬が発生しないこともある
その他特徴		・模擬作業作りが必要であり，作成者の知識・技術が必要である	・設備投資，単価交渉で高い報酬の可能性もある ・納品方法も検討が必要である	・一歩間違えれば，作品になってしまう ・売れるための製品開発や宣伝，販売力，また製品に対する顧客満足度が必要である	・作業量達成のため，2人分の作業を3人で実施するなどし，2人分を3人で按分して給料を受け取るケースもある	・制度を利用した実習などの展開があると対象者，企業にとってよい

介入するエラーレスラーニングで行うため，治具の活用，環境整備も視野に入れた作業分析が重要となる．これにより，可能な作業を獲得し，増やすこと，対象者の理解のできる数字や色での識別，視覚が過敏で集中できない対象者へのパーテーションの活用や聴覚過敏な対象者へのイヤーカフの利用，時間に固執する対象者へのスケジュール提示，身体負荷に配慮した作業環境などをさまざまな視点から構築することが望ましい．そして，できたときにはその強化をしていく．しかし，働くことで得られる報酬

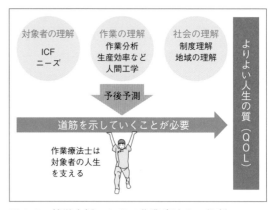

図4-2　就労支援における作業療法士の役割

＝給料日は通常1か月に1回である．1か月間，モチベーションを維持し続けることが困難な対象者が多いため，対象者に合わせて強化できる環境も必要となってくる．普段から対象者の使用している言葉（方言など）で褒めたりすることはもちろんのこと，視覚的に理解できる報酬を使用した有効な刺激を継続できる工夫が，仕事を継続するうえでは重要である．

　また，支援の介入度を減らしていくフェーディングでは，作業療法の段階付けを行い，介入度合いを示すシステマティック・インストラクションに配慮し，一人での作業が可能になるよう実施していく（図4-3）．

　その他，モデリング法の応用として，順行性チェイニング，逆行性チェイニング，シェイピングなどがあるため，対象者の能力に合わせて実施していく（表4-3）．

表4-2　モデリング法の流れ

①作業分析
　・作業療法士自身が体験をして分析
　・身体的効果はもちろん，心理的な効果から認知機能面を把握
　・身体・精神的な疲労も評価
　・職場の雰囲気・キーパーソンなども評価
　・治療的な段階付けではなく，生産効率に配慮
　・対象者の能力とマッチングさせながら，治具の活用や環境を整備
②対象者が作業療法士に注目しているかを確認
③させたいと思う行動を実際に，簡潔な言葉（できるだけ短い言葉）で伝えながら行って見本を見せる
④実際に対象者本人が実施し，できたときには強化，だんだん支援を減らしていく（フェーディング）

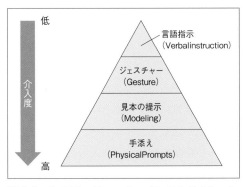

図4-3　システマティック・インストラクション

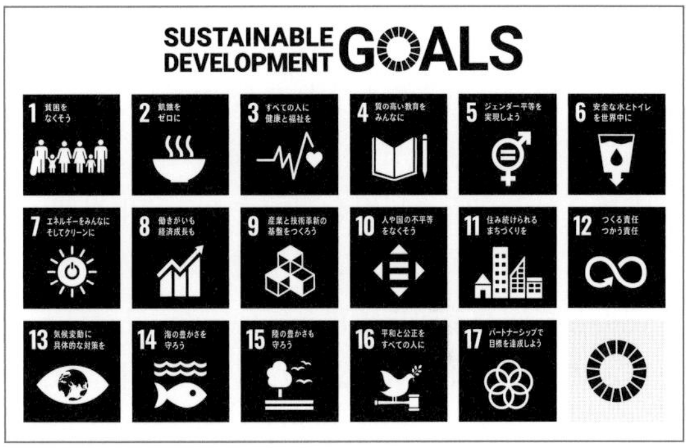

図4-4　SDGs

表4-3　モデリング法の応用

手　法	利用方法
順行性チェイニング（工程順に教えていく） 逆行性チェイニング（最後の工程から教えていく）	作業工程を複数に分けて実施する．一連のステップからなる技能を教えるのに使う．工程の多い作業には，工程を複数に分けて教えるチェイニングを利用する．
シェイピング（工程を小さな段階に分け，達成感を得ながら教えていく）	すでにその行動をどのようにすればよいか知っていても，その仕方が今ひとつうまくいかない場合に用いる．よいものだけ強化する．はじめは，何でも強化するが，その後はよいときに強化する．

4─地域連携

　就労を支援していくうえで対象者とマッチングした就労先を探すことはもちろんのこと，特に就労継続支援事業においては，仕事を作り出す，仕事を獲得するのも大きな役割の一つとなる．しかし，健常者が小・中学校の校外学習などで学ぶ「障害者」は，外観から理解のしやすい身体障害に特化していることが多く，知的障害の理解は進んでいないために，企業から「挨拶してもいいのか」「体は大人なのに言うことを聞けないのはなぜか」などと問いかけられることがある．

　OTが地域を理解する機会を有効に活用し，発信することも就労に結び付けるための大きな仕事である．たとえば，企業訪問の際には，企業の理念を知る，企業の業務内容，規模，風土，また企業の社会的責任（CSR）活動なども知ったうえで訪問することが重要である．また，昨今では，国連で2030年までに誰一人取り残さない地域社会を目指した目標SDGs「Sustainable Development Goals（持続可能な開発目標）」を掲げている（**図4-4**）．SDGsの取り組みの一つとして，企業とパー

トナーシップを組み，互いを理解して，事業を展開していくという手法もある.

　また，TPO（時と場所，場合に応じた方法・態度・服装などの使い分け）に合ったビジネスマナーをはじめ，コミュニケーション力（時事ネタ，話題展開・わかりやすい障害像の伝え方など）も求められる．OTには地域社会を知り，地域を理解し，連携を図る知識・技術が求められる.

4. 事例紹介

　Aさん．50歳代の女性．IQ47．職業訓練校を卒業後，住み込みで就職．不況により解雇となり，職場を転々としながら，20歳代に前夫（知的障害）と出会い，結婚．翌年，女児を出産するも療育に欠くとの理由から，義姉に養女として引き取られる．その後同居している義母，義姉との関係が悪化し，離婚．就労継続支援B型に通所していたものの，工賃が3,000円/月程度であったため，住む場を得たい，生活費をもっと稼ぎたいとの希望から，共同生活援助（グループホーム）と就労継続支援B型事業所の利用を開始する．利用当初，家事などの経験があるため日常生活動作に関しては自立しており，モデリング法で単純な作業は獲得できたが，数量に対する概念が乏しいため治具を使用して作業手順を獲得していった．しかし，作業への意欲が乏しく，マイペースであった.

　そこで，表4-4に示すようなAさんの生活様態の変化から，環境を整備して介入した結果，一般企業へ就職が決まった．現在はAさんの働く生活が充実している.

　知的障害者にとっては，将来を描くことが難しい場合が多い．そのため，対象者の将来像，予後予測をし，「働く」ことから生み出される役割や希望への挑戦，達成，そして社会情勢や地域との接点など，個人・環境を媒体とした「作業」を通した作業療法の展開が必要である.

表4-4　Aさんの介入経緯

	希　望	介入方法
利用開始 （30歳代） 〜 施設外就労 （40歳代）	もっと生活費を稼ぎたい →興味のある食品関連の仕事を希望	・働く生活習慣をつけるため下請け，自主製品製造を経て施設外就労へ挑戦する ・施設外就労では，視覚的手がかりをつけ，作業導入．食品関係のライン作業を提供することで，周りと協調した作業が可能となる
就職支援 （40歳代）	一人前の仕事（食品関連）をして，生活費をもっと稼ぎたい	・施設外就労先での就職を交渉 ・就職に至った後も情報を交換 ※施設外就労先，SDGsの取り組みなどから社長とは随時，情報交換していた
離職支援 （50歳代）	身体的にも精神的にもゆっくりと仕事をしたい ※帰宅途中に膝関節を骨折した	・定年まであと2年 本人の意向を確認し，企業と話す場を作る ・企業と部署異動などの可能性について相談→難しいとの判断→離職へ
現在 （50歳代）	ゆっくりと仕事をしたい	・健康に留意しながらできる安心した作業を提供している

■引用・参考文献

1) 髙橋三郎，他：DSM-5 精神疾患の分類と診断の手引き．pp17-22，医学書院，2015.
2) 融 道男，他：ICD-10 精神および行動の障害 臨床記述と診断ガイドライン．pp235-241，医学書院，2009.
3) 内閣府：令和元年度障害者白書．pp239-245，2020.
4) 野村総一郎，他：標準精神医学 第4版．pp322-324，2009.
5) 村山 昇 働き方の哲学 360度の視点で仕事を考える．ディスカヴァー・トゥエンティワン，2018.
6) たかまつなな：お笑い芸人と学ぶ13歳からのSDGs．くもん出版，2020.
7) 峰野和仁，中村俊彦，遠藤浩之：知的障害者の就労支援の実際．OTジャーナル36（4）.
8) 峰野和仁：知的障害者授産施設における治具の活用と作業環境～作業療法的視点より～．第5回東海北陸学会，2005.
9) 峰野和仁：新規作業導入時におけるモデリング法の活用・第39回日本作業療法学会，2005.

（峰野和仁，野﨑智仁）

Column 11

若手作業療法士からみた視点 ―就労支援の魅力―

　筆者が勤務している社会福祉法人復泉会KuRuMiXは静岡県浜松市にある障害福祉サービス事業所（就労継続支援B型）で，主に知的障害・発達障害，精神障害の人が利用しています．筆者は養成校卒業後に入職し，障害のある人達への就労支援に5年間携わってきました．その経験から，就労支援の魅力を3つの視点で述べます．

　1つ目は，今まで養成校で学んだ知識と技術のすべてを活かすことができることです．学生時代は，OTになるために身体・精神・老年・発達の各障害領域を含めさまざまな知識と技術を学びました．就労支援の現場では，幅広い障害領域の方とかかわる機会が多く，学んだことが活かせると実感しています．

　2つ目は，人生のなかの一番長い期間である「就労期」にかかわれることです．将来を見据え，対象者のペースで個別に支援することで，彼らの成長する姿を見届けることができます．病院内では出会うことが難しかった人たちとの出会いも多くあり，筆者自身の人生の質の向上にもつながっているのです．

　3つ目は，数年後のキャリアの選択肢があることです．障害福祉サービス事業所では，OTをはじめ，有資格者に関して経験年数5年以上で，相談支援専門員，サービス管理責任者などの資格取得の条件が満たされます．就労支援現場で働くOTとしてだけではなく，職種・業務の幅を広げるための自身のキャリア開発の選択肢を広げることができます．

■参考文献

1) 厚生労働省：相談支援専門員及びサービス管理責任者等の研修制度の見直しについて　https://www.mhlw.go.jp/file/05-Shingikai-12601000-Seisakutoukatsukan-Sanjikanshitsu_Shakaihoshoutantou/0000195407.pdf（2022年1月参照）
2) 厚生労働省：障害福祉サービスにおけるサービス管理責任者について　https://www.mhlw.go.jp/file/05-Shingikai-12301000-Roukenkyoku-Soumuka/0000106771_1.pdf（2022年1月参照）

（原田若奈）

4-② 発達障害（自閉スペクトラム症，注意欠如・多動性障害）

> **POINT**
>
> 発達障害は「見えにくく，わかりにくい障害」といわれており，当事者自身も「苦手」が理解しづらいことがある．社会のなかでの「生きづらさ」「働きづらさ」を共に整理することで障害特性を理解してもらい，強みを活かした業務や職場環境にマッチングできるように支援する．

1. 発達障害の概要

　発達障害者支援法において，「発達障害」は「自閉症，アスペルガー症候群その他の広汎性発達障害，学習障害，注意欠陥多動性障害その他これに類する脳機能障害であってその症状が通常低年齢において発現するもの」と定義されている．発達障害は行動や認知の特徴によってさまざまな障害に分類されるが，それぞれの障害は重複したり，人によっては複数の特性をあわせもったりする場合もあるため，別々の障害としてではなく「スペクトラム（連続体）」としてとらえられている．

　2013（平成25）年に改訂された米国精神医学会によるDSM-5（精神疾患の診断・統計マニュアル第5版）では神経発達障害（neurodevelopmental disorders）というカテゴリーが新たに設定され，従来の「自閉症」「Asperger症候群」「広汎性発達障害」が「自閉スペクトラム症／自閉症スペクトラム障害」に含まれるようになった（図4-5）[1]．

　本章においては，障害の概要，職業評価，作業療法士（以下，OT）介入の視点について解説する．

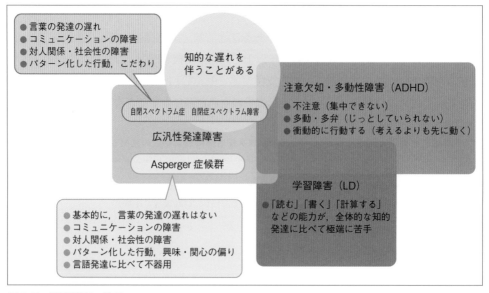

図4-5　発達障害の特性

2. 自閉スペクトラム症（autism spectrum disorder：ASD）の概要

1─自閉スペクトラム症とは

　これまで自閉症，広汎性発達障害，Asperger症候群などさまざまな名称でよばれていたがDSM-5の発表以降，自閉スペクトラム症としてまとめて表現されるようになった．自閉スペクトラム症の診断については，DSM-5に記述されており表4-5の条件が満たされたときに診断される．

　機能的な障害が明らかとなる時期はその人の特性や環境によって異なるが，障害の徴候も自閉症状の重症度や発達段階によって大きく変化する．近年，報告されている自閉スペクトラム症は人口の1％に及んでおり，女性よりも男性に4倍多く診断されている．臨床症例では女性は知的能力障害を伴うことが多い傾向にあるが，知的能力障害または言語の遅れを伴わない女児は社会的およびコミュニケーションの困難の現れがより軽微なため認定されていない場合もある．

　さまざまな併存症が知られているが，約70％以上の人が一つの精神疾患を，40％以上の人が2つ以上の精神疾患をもっている．特に知的能力障害が多く，その他注意欠如・多動性障害，発達性強調運動症，不安症，抑うつ障害，学習障害がしばしば併存する．また医学的疾患には，てんかん，睡眠障害，便秘，回避的・限定的摂食障害を合併しやすいことが知られている．

2─症状（特性）

　自閉スペクトラム症は，社会性，コミュニケーション，想像力の3つに大きな特性がみられる障害である．これはイギリスの精神科医ローナ・ウィングによる分類によると「3つ組の特性」といわれており，自閉症，Asperger症候群などの広汎性発達障害全般の特徴として提唱されている．

・社会性の特性

　人と同じように行動すること，人の気持ちに配慮することに意識が向きにくく，マイペースであり自分勝手な行動をとっているようにみえる．社会で常識とされるようなこと（礼儀や敬語など）や暗黙のルールといわれるものに無頓着で，悪気はないのに「非常識」「自己中心的」とみられやすく，他人の怒りを買ってしまうことがある．

表4-5　自閉スペクトラム症の診断基準[2)]

A. 複数の状況で社会的コミュニケーションおよび対人的相互反応における持続的欠陥があること
（相互の対人的－情緒的関係の欠落，非言語的コミュニケーション行動を用いることの欠如，人間関係を発展させ維持しそれを理解することの欠陥）

B. 行動，興味，または活動の限定された反復的な様式が2つ以上あること
（常同的または反復的な身体の運動，物の使用や会話，固執やこだわり，きわめて限定され執着する興味，感覚刺激に対する過敏さまたは鈍感さなど）

C. 症状は発達早期に存在していること

D. その症状は，社会的，職業的に障害を引き起こしていること

E. これらの障害が，知的能力障害または全般的発達遅延ではうまく説明されないこと

・コミュニケーションの特性

　自分の興味のあることや頭に浮かぶことを次々に話し，人の話を聞けず一方通行なコミュニケーションになりやすい．一見，会話の受け答えができているようにみえることもあるが，独特な言葉遣いや意味のとらえ違いにより，話の内容や話をしている相手の気持ちを理解できておらず，話が噛み合わずさまざまな場面ですれ違いが起こることがある．自身は一生懸命伝えようとしているのに「自分の気持ちは他人には理解されにくい」と思い，コミュニケーションに対して苦手意識が強くなり人との交流を避けるようになる場合もある．

・想像力の特性

　決められた手順や一度決めたルールなどに対して徹底したこだわりがみられやすく，また小さな変更などにも不安を感じ混乱しやすい．例外を予測したり許容したりすること，また考えや発想の転換が苦手であるという特性は，生活や就労面においてこだわりの強さとして現れる．また，自分とは異なる立場になったことを想像することの難しさは，例外を認めない，他人の誤りを許せないなど対人関係におけるトラブルの原因になることもある．一定の行動しかとれないことは，必然的に生活の幅が狭くなってしまう傾向にもつながる．

3. 注意欠如・多動性障害（attention-deficit hyperactivity disorder：ADHD）の概要

1—注意欠如・多動性障害とは

　注意欠如・多動性障害は，多動性，衝動性または不注意の症状のいくつかが7歳未満に2つ以上の状況において存在し，またその症状により，社会的・学業的・または職業的機能に躓きを認めていること，すなわち日常生活を送るうえでの困り感，生きにくさという感覚が自他覚されている必要がある．DSM-5の診断基準[2]は表4-6のとおりである．

　一般人口において注意欠如・多動性障害は女性より男性に多く，女性は男性よりも主に不注意の特徴を示す傾向がある．有病率は子どもの約5％および成人の約2.5％に生じることが示されている．症状の経過として，青年期および成人期には運動性多動の症状は明らかでなくなるが，落ち着きのなさ，不注意，計画性のなさ，衝動性に伴う困難は持続する．

2—症状（特性）

　注意欠如・多動性障害は不注意，多動性，衝動性の3つの特性がある．すべての特性がみられる場合もあるが必ずしもそうではなく，混合型，不注意優勢型，多動性・衝動性優勢型に分類される．

・不注意

　不注意とは，注意不足や集中力の持続が難しいことで，作業が不正確であったり，一連の課題を順序立てて遂行したり，期限を守ったりすることに難しさがみられる．また外的な刺激により気が散りやすい，予定を忘れてしまう，話しかけられても気づかないことがある．

表4-6　注意欠如・多動性障害の診断基準[2]

A.（1）および／または（2）の症状を持続的に認める．
（1）以下の不注意の症状のうち6つ（またはそれ以上）が少なくとも6か月持続したことがあり，その程度は不適切で発達の水準に相応しないもの．

＜不注意＞
（a）学業，仕事，または他の活動中において，しばしば綿密に注意することができない，または不注意な間違いをする．
（b）課題または遊びの活動中に，しばしば注意を持続することが困難である．
（c）直接話しかけられたときに，しばしば聞いていないように見える．
（d）しばしば指示に従えず，学業，用事，職場での義務をやり遂げることができない．
（e）課題や活動を順序立てることがしばしば困難である．
（f）精神的努力の持続を要する課題に従事することをしばしば避ける，嫌う，またはいやいや行う．
（g）課題や活動に必要なものをしばしばなくしてしまう．
（h）しばしば外的な刺激によって気が散ってしまう．
（i）しばしば日々の活動で忘れっぽい．

＜多動性および衝動性＞
（a）しばしば手足をそわそわ動かしたり，椅子の上でもじもじする．
（b）席についていることが求められる場面でしばしば席を離れる．
（c）不適切な状況でしばしば走り回ったり高い所へ登ったりする．
（d）静かに遊んだり余暇活動につくことがしばしばできない．
（e）しばしば"じっとしていない"，またはまるで"エンジンで動かされているように"行動する．
（f）しばしばしゃべりすぎる．
（g）しばしば質問が終わる前に出し抜いて答え始めてしまう．
（h）しばしば自分の順番を待つことが困難である．
（i）しばしば他人を妨害し，邪魔する．

・多動性

　場面や状況に応じて集中することが難しかったり，じっとしていられず動いてしまったり，落ち着かない様子がみられる．

・衝動性

　後先考えず，あまり深く考えずに行動に起こしてしまうという行動特性である．必要かどうか考えずに欲しいものを購入してしまうなど，思いつきで行動する傾向がみられる．

4. 一般的な評価と就労を視野に入れた場合の評価項目と留意点

　職業評価では，障害特性・作業能力・精神面・生活面・環境面・併存する精神疾患など多面的な視点から職業能力のアセスメントを行うことが求められる．包括的なアセスメントを通して「働くこと」「働き続けること」の課題や強みをみつけ，課題に対してはどのように支援を行えばよいのか，また強みを活かした業務や職場環境へのマッチングを検討するための情報収集や評価を行う．

1―面　接

　面接では基本情報として医学的情報，主訴，ニーズ，障害特性，学歴，職歴，通院頻度，服薬内容，希望職種，希望収入，通勤可能範囲，保有資格，生活面など支援に必要な情報を幅広く収集する（表4-7）．幼少期に何らかの症状がみられたケースが多く，生育歴の聞き取りも重要となる．

表4-7 面接で収集する基本情報の内容

①医療的情報	診断名，治療経過，検査結果，通院頻度，服薬情報
②主訴・ニーズ	本人/家族
③生育歴/家族歴	幼少期〜現在に至るまで(学歴・職歴)，家族構成
④経済状況	障害者年金，失業給付金の受給の有無
⑤生活状況	生活リズム，健康状態，身だしなみ，ADL，IADL，金銭管理，屋外移動手段(公共交通機関の利用)，余暇，趣味
⑥精神面	情緒面，自己認識(特性の理解，障害受容の状況)
⑦就労に関する希望	希望職種，希望勤務地，希望収入，就業時間，通勤方法，障害の開示の希望(オープン/クローズ)
⑧その他	障害者手帳の取得，ハローワーク求職者登録，現在までかかわりのある支援機関

　基本的には対象者からの聞き取りが中心であるが，対象者からだけでは記憶が曖昧となっていたり，対象者視点の情報しか得られず妥当性に欠けたりする面がある．また困っていることの言語化が難しく聞き取りが進まないこともあるため，可能であれば家族など客観的な視点からの聞き取りも合わせて行うことが望ましい．さらに過去に支援機関がかかわっている場合には，支援経過や検査結果の情報共有が行えると課題が明確となりやすい．

　発達障害者は，失敗経験が多く自己肯定感が低いケースが多い．初回面談はアセスメントのための情報収集が目的であり，過去の辛い経験を聞き出すことも多くなるが，対象者を理解しようと傾聴の姿勢で聞き取りを行うことで，ラポール形成が行えるように心がけることも大切である．

2―心理検査

　使用する心理検査は，知能検査(WAIS-IVなど)，GATB(厚生労働省編一般職業適性検査)，VPI職業興味検査があり，これらについてはp57〜58を参照されたい．上記以外に，AQ日本語版 自閉症スペクトラム指数がある．

・AQ(日本語版 自閉症スペクトラム指数)

　自閉症傾向を量的に測定する50の質問からなり，5つの下位因子(社会的スキル，注意の切り替え，細部への注意，コミュニケーションスキル，想像力)で構成された自己記入式検査である．

3―職業遂行能力

・MWS(ワークサンプル幕張版)

　OA作業，事務作業，実務作業に大別された13種類によって構成されている．簡易版と訓練版に分かれ，作業の疑似体験や職業上の課題を把握する評価ツールとしてだけでなく，作業遂行力の向上や障害の補完方法の活用に向けた支援ツールとして使用することが可能である．

4―思考・行動の特徴

　職場での出来事の感じ方は人それぞれであり，とらえ方(認知)によってどのように行動(対応)するのかも異なる．認知の偏り(表4-8)があるとストレスを過度に受けてしまいやすい傾向にあ

表4-8 認知の偏り

思い込み・決めつけ	自分が着目していることだけに目を向け，根拠が全く不十分であるにもかかわらず，自分の考えが正しいに違いないと決めつけてしまうこと
白黒思考	物事をすべて「白か黒か」「良いか悪いか」という極端な考え方で割り切って考えてしまうこと
べき思考	何事においても「こうすべきだ」「しなければいけない」と考えること
自己批判	良くないことが起こると常に自分が原因だと考えて，自分を責めてしまうこと
深読み	相手の気持ちを一方的に推測して，そうに違いないと決めつけてしまうこと
先読み	自分で悲観的な予測を立ててしまうこと

る．このような偏った認知行動パターンは，問題解決の拙劣さにつながり職場環境での適応上の問題を引き起こすことになる．過去の就業経験がある場合には，うまくいかなかったエピソードの振り返りを行い，どのような思考・行動特性があり，どのように対応してきたか聞き取りを行う．

5─二次障害

学校や職場にうまく適応できない場合，劣等感を感じ自分を責めたり，逆に「自分を認めない周囲が悪い」と社会に反発心を抱いたりしてしまうことがある．その結果，自信喪失し自己不全感が強くなりうつ症状を発症したり，自暴自棄となりひきこもり状態となったりすることもある．人によっては不安障害や統合失調症などを発症するため，二次障害の併存症がないか確認する．

6─その他

・発達障害の特性チェックシート

独立行政法人高齢・障害・求職者雇用支援機構障害者職業総合センター職業センターが作成している「発達障害者のワークシステム・サポートプログラム」の発達障害の特性チェックシート[4]を活用し障害特性をスクリーニング的に把握することができる．社会性，コミュニケーション，想像力，注意・集中と活動，感覚，運動の項目においてあてはまるものにチェックを行うことで，対象者の特徴（強み・弱み）を簡易的に整理する手がかりにできる．

5. 作業療法介入の視点と具体的なプログラムの提示

1─作業療法士の役割

発達障害者への就労支援において，OTの役割は医学的視点から個人特性を把握し，訓練プログラムに活かすことであると考える．情報処理過程におけるアセスメントの視点（図4-6）のように，情報受信（感覚・注意・ワーキングメモリ），理解力（視覚優位，聴覚優位），プランニング（段取り，メモ取り，優先順位・意思決定），思考のタイプ（考え方の偏り，想像力），作業（手先協応性，全身運動能力，速度），社会性（ルール，マナー，対人）のどこに苦手さがあるか，また自己理解の程度やストレス対処，周囲の理解があるかについても細かくアセスメントを行う．

さらに面接において，学校生活のエピソードや職歴があれば過去の就業経験のなかでどのような

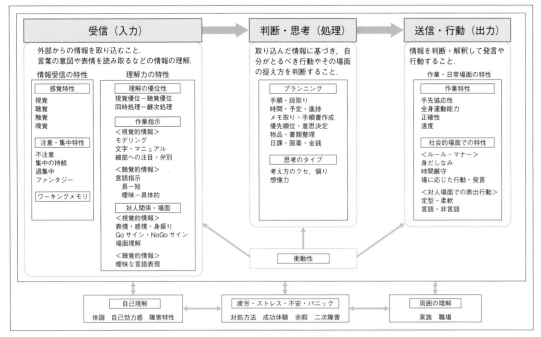

図4-6　情報処理過程におけるアセスメントの視点（Ver.9）

困りごとがあったか，問題解決方法の有無，離職原因などの聞き取りを行い課題を分析することで，職業訓練や職場マッチングに活かしていくことができる．

2─就職活動にあたって

　就職活動において，適性に合った職業や職場環境を選択するには，障害特性の自己理解が不可欠である．しかし失敗経験を多く重ね離職・転職を繰り返している対象者でも，自身の障害特性を整理できていないなど，苦手なことに対する自分なりの対処方法を身につけていない場合が多い．また発達障害は認知・知覚・運動などさまざまな能力に大きな凹凸があることが特徴であるが，自己肯定感が低いためにできないことばかりに焦点が当たり，長所を全く挙げられず，どんな業務が向いているのかをイメージできない対象者も多い．一方で，自己評価が高く，実際の能力よりも高いスキルを要する業務を希望することもある．

　そこで重要となるのは，自己理解の促進と特性に対する対処方法の獲得のためのかかわりである．正しく障害特性を理解をするためには対象者視点の自己評価だけではなく，客観的視点の支援者評価をもとに，①作業面，②対人面，③思考・行動面，④体調面において，それぞれセールスポイントや苦手なことを列挙し，さらに苦手なことについては自分でできる対処方法の検討を行う．自身の特性に気づけていない場合や，できないことを認めたくないという心理状態の際には，作業が進まないこともあるが無理に一度で完成させようとせず，日々の訓練場面や対人交流において気づきが生まれた際にその都度まとめる作業を行うとよい．整理した特性は自分自身の「ナビゲーションブック」としてまとめ，職業選択に活かしたり，採用後には企業担当者や同僚にみてもらい，合理的配慮をしてもらう際に活用したりすることができる．

6. 事例紹介 自閉スペクトラム，注意欠如・多動性障害 ―就労移行支援につながったケース―

1―患者背景

Aさん．10歳代の男性．両親と3人暮らし．中学時には特別支援学級でサポートを受け，高校は地元の公立高校に進学．学校生活では気の合う友達ができなかったが，他者への興味も低く一人で過ごすことも苦ではなかった．3年生まで進級はできたが就職を考える時期になり，教員から「やる気がない」と指摘されるようになった．就職を目指して食品会社に応募し面接を受けたが，グループワークで周囲と協調して作業をすることが難しく採用には至らなかった．家族が市の障害福祉課に相談に行き，就労移行支援のサービスの紹介を受ける．在学中に精神障害者保健福祉手帳2級を取得し，卒業後4月から利用開始となる．

2―作業療法評価

興味の幅が限定的で，他者との交流はほとんどなく一人で過ごしている．挨拶はハキハキ気持ちよく行えるが，態度はぶっきらぼうで他者に不快な印象を与える様子も多くみられた．

コミュニケーションにおいて自分の気持ちを言葉にすることが苦手で，声かけに対して表出は一言程度である．うまく言葉が出てこないと「別に」「もういいです」と会話を終了させようとする様子がみられた．一対一の場面では会話の内容を聞き取れることも多いが，複数人に対して伝えられた内容は聞き取れず，スケジュールや持参物などを把握することが難しかった．作業手順や作業進捗状況もすぐに忘れてしまい経験の積み上げが難しい面がみられた．

作業面に関しては，指示内容が十分理解できないまま作業に取り組むことも多く，質問や相談を行うことが難しかった．また作業に集中できる時間が短く手先は不器用な一方，体力はありスポーツなどのプログラムには積極的に参加し，体を動かすことに対する興味は高いようであった．

3―介入経過

・社会人として求められる態度について考える時期

事業所内での訓練だけでなく，職場見学など対外的な場面において，あくびやため息，足を組む，髪の毛をいじる，指の皮を剥き床に捨てるなどの行動がみられた．また人を呼ぶ際に誤ったジェスチャーとなっていたり，指示内容が理解できなかった際に「はぁ？」と語気を強めに聞き返したりするなど，他者に不快感や誤解を与える態度を無意識にとっていた．

利用開始直後にできていないことを伝えると「否定された」と感じる人も多いため，Aさんとの関係性構築がある程度できた後に行動や態度が他者にどのような印象を与えるのかを一緒に振り返った．習慣化されている行動を変えていくことはすぐには難しいが，気になった行動があるたびにその都度伝えることで徐々に意識できるようになり不適切な行動の減少が図れた．

・他者に興味をもち始め，自分の思いを伝えることが増えた時期

当初，他者とのかかわりが極端に少なく，事業所でもほぼ一人で過ごしていた．初めの支援者とのかかわりのなかで，興味の高い「仮面ライダー」「カードゲーム」などの話題で会話が弾んでいたことから，同じような趣味をもつ利用者との関係性をとりもったり，ゲームを行ったりするなど交

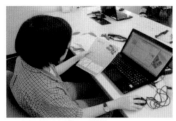
PC 訓練

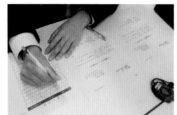
事務訓練（照合作業）

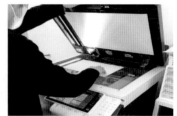
事務訓練（FAX）

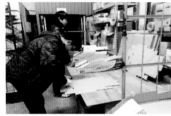
軽作業（箱折り）

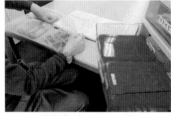
軽作業（ピッキング）

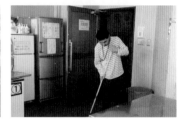
清　掃

図4-7　仕事を想定したさまざまな作業訓練場面

流の機会を作った．自分から他者に話しかけること自体は少ないものの，趣味の話で会話が盛り上がる場面もみられるようになった．他者への興味が少しずつ芽生え，持参したお菓子を利用者に配ったり，目の前の人が困っていると「手伝いましょうか？」と声をかけたりするようになった．

　訓練場面においては，就労を想定して仕事の進捗状況の報告や相談を行う練習を行った．初めはうまく言葉が出てこずイライラし，話すことを諦めてしまう場面もみられたが，5W1Hを用いて言いたいことを整理して伝える練習を繰り返し実施することで，少しずつではあるが表出方法のパターンを増やしていくことができた．

・さまざまな活動を通して自身の特性を知る時期

　「どんな仕事が向いているのかわからない」との訴えから，仕事を想定したさまざまな作業訓練を実施した（図4-7）．作業や活動経験を通して，興味の有無が集中できる時間に大きく影響を与えること，じっとしている作業より動きや移動のある仕事のほうが集中力を持続できること，指示が十分理解できないまま作業を開始することがあること，イレギュラーなスケジュールは勘違いしたり忘れたりしてしまうことが多いことがわかった．苦手なことに対する対処として，指示の聞き取りが不十分な場合は必ず聞き返しを行うことや，スケジュールに関してはスケジュール帳へ記入して確認するなどの習慣化を図った．

・就職に向けて取り組みを行った時期（職場とのマッチング）

　「世のなかにどういった仕事があって自分に何ができるのかわからない」という発言が聞かれたため，ハローワークに同行し求人票を検索したり，興味のある企業があれば職場環境を実際に体感できるように職場見学の機会を設けたり，仕事のイメージが明確化できるような支援を実施した．

　いくつか企業見学を行うなかで，水産工場の竹輪やかまぼこなどの食品の美味しそうな匂いに反応し食品製造補助業務に興味をもった．Aさんは「就職に向けて頑張ってみたい」と珍しく意欲を

示し，体験実習を2週間実施した．初めは慣れないライン作業に戸惑うこともあったが，徐々に作業速度も上がり集中力を保ったまま遂行できた．また態度面に関しても衛生防備(衛生帽子・ヘアーネット・マスク・手袋)がAさんのぶっきらぼうな態度や不適切な仕草を物理的に抑えることができていた．企業担当者からは「気持ちよい挨拶もできるし，このまま就職してもらえると助かる」と評価も高く，その後採用に至っている．

・就労後の状況

　就労後は定着支援として定期的に職場訪問し状況を確認した．職場の担当者から「たくさんのことを任せると静止してしまうことがある」と報告があったので，Aさんの障害特性を説明する機会を設けてもらい，それと同時に，業務内容について複数の処理が同時に必要な業務からAさんが遂行可能な業務に変更をしてもらった．勤務スケジュールについては，繁忙時期によってイレギュラーな勤務となることもあるが，月間スケジュールを手帳に書き込んで対応することができていた．

　私生活に関しては，もともと一人で外出することは少なかったが，収入が得られたことによりバイクで遠方のショッピングモールやゲームセンターに行ったり，美味しいラーメン屋を巡ったりと余暇時間も楽しむことができているようだった．

　就労後の変化として大きかったのは，コミュニケーションスキルの向上である．定期的に職場の状況について電話で報告をもらっており，利用時には会話も少なくOTの質問に対しての返答も一語程度であったが，現在は業務内容やプライベートのことまで詳細に説明することができるようになっていた．加えて，「最近スタッフさんはどうですか？」と相手の状況まで気にかける発言が聞かれるようになっており，Aさんの成長に驚かされる．

　新型コロナウイルスの影響で就業時間が短縮することもあったが，業務遂行場面においては大きな問題もなく，3年間就労を継続することができている．

■引用・参考文献
1）厚生労働省 社会・援護局 障害保健福祉部：発達障害の理解のために．2008．
2）高橋三郎・大野　裕・他(監訳)：DSM-5精神疾患の診断・統計マニュアル．医学書院，2014．
3）佐々木正美，梅永雄二：大人のアスペルガー症候群．pp10-17，講談社，2019．
4）障害者職業センター：支援マニュアルNO.13発達障害者のワークシステム・サポートプログラム　ナビゲーションブックの作成と活用．pp73-74，p78，高齢・障害・求職者雇用支援機構，2016．
5）梅永雄二，井口修一：アスペルガー症候群に特化した就労支援マニュアルESPIDD―職業カウンセリングからフォローアップまで．明石書店，2018．

（千葉由香里）

Column 12

IT機器を用いることで就労の幅は広がる

ITとは，「Information Technology」の頭文字をとった単語であり，コンピュータとネットワークを利用した技術の総称です．日本政府は，図1のような新たな社会「Society 5.0」を提言するなど，具体的なITを活用した技術革新の動きがみられ，テレワークの推進，オンライン会議などが試行されつつあります．このことに加え，新型コロナウイルス感染症予防におけるテレワークから，ITによる仕事が拡大し，障害者の就労にも大きな影響を与えています．特に知的障害者にとっては，マウスを使いながらPC操作をする業務は難しい人が少なくありませんでしたがタッチパネルによるPC操作，ネットワークを構築した環境を活用することで，就労と生活の幅を広げる大きな変化となっています．

福祉サービス事業所くるみ共同作業所　食品製造部門では，HACCP（「Hazard（危害）」「Analysis（分析）」「Critical（重要）」「Control（管理）」「Point（点）」の略語で，食品を製造する際に安全を確保するための管理手法）に準じ，衛生記録が必須となり，障害者がiPadを活用して記録ができる「カミナシレポート」アプリを導入し，アプリの開発元とパートナーシップを組んでいます（図2）．本アプリは「タッチパネルによる選択」「写真の指示によるチェック」「写真撮影での記録」「違反時には即時にNGを管理者へメール送付できる」などという機能を備え，外国人でも活用できることを前提に開発されました．文字で判断しなくてもよいという特徴から当所に導入し，知的障害者が衛生管理業務を担っています．今後さらに障害者の仕事の幅を拡大できる可能性があります．

また，SaaS（Software as a Service，クラウドの一部）であるため，他企業でも同様のシステムを活用しておりこのアプリを使い習得することで，一般企業における衛生管理業務へ就職できる可能性を感じています．

今後，AI（Artificial Intelligence，人工知能）により職業が奪われる可能性もあるといわれているため，将来を見据えた仕事の確保，就労先の選択もわれわれ就労支援をするOTには必須な業務となります．

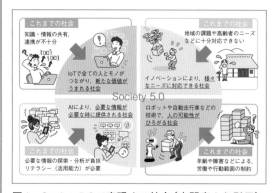

図1　Society5.0で実現する社会（内閣府より引用）

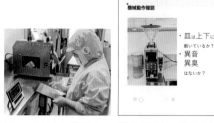

図2　iPadを使用した衛生管理の様子（左），iPadの画面内容例（右）

（峰野和仁）

5章

司法領域・地域での
就労支援

近年，就労支援の対象は病気や障害をもつ人たちだけではなく，何らかの社会的事情を抱えた人たちにも広がりをみせている．5章「司法領域・地域での就労支援」では，就労の意思をもちつつも，社会生活における困難や生きづらさを抱えているために実際的な雇用につながることが難しい人たちの現状と，作業療法士による工夫に富んだ取り組みを述べる．具体的には，司法領域における3つの分野での取り組み（❺-❶），ひきこもりの状態にある人たちへの新たな就労支援（❺-❷），地域に焦点を当てた就労支援の実践（❺-❸）である．

各項では，就労への不安や何かしらの事情を抱える人たちに対し，作業療法士がどのような就労支援策を活用すべきなのかの理解を深めたうえで，関係機関との連携など，作業療法士だからこそできる評価や具体的な取り組みについて学ぶことができる構成となっている．

「❺-❶ 司法領域」では，刑務所への作業療法士の配置（常勤，非常勤）も進みつつあることから，社会から作業療法士に寄せられる期待が大きいことを感じることができるだろう．「❺-❷ 新たな流れ」「❺-❸ 地域における就労支援の実践」では，豊富な事例紹介により作業療法士がもつ専門性の広さと深さを確認できる．

（中村俊彦）

5- 1 司法領域

POINT

罪を犯した者が再犯なく社会生活を送るためには，就労の定着が必要不可欠である．本章では，日本の犯罪の傾向や就労支援政策について学習し，矯正分野，更生保護分野，医療観察分野について，作業療法士が行う就労支援の現状と役割を理解する．

1. 作業療法士がかかわる司法領域

司法領域で作業療法士（以下，OT）がかかわる分野は3つに分けられる．1つ目は，刑務所や少年院などで矯正処遇を行う矯正分野，2つ目は，刑務所を仮出所した後など，社会のなかで適切に更生ができるよう支援する更生保護分野，3つ目は，心神喪失等の状態で殺人・放火などの重大な他害行為を行った者に対して，専門的な治療と処遇を行う医療観察分野である．他害行為後の処遇の流れは図5-1のように示される．

2. 犯罪の傾向と再犯防止策

「令和3年版犯罪白書」[1]によれば，刑法犯の犯罪認知件数は2002（平成14）年をピークに減少しているが，再犯率は年々上昇し，2020（令和2）年には49.1％である（図5-2）．再犯の抑制は大きな課題となっており，2016（平成28）年に「再犯の防止等の推進に関する法律（再犯防止推進法）」が施行された．また，2017（平成29）年には同法に基づき，「再犯防止推進計画」が閣議決定され[2]，わが国では，「世界一安全な日本」の実現へ向けた社会の構築が目指されることとなった．

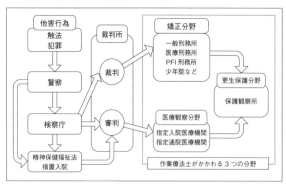

図5-1 他害行為後の処遇の流れと作業療法士がかかわる3つの分野

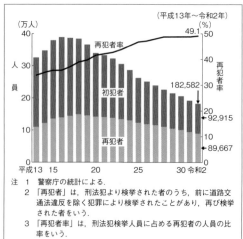

注 1 警察庁の統計による．
  2 「再犯者」は，刑法犯より検挙された者のうち，前に道路交通法違反を除く犯罪により検挙されたことがあり，再び検挙された者をいう．
  3 「再犯者率」は，刑法犯検挙人員に占める再犯者の人員の比率をいう．

図5-2 刑法犯検挙人員中の再犯者人員・再犯者率の推移[1]

3. 就労支援に関する政策

1―矯正施設における就労支援策

　刑務所に再入所する者のうち，再犯時に仕事がなかった者の割合は約7割といわれている．また，仕事のない者は，仕事がある者と比較して再犯率が約3倍高いともいわれている[3]．再犯の防止には，就労の確保がいかに重要であるかがわかる．

　就労支援に関する政策としては，2006（平成18）年に，「刑務所出所者等総合的就労支援対策」が図られ，厚生労働省の機関である公共職業安定所や法務省の機関である矯正施設・保護観察所との連携によって，刑務所出所者等の就労確保が強化されることとなった．2007（平成19）年には，「刑事収容施設及び被収容者等の処遇に関する法律（以下，刑事収容施設法）」の施行により，刑務作業に「職業訓練」が規定され，受刑中から資格や免許を取得させたり，職業に必要な知識や技術を習得させたりすることが可能になった．また，受刑者の個別事情に合わせて改善指導を図る「特別改善指導」において「就労支援指導」が規定され，生活技能訓練（Social Skills Training：SST）や就職面接の練習などの就労準備訓練が行われることとなった．2016年には矯正就労支援情報センター（コレワーク）が設置され，全国の受刑者等の資格，職歴，帰住予定地などの情報を一括管理し，雇用側のニーズに素早く対応するためのマッチングシステムが構築された．2019年には常勤の就労支援専門官が配置され，出所後の就労につなげるキャリアカウンセリングなどが始まった．

2―更生保護の就労支援策

　更生保護の概念は広いが，ここでは刑務所を出所した後の支援ととらえるとわかりやすいであろう．更生保護を担う公的機関の一つに保護観察所がある．保護観察所では，「刑務所出所者等総合的就労支援対策」の一環として，事業所見学や職場体験，トライアル雇用，身元保証などを行い就労のバックアップを行ってきた．これらは一定の成果を挙げたが，依然として就労確保が厳しく，就労に結び付いたとしても定着しない者が多かったため，2014（平成26）年に更生保護就労支援事業が開始された．この事業は，保護観察所が民間事業者に委託し，民間事業者が就職活動支援と職場定着支援の2つの支援を軸として，受刑中から受刑後の職場定着まで継続的な支援を行うものである．また，保護観察所では，協力雇用主に対して雇用に生じる不安が軽減できるよう相談できる体制を整えたり，実際に雇用して指導や助言を行った事業主には年間最大72万円が支払われる奨励金制度（刑務所出所者等就労奨励金制度）を実施したりして就労定着に向けた支援を行ってきた．

4. 作業療法士による就労支援

1―矯正分野

　OTが勤務する矯正施設は，一般刑務所，医療刑務所，社会復帰促進センター，少年刑務所，少年院など幅広く，さまざまな就労支援が行われている（図5-3）．

処遇調査		作業療法士の役割

※岩国刑務所（一般刑務所）など

処遇要領を策定するための評価が行われる。ここで
の評価により作業・改善指導・教科指導などの矯正
処遇の内容が決定される。

1：作業遂行能力の評価
2：作業適正評価
3：職業適性評価
4：刑務官からのヒアリング
5：体力測定
6：受刑者，工場担当刑務官への
　　評価のフィードバック　など

就労支援指導

※姫路少年刑務所，播磨社会復帰促進センターなど

矯正処遇のうち，特別改善指導に位置付けられる「就
労支援指導」にて，就労生活に必要な基礎的知識および
技能などを習得させることを目指してSSTが行われる。

1：礼儀・挨拶などの
　　基本的マナーの学習
2：仕事場面で生じる
　　課題場面での解決策の検討
3：他者への配慮や気遣いが
　　できる技法の獲得
4：ロールプレイ形式による学習　など

就労支援プロジェクト

※播磨社会復帰促進センターなど

国と民間企業が協働で運営する社会復帰促進センター
の独自のプログラムである。プログラムへの対象者の
選定は民間側ではなく，国が審査会を経て決定する。

1：心理教育
2：改善指導・職業訓練の受講
3：職場模擬体験
4：仕事のマッチング
5：障害者手帳の取得
6：福祉サービスの利用
7：外部関係機関との連携
8：ケア会議の開催　など

図5-3　作業療法士による就労支援プログラム

・処遇調査：刑執行開始時の評価

　刑務所ではさまざまな矯正処遇が行われるが，処遇内容や方法は個別に定められることとなる。
このことを処遇要領とよび，受刑者は刑が開始されると，最初に処遇調査を受けることとなる[1]。
一般の作業療法でたとえるなら，インテーク面接や初期評価が処遇調査，作業療法実施計画書が処
遇要領ととらえると理解しやすいだろう。

　岩国刑務所ではOTが処遇調査にかかわっている[4]。具体的には，受刑者の作業遂行能力や作業
適正評価，職業適性評価など，各種評価に関してOTが担当しており，標準注意検査法（Clinical
Assessment for Attention：CAT）や模擬作業評価などを行う。就労に関する評価は，厚生労働省編
一般職業適性検査（General Aptitude Test Battery：GATB）や職業レディネステスト（Vocational
Readiness Test：VRT）などを行う。加えて，刑務官からのヒアリングや高齢者の体力測定なども
OTが担当し，これらの結果を受刑者や刑務官にフィードバックする。処遇調査は受刑者が出所後
の就労を見据えていくうえで最初に行う評価であることから，重要な役割を担っている。

・就労支援指導：SST実践[5, 6]

　就労支援指導では，社会復帰後に職場で円滑な人間関係を保ち，仕事が長続きすることを目的と
し，職場に適応するための心構えや行動様式を身につけさせ，就労生活に必要な基礎的知識および
技能などを習得させることを目指している。運営スタッフはOT，刑務所職員，精神保健福祉士，
公共職業安定所職員，地元企業経営者など，矯正施設内外のスタッフで構成されている。OTの主
な役割はSSTであり，礼儀・挨拶などの基本的マナーを学習したり，仕事場面で生じる数々の課

題場面に対して解決策を検討したりする．また，上司や同僚への配慮や気遣いができる言葉かけや対応方法をロールプレイ形式で学習するなど，実際の場面を想定して行われる．

・就労支援プロジェクト：社会復帰促進センター（播磨）独自のプログラム[7]

　ここでは，「就労支援プロジェクト」とよばれるプログラムが行われている．その内容は，①疾病や障害の理解を促す心理教育，②改善指導や職業訓練の受講，③職場模擬体験，④仕事のマッチング，⑤障害者手帳の取得，⑥福祉サービスの利用を併用し外部関係機関と連携を行う，⑦ケア会議を開催するなどである．このなかから受刑者にとって必要な支援を，適宜OTが担う．就労支援プロジェクトは，必要に応じて福祉サービスの利用の検討も行い，保護観察所や公共職業安定所，福祉サービス事業所，地域定着支援センターなどと協働しながら実施する．

2—更生保護分野（保護観察）

　保護観察では，刑務所を仮出所した者や裁判で保護観察付執行猶予判決を受けた者，非行のある少年など（以下，保護観察対象者）を対象に，国家公務員の保護観察官とボランティアの保護司の協働によって改善更生を図ることを目的とした指導や支援が行われる．保護観察対象者の特徴として，精神障害などの類型に認定された者は，2019（令和元）年の年末時点で3,203人であり，保護観察対象者全体に占める比率は12.5％である[1]．近年ではOTの資格をもつ保護観察官や保護司が現れ[8,9]，一定数いる精神障害者などに対して作業療法の視点を活かした支援が行われている．法務省では2018年より，「Case Formulation for Probation（CFP）」とよばれる「問題性」と「強み」を網羅的に検討できるアセスメントツールが保護観察にて試行され[10]，2021年より本格的に導入された．これにより保護観察対象者が犯罪に至る/至らないプロセスの分析が可能となった．OTは国際生活機能分類（ICF）の視点を用いて評価を行うことに長けており，CFPとの親和性が高く，「問題性」や「強み」に対してバランスよく働きかけることができる．

　就労支援としてのかかわりは以下のとおりである．まず，保護観察対象者は，保護観察期間中に守らなければならないルール（遵守事項）が必ず課される．この遵守事項のなかには，仕事や就職活動を行うよう決められている場合もある．保護観察官や保護司は，保護観察対象者に面接を繰り返してアセスメントを十分に行ったのち，協力雇用主や公共職業安定所と連携して就労の調整や支援を行う．障害のある保護観察対象者の場合は定着が難しいケースも多いことから，対象者のニーズや作業遂行能力に合わせた就業先をみつけることが望ましい．環境面では仕事内容や役割の配置を検討し，適宜協力雇用主への助言を行う．また，必要に応じて就労先を訪問し，保護観察対象者の様子を観察する．保護観察対象者には定期的な面接が義務付けられていることから，面接にて就労状況や意欲，生活状況を確認し，モチベーションを維持させていく．経済的に余裕のない保護観察対象者も多く，生活困窮による再犯を防ぐためにも就労の定着を図ることが重要な支援となる．

3—医療観察分野

　「心神喪失等の状態で重大な他害行為を行った者の医療及び観察等に関する法律（以下，医療観察法）」にかかわるOTは，指定入院（通院）医療機関に所属するOTが多い．また，近年では保護観察所に所属する社会復帰調整官（後述）にもOTが任命され始めている．

・指定入院（通院）医療機関

　医療観察法では，心身喪失等の状態で重大な他害行為（殺人・放火・強盗・強姦・強制わいせつ）を行い，不起訴処分となるか無罪が確定した者に対し，断続的かつ適切な医療の確保と支援を行うことによって社会復帰の促進を図ることを目的としている．裁判所の審判に処遇が決定された対象者は，入院であれば指定入院医療機関，通院であれば指定通院医療機関とよばれる専門の医療機関で治療を受ける．入院処遇はガイドラインに沿って進められ，急性期（3か月），回復期（9か月），社会復帰期（6か月）を基準として個別治療計画と治療介入が行われる．通院処遇であれば，前期（6か月），中期（18か月），後期（12か月）の3年間で一般の精神医療に移行することを目標とする．

　基本的な就労支援の流れは一般の精神医療と変わりはないが，指定入院（通院）医療機関では，多様な治療プログラムを提供するために多職種チーム（Multi-Disciplinary Team：MDT）が形成され，入院時にはMTDや社会復帰調整官によりクライシスプラン（対象者の病状急変時などの緊急時における対応方法）が作成される．

　作業療法では，早期から退院後の就労を見据えてかかわる必要があるが，まずは急性期から回復期にかけて，他害行為の原因となった病状を自覚させ，疾病の理解や管理ができるような技能を高めつつ，心理教育を利用して内省を促し，危機的状況時の自己統制や対処技能を身につけていく．社会復帰期では，MDTや社会復帰調整官と連携しながら，就労先を想定した訓練を実施し，作業内容や集中力，作業耐久性を高め，SSTや集団活動を活用しながら対人技能を高めていく．指定通院医療へ移行後も，就労移行や継続支援事業などを利用しながら社会参加を維持し，社会復帰調整官や就労系事業所で働くOTとも連携を密にとりながら就労の定着につなげる．地域生活では，危機介入が重要であり，病状の再燃時に他害行為を起こしやすい対象者の場合は，事前にMDTや就労先と前兆サインを共有し，クライシスプランに沿った危機介入を徹底する必要がある．

・保護観察所

　保護観察所には，保護観察官や保護司以外に，社会復帰調整官が配置されている．社会復帰調整官は，医療観察制度の対象となった者への適切な助言や指導を行うだけでなく，医療機関や地域の関係機関などと連携を図る．ひと言で表せば，地域において必要な支援を確保するコーディネート職である．

　社会復帰調整官は，処遇初期（裁判所で審判が行われる当初）よりかかわりを始め，生活環境の調査・調整，精神保健観察を行い，入院処遇から通院処遇まで一貫して関与する．医療機関とのケア会議を随時開催し，そこで作成される処遇計画に基づいた支援を行う．医療機関のOTは，入院時の作業療法の様子や作業遂行能力，認知機能の程度，社会技能，対人関係技能，その他訓練状況を事前に聴取し，対象者の能力に適した就労系福祉サービスを見つけ出す．対象者が円滑に就労へ移行できるよう相談や調整を行うことが役割である．

■ 引用・参考文献

1) 法務省：令和3年版犯罪白書　https://www.moj.go.jp/content/001361628.pdf（2022年1月参照）
2) 法務省：再犯防止推進計画　http://www.moj.go.jp/hisho/saihanboushi/hisho04_00036.html（2022年1月参照）
3) 法務省：犯罪をした者等の就労の確保等の現状と課題について　http://www.moj.go.jp/content /0 01222537.pdf
（2022年1月参照）
4) 佐藤佳子：刑務所における作業療法士のかかわり．作業療法ジャーナル54（5）：415-420，2020.
5) 武藤健太：一般刑務所における作業療法士の関わり―就労支援指導のSSTを通して．作業療法ジャーナル42
（10）：1028-1031，2008.
6) 足立一：少年刑務所における作業療法．作業療法ジャーナル42（10）：1032-1034，2008.
7) 上原央：PFI刑務所における作業療法のかかわり．作業療法ジャーナル54（5）：421-425，2020.
8) 棟近展行：保護観察官の取り組み．作業療法ジャーナル55（2）：143-146，2021.
9) 吉田裕紀：保護観察における作業療法の意義―保護司の実践．作業療法ジャーナル55（2）：147-150，2021.
10) 法務省：令和3年版再犯防止推進白書　https://www.moj.go.jp/content/001365515.pdf（2022年4月参照）

（吉田裕紀）

Column 13

刑務所における作業療法士の就労支援

　近年，刑務所で雇用されるOTが増えているのをご存知ですか？　読者のなかには，OTが犯罪者の更生を支援することに疑問を感じる人もいるでしょう．OTであれば，被害者のこころのケアや立ち直りに注力すべきと考えるかもしれません．これは被害者や国民感情からすれば自然な考えです．しかし，犯罪者とてすべてが悪人ではありません．幼少期の成育，家庭環境，不慮の事故，親族との死別，孤独感，さまざまな要因が複雑に絡み合い罪を犯している可能性があるのです．われわれOTは，対象者の過去と現在，そして未来を見据えて働きかけることに長けています．犯罪に至る背景には何があったのか，なぜ今服役をしているのか，出所した先に何があるのか．この一連のプロセスを理解し，第二・第三の被害を生まないように支援することが社会全体を守ることにつながります．

　就労は，再犯を防ぐためのきわめて重要な鍵となります．犯罪者は社会から受け入れられにくく，家族とのつながりが絶たれている者もいます．常に孤立しやすいため，就労が社会とのつながりを保てる貴重な作業となり得ます．毎朝決まった時間に起床し，出社し，挨拶し，仕事をこなし，同僚と談笑して昼食をとり，仕事を終えて帰宅し，就寝する．このごく当たり前の生活が，犯罪者にとっては難しいのです．われわれOTが彼らにとって必要な作業と環境調整を行い，就労の定着を図ることができれば，彼らは罪と向き合って社会の一員として生きていけるのではないかと思います．

（吉田裕紀）

「ひきこもり」は診断名ではない．対象者ごとにそれに至る背景や抱えている課題も異なっている．作業療法士として対象者が現在どのような作業をして過ごしているのか，これから就労していくうえでどんな作業体験が必要なのかという視点を大切にしたい．

1. 「ひきこもり」とよばれる人々の概要

1─ひきこもりの定義

　昨今，「ひきこもり」という言葉をニュースで目にする機会が増えてきている．厚生労働省の「ひきこもりの評価・支援に関するガイドライン」[1]では，ひきこもりを次のように定義している．

> 様々な要因の結果として社会的参加（義務教育を含む就学，非常勤職を含む就労，家庭外での交遊など）を回避し，原則的には6カ月以上にわたって概ね家庭にとどまり続けている状態（他者と交わらない形での外出をしていてもよい）を指す現象概念である．なお，ひきこもりは原則として統合失調症の陽性あるいは陰性症状に基づくひきこもり状態とは一線を画した非精神病性の現象とするが，実際には確定診断がなされる前の統合失調症が含まれている可能性は低くないことに留意すべきである．

　また，内閣府による2015（平成27）年の調査では，ひきこもりの若者（15～39歳）は全国で54万人，また2018（平成30）年の中高年（40～64歳）を対象にした調査では61万人の人がひきこもり状態にあると発表され，「8050問題」[※]とよばれる当事者の高年齢化やそれを支える家族の問題も出てきている．

2─ひきこもりが増えた社会背景

　ひきこもりが増えた社会的背景として，下記が挙げられる．
・家族状況や地縁状況の変化（核家族化，地域付き合いの希薄さ）．
・働く環境の変化（非正規雇用の増加，ブラック企業）や景気の悪化による就職難，リストラ問題．
・不登校や発達障害のある子どもたちの増加．
・職人的な仕事よりもコミュニケーション能力が求められる仕事の増加．
上記のことから就労ができていない状態は一概に本人の問題（自己責任）と片付けられるものではなく，社会との関係性のなかでの問題が生じているともいえる．

3─当事者の声

　筆者が当事者と接するなかでよく耳にするのは下記のとおりである．
・ひきこもりであることを周囲から責められたり否定されたりしてきた場合，「これ以上周囲に迷惑をかけたくない」という思いが強い場合があり，支援を受けることに抵抗感を示す．自己肯定

[※] 8050問題：引きこもりの長期化により，80歳代の親が50歳代の子どもを支えている状態．

表5-1　ひきこもりの就労支援にかかわる支援機関

支援機関	支援内容
若者サポートステーション	職業訓練，キャリアカウンセリング，資格取得支援，など
ハローワーク	職業紹介，職業相談，職業訓練，など
障害福祉サービス	就労移行支援，就労継続支援（A型・B型），など ※精神科・心療内科への受診が必要
NPO団体	各種団体の特徴に応じて就労支援・訪問支援・居場所支援・家族支援などを実施

感の低さを認める.
・進学や就職活動などで思うように結果が出せなかったり挫折したりした経験がある場合，「レールを外れてしまうと，戻ることが難しい」と思っている. アイデンティティーの曖昧さを認める.
・周囲の大人や社会への不信感を抱いている場合，「将来の自分が見えない」という無気力感，虚無感を認める.
・いじめや人間関係のトラブルがあったことが背景にある場合，「人や社会とのかかわりが怖い」という恐怖感，不安感を認める.

4—ひきこもりの就労支援にかかわる支援機関について（表5-1）

地域によって差はあるが，公的機関・民間団体を通じて支援を受けることが可能である. 支援機関によっては年齢や障害の有無に応じて対象者が決まっていることがある. また支援機関によって得意とする支援内容も異なるため，事前にホームページを確認したり，電話で問い合わせしたりしておくとよい.

2. 一般的な評価と就労を視野に入れた場合の評価項目と留意点

1—全般的な評価

ひきこもり支援の多くは家族の相談から開始されることが多い. そのため，家族からのヒアリングを通して本人および周囲の環境の評価をしていくことが求められる.

・社会との関係性の評価

ひきこもりの課題は，対象者に限ったものでなく，家族や社会との関係だと考える. それらを評価する方法として，対象者および家族とそれを取り巻く環境の関係図を示すエコマップを作成する（図5-4）. エコマップを対象者と確認することで，必要な居場所や役割を考えたり，各支援機関がどのような連携をしていくのか考えたりする.

・時間の使い方の評価

ひきこもりの人はそれぞれの生活習慣に特徴がみられる. また，生活の自立度や行

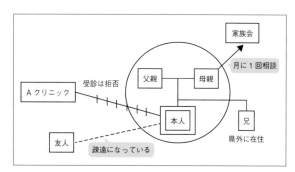

図5-4　エコマップの一例

動範囲，過ごしている作業内容もさまざまである．それらを把握するために三間表（空間・時間・人間）を作成する（図5-5）．よくある1日を例にして「いつ・どこで・誰と・何をしている」で時間の使い方を整理する．

三間表を対象者と確認しながら，
・対象者にとって意味のある時間はあるか？
・「問題」ではなく，「特徴」はどこにあるのか？
・対象者にとって程よい生活習慣は何か？
・家族との接点はどのようになっているか？

上記を考えていくことで，生活上の課題になっていることやそれに対する支援について考えていく．

| 時間 | どこで（空間）誰（人間）と何をしている | |
	本　人	家　族
7：30		出勤
10：30	起床　自室で1人で朝食	
	部屋でネット仲間とオンラインゲーム	
	リビングに用意された昼食を適当なタイミングで出てきて食べる．	
18：30	リビングで母親と夕食	帰宅
	部屋に戻ってネット仲間とオンラインゲーム	息子と夕食
3：00頃	就寝	家事をするときどき部屋に様子を見に行く．

図5-5　三間表の一例

・その他の評価

その他，必要に応じて表5-2に示すような評価を行う．

2─就労支援における評価

相談に訪れる家族や対象者のなかには「できるだけ早く働くこと」を希望として語る対象者もいる．就労支援をするにあたって，適切な段階にあるのかを評価し（表5-3），本人と家族へ説明することが求められる．

表5-2　対象者の評価に必要な項目

健康状態	身体面（痛み，疲労感，めまい，皮膚症状，など） 精神面（抑うつ，イライラ感，対人恐怖，依存症，など）
生育歴・職歴	これまでの成長のなかでつまずいたこと，うまくいったこと，など
趣　味	好きなこと，こだわりのあること，など
対人特性	人とかかわる際のパターン，性格面，過去の人間関係，など
経済状況	お小遣いの有無，金銭管理の状況，など

表5-3　就労にあたって必要となる項目

項　目	就労可能だと判断する基準
作業に必要な心身状態	・与えられた作業をこなす体力や意欲がある． ・一定の場で過ごす集中力がある． ・環境（音，明るさなど）に対するストレスに対応することできる．
生活習慣・セルフケア	・約束の時間に起きることができる． ・食事や身だしなみなど外出するにあたっての準備をすることができる．
コミュニケーション	・知らない人がいる場にいても，落ち着いて過ごせる． ・人に何かを聞いたり，教えてもらったりすることができる．
就労へのイメージ	・働くモチベーション（自立したい，有効に時間を使いたい，など）がある． ・就労への恐怖感がない． ・どんな仕事が自分に合っているか把握できている．
周囲からの協力	・就労するにあたって，うまくいかないときに悩みを相談できる人がいる．

3. 具体的な就労支援の内容

1─支援プログラム

・就労体験

就労への想いがあっても，働くのが初めてであったり，久しぶりであったりして不安が伴い，「やっぱり無理です」と漏らす対象者には，就労体験の機会を提供するのが有効である．筆者の勤める施設ではホームセンター，農家，ホテル，カフェ，図書館などと連携しており，清掃や作業体験をする機会を提供している．給与をもらえるわけではないが，安全な環境や関係性のなかで，書類（誓約書）を体験先と交わす，定期的に約束した時間に決められた場所へ行く，仕事を教えてもらったり，わからないことを聞いたりする，といった働くうえで必要となるスキルを体験から学ぶことができる．また体験先の人々が楽しく働いている様子を見ることで「自分も働いてみようかな」と就労へのモチベーションにつながることもある．

・仕事探し

対象者は初めて仕事をすることも多く，仕事探しも何となく検索して出てきたところに面接を受けに行ってしまう．結果，面接で落ちたり，就職できても不適応が生じたりして失敗体験になり，再度引きこもるという悪循環に陥っている事例をよく目にする．まずは，どんな仕事があって，どんな特徴があるのかを知ることが，仕事を探していく大きな手がかりになる．

表5-4は筆者がこれまでの経験からまとめた職種と特徴である．これらのなかで自分に合っているものがみつかれば，求人サイトやハローワークなどを活用しながら具体的な仕事探しをしていく．

・内職（パソコン作業）

対象者のなかには，家の外に出たり人とかかわったりするのは難しいが仕事はしたいという人もいる．そういった人にはパソコンの内職作業を紹介している．対象者のなかにはパソコンの操作を得意としている人もおり，エクセルによる打ち込み作業，ブログの作成作業，文章校正作業などを紹介している．給与は少額であるが，お金を稼ぐ体験になる．また自分のペースで仕事ができることも対象者のニーズと合っている．

表5-4 職種とその特徴

	清掃・倉庫内作業・農業系	販売・サービス業系	事務系	福祉・教育系	宅配・ポスティング
接客	求められない．店や福祉施設などの客がいる施設は多少ある．	求められる．いろいろな人とかかわることが多い．	電話対応や受付対応など，定型文的な対応を求められる．	求められる．決められた人とかかわることが多い．	商品を届けるときに多少あるが，あまり求められない．
環境	職場による差が大きい．明るさ，広さ，騒音，匂い，空調などの確認が必要．	明るく，広い空間であることが多い．空調も効いている．	事務所だと，静かな環境であることが多い．	基本的に明るく，ゆとりのある空間．人が常にいる環境．	車もしくはバイクでの移動なので，屋外活動が多い．
作業	繰り返し作業．	客ごとに柔軟な対応．	PC入力などの単純作業と電話対応などの柔軟な対応．	利用者への柔軟な対応をする．	利用者はいろいろだが，繰り返し作業．
人間関係	最低限のかかわりのみ．	チームプレーを大切にする．	電話対応では引き継ぎなどが必要．	チームプレーを大切にする．	最低限のかかわりのみ．
タイプ	職人的にコツコツこなすのが好きな人．	好きなものや人とかかわりたい人．	広く浅く，いろいろかかわりたい人．	個別に人とかかわりたい人．	自由に動き回りたい人，運転が好きな人．

2—作業療法士の視点・役割

　対象者の語る自信のなさは，作業体験自体の少なさに起因していることが多い．作業療法士として対象者の評価や作業分析をしたうえで対象者に合った適切な体験の場を設定することで，対象者の強みや能力が引き出され，自信や社会参加への意欲につなげることができる．また言語的なコミュニケーションを苦手とする人も多く，沈黙を大切にする対象者も多い．一方でゲームや創作活動など一つの作業に対して没頭したり，こだわりをみせたりする．自身のことよりも作業についての質問をしていくほうが程よい距離感でコミュニケーションが図れるため，作業を介した関係作りが有効といえる．

4. 事例紹介

1—患者背景（図5-6）

　Aさん．20歳代後半の男性．両親と3人暮らし．精神科への受診歴はなし．中学校では不登校を経験し，通信制高校を卒業．卒業後，親の知り合いの会社（工場）で勤めるが吐き気や疲労感により1か月で退職．その後はきっかけがつかめず，家で10年ほど過ごしている．

　家族からの相談で筆者は何度か自宅へ訪問したり，近くのお店で会ったりしていた．今回，母親からの後押しもあって「働くことを考えたい」と希望があり就労支援を行う．

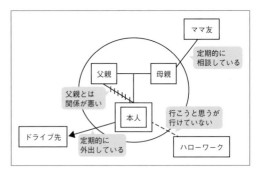

図5-6　A氏のエコマップ

2—評　価

　就労支援をするにあたって妥当な状態なのかAさんとの面談を重ねていく．母親とも情報共有しながら「就労支援可能」だと判断した（表5-5）．

表5-5　Aさんとの面談からわかったこと

項　目	就労可能だと判断する基準
作業に必要な心身状態	・家事をしたり，家族と夜にドライブに行ったりするなど活動性はもてている． ・大人数の場面には緊張があるが慣れていきたいと前向きに考えている．
生活習慣・セルフケア	・以前は昼夜逆転していたが午前中に起床できるようになってきている． ・事業所での面談の際にも約束の時間にくることができる． ・食事や身だしなみなど外出するにあたっての準備をすることができる．
コミュニケーション	・慣れた相手であれば自分のことを落ち着いて話すことができる． ・口調は控えめで自信はないものの，相手への気遣いはできている．
就労へのイメージ	・働くことへのイメージは漠然としており，不安はあるものの「やれるところからやりたい」と現実的に考えることができている．
周囲からの協力	・母親との関係はよく，就労への後押しや心配事の相談も可能な状態である．

3—支援と経過

・就労体験

仕事への興味として，「不登校・ひきこもりの経験を活かして悩んでいる人の力になりたい」と人とかかわる子ども・福祉系の業種に興味をもっている．実際に自分が働けるか体験を通じて知るために就労体験を実施する．体験先は障害のある児童が通う施設の清掃体験を週1日，1日1時間から慣らしていった．3か月間程度で区切りにしたが，最終的には週2日，1日3時間で行うことができるようになり，Aさんも「働くイメージと自信がもてました」と振り返っている．実際に福祉の現場にも触れてみて「今までは働くということはつらくて緊張するものだと思っていたが，楽しく働けそう」と福祉の現場への興味が深まり，仕事への否定的なイメージも前向きに変化している．

・仕事探し（ハローワークへ同行）

具体的な仕事探しをするにあたってハローワークへ同行する．これまでに仕事への興味はまとめていたので，職業相談の場でもスムーズに話ができており，紹介してもらった障害のある児童施設に応募してみる．最初は面接でうまく話せず，不採用になってしまうこともあったが，自身の仕事への意欲や強みを伝えられるようになった3社目の面接で採用されることとなった．履歴書にあるブランク期間についても理解のある職場で本人も安心している．

就職後，就労支援は一区切りしたが，初任給をもらったときや定期的なタイミングで経過報告があり，就労は継続できているようである．

4—まとめ

家のなかでの作業から家の外へと広がりをもつことで，心身の健康やコミュニケーション能力を高めることにつながった．そのなかで得られた出会いを通じて初めて他者に必要とされる経験とその喜びを感じ，社会参加することへの意欲につながっている．

実際には一歩進んで二歩下がるという形であった．就労体験も休みが続く時期があったり，面接で不採用の通知がきた際には「やっぱり無理かも」と語る姿もあったりした．それらの行動に表現されている葛藤に対して寄り添う関係性作り，その場その場で対象者と目標や方向性を見直していく柔軟性が，ひきこもりの方々の就労支援では重要である．

■引用・参考文献
1）厚生労働省：ひきこもりの評価・支援に関するガイドライン　https://www.mhlw.go.jp/content/12000000/000807675.pdf（2022年7月参照）

（山下祐司）

POINT

筆者は作業療法士として地域における就労支援に先駆的に取り組んできた．本章ではNPO法人「いねいぶる」での実践を中心に地域における就労支援について述べる．

1. 特定非営利活動法人における就労支援

　特定非営利活動法人（以下，NPO法人）は1995（平成7）年より制度化され，保健医療または福祉の増進を図る活動，社会教育の推進を図る活動，まち作りの推進を図る活動など，計20種類の不特定かつ多数のものの利益に寄与する公益的活動を推進する市民団体を法人として認証している．市民有志の集まりから立ち起こる団体も多く，そのような場合，異なる役割や生業のある人たちによって醸成される市民ネットワークを有している場合が多い．

　本法人「いねいぶる」は，1999年に市民活動として発足しNPO法人化した市民団体である．主たる事業は，社会生活の安定化と多様な活動経験の機会を得ることを目的とした地域活動・相談支援センターをはじめ，障害を抱える当事者や家族などを対象とした相談支援，企業内でのチーム作業や実習の機会と就職後の定着支援を中心とした就労移行支援，精神障害者（以下，対象者）自身が自分たちの町で暮らすために"必要な場所・働く場"を考え，互いに働きながら支え合うまち作りと作業場作りを目的とした就労継続支援（弁当加工，清掃管理，小売販売，町屋カフェ，定食屋，再生紙もの作り，珈琲自家焙煎）や，一般マンションの居室を活用した共同生活援助を通じて，社会のなかで暮らし働くための活動を，地域に点在した事業所で行っている．加えて，特別支援学校との福祉アンテナショップの運営，コミュニティスクール，認知症初期集中支援，生活困窮者対策支援，こころの健康相談，自殺対策支援などの，労働・障害・福祉関連の事業や，ピアヘルパー・ピアサポーター活動，当事者や家族の自助活動などを行っている．

　また同時に兵庫県たつの市を拠点に，たつのソーシャルインクルージョンプロジェクトという市民団体を運営している．人の個性や置かれた環境を否定することなく，穏やかにやさしく肯定する気遣いと慮りの流れ，多様性を受け止めた穏やかで革新的な市民活動に取り組んでいる．

2. 障害者"だから"雇用する一般企業が少ないのは本当だろうか？

1—決めつけや思い込みの影響

　障害者に向けられる周囲の目は，多くの場合「（障害があるから）何らかの練習が必要そうだ」「仕事はできない」というものであり，対象者自身も少し難しい問題に直面した場合に「あ，もう無理だ（できない）」と思い込み，それ以上は止めてしまう場合もある．

　しかし，本来，「働くこと」とは，できないことができるようになっていくことに，喜びや，やりがいが増幅されるものであり，「現状でできること」しか今後もできないと思い込んでしまうことは不利益でしかない．もちろん，障害や心身状態の程度によっては「無理をしなくても大丈夫で

すよ」とエネルギーを最小化するための対応が必要な場合もある．しかしその一方で，頑張りたいと思う気持ち，苦労したいという気持ちが自己成長につながるエネルギーとなることも受け止めながら，状況ごとの働きたいという思いの変化を考察しつつ，応えていくことが求められる．

2──雇用の現状と支援者にできること

就労支援の現場では，ときどき，「障害者雇用求人が出てきてもチャレンジしようとする求職障害者が少なくなってきた」ということを耳にする（もちろん地域によって事情は異なる）．考えられる原因として，就職したいと望む対象者や支援者・家族などが，いまだに「障害者を雇用する求人は少ない」と思い込んでいることや，求人を出す雇用主も，どのような業務で障害者を雇用できるのかが不透明なままに求人しているために，求職者・求人企業ともに手探りの状態になってしまっていることが挙げられる．

デイケア，外来，訪問，福祉現場で働く支援者は，「就職するのは難しい」と決めつけてしまう前に，障害者雇用に関心のある企業や特例子会社に関する情報を収集しているだろうか．まずは，対象者と一緒に企業説明会に参加したり，実習を依頼したり，企業者側と協議して職務開発をし，面接や書類選考へ申し込むところまでしっかりと支援してみてほしい．また，在宅勤務や各職業訓練の可能性も探ってみてほしい．それでも就職が困難である場合，障害福祉サービスの就労支援系事業所（就労継続支援Ａ型・Ｂ型，就労移行など）の利用を検討していただきたい．

就労支援で最も大切なのは，障害者の多くが障害の重症度に関係なく，働くことを諦めていない（諦めさせられている場合はあるが）ことを信じ，支援の基盤にすることである．「働く喜び」を知った障害者は常に勇ましく活力がある．

3. 市民活動と就労支援

就労支援は，働きたい障害者と雇用企業へ行われる介入である．当然，対象者自身に働ける力が備わっているかどうかや，希望する職場が継続して雇用してくれそうかなどを考慮し，よりよい関係性と職務遂行を定着させられるように関与していく．

しかし，実際には，本人と雇用企業"だけに"関与する就労支援（後述する，障害福祉サービスに基づく就労支援など）ではなく，障害があっても働きやすい地域文化が育まれていくことの素地があることで，より一層の就労の"しやすさ"が促進されるだろう．就労の困難さを対象者自身や企業の課題に留めず，誰もが働きやすい文化のあり方から問い直し，地域作りと暮らし作りを併用できる点は，NPO法人らしさの一つかもしれない．

以下に，たつのソーシャルインクルージョンプロジェクトが推進する「地域作り・暮らし作り」の例を示す．

1──障害があるから楽しみたいプロジェクト

障害をもつ人々と，まちおこし×デザイン×リハビリテーションの関係者が集まり，「楽しむことをバリアフリーに！」をコンセプトに，みんなの得意がつながる，社会が変わる，楽しさと笑顔の時間が広がることを目的に，たつの市新舞子浜で行っているプロジェクトを紹介する．

SUP（スタンドアップパドル）は，大きなサーフボードとパドルを組み合わせて行うマリンスポーツである．本プロジェクトでは，年齢や性別，体力，障害の程度に合わせて，その人に合ったプロトタイプをデザインし，ユニバーサルデザイン専門家や新舞子浜まちおこし活動家と連帯して，新たなマリンアクティビティと観光資源の開発を行っている．障害がある人も，一人でも家族でも，共に楽しむレジャーの発展，そして誰もが「できるに変える」活動を展開している．

2 ― ユニバーサルショッピング活動

市内にあるスーパーマーケットにて「ユニバーサルショッピング体験イベント」を開催し，視覚や聴覚，知的発達に障害のある人の商品選びや支払いなどをアテンドする「アテンド体験」や，アイマスク＋白杖，イヤーカフ＋耳栓，感覚過敏，車椅子ユーザーなど，さまざまな障害特性を，実際の地域生活において市民同士が生活行為や店舗を共有しているスーパーマーケットで「疑似体験」するイベントとして実施している．また同時に，高齢者，子ども，障害者，車椅子ユーザーなどが，焦らずレジ支払いができる「ユニバーサルレジ」の設置実験も行っている．アテンド体験者の多くは，日常の生活行為であるショッピングが，障害者にとってどのようなことが困難で，どんな配慮があると行いやすいのかを知る機会になっており，店舗にとっても新規客層とのつながりが増える一助となっている．

3 ― 事例：働く場は個と公の間にある場　―聴覚障害者が働く「サイニングディ」―

Aさん．30歳代の女性．聴覚障害者．現在，夫と3人の子育て中の主婦．市民やサラリーマンが多数利用するランチショップ店員として働き，音声言語以外のコミュニケーション方法で，交流を楽しむ「サイニングディ」リーダーとして勤務している．ランチ客のほとんどは，手話が使えないものの，商品の注文や料金支払いする流れのなかで，手話以外でもコミュニケーションが楽しめるよう，指差し，ジェスチャー，筆記など，さまざまな方法が工夫されている．「聴覚障害者との交流には，手話を学ばなければならない」という固定概念を，柔らかく溶かしていく働き方を実践している．Aさんが，多くの人々がコミュニケーションバリアフリーを自然に楽しめる場を育んでおり，これまで手話に馴染みのなかった市民も，日常のなかでコミュニケーションについて考える機会となっている．「○○の手話も知りたい」など，サイニングディでランチを楽しみながら，結果的に手話や音声言語以外のコミュニケーションに関心をもつきっかけにもなっている．

市民がさまざまな濃淡でつながる場と働き方は，差異のある人々が作業を共に経験することで，次第に振る舞いが同調し，共感性が増していくきっかけになり得ると感じている．市民活動と就労支援が混じり合っていることにより，携わる一人ひとりのなかで，自己の芽生えが起こるのかもしれない．

4. 就労支援の見立て

1―定着と継続に必要な環境

就労における定着と継続に必要な領域として，それぞれ「自分でできる領域」「できるかもしれないしできないかもしれない（人や物などの支援があればできる）領域」「できない領域」に分けて見立てることができる．多くの支援者が関与する部分は，伸びしろ，成長領域ともいえる．この「だんだんとできていく領域」といった成長領域にどのように働きかけるかのポイントは，「足場かけ（人や物をどのように配置していくのか）」にある．つまり，マッチングとフィット感＝足場かけととらえることもできる．「できない→できてきた→できた」「わからない→わかるようになってきた→わかった」のように予見を感じる（自己効力感）ようになるのがねらいである．

また，他者と働くという環境には，仕事を覚えたり熟達したりするために必要な徒弟制が作用する．それは，正統的周辺参加・状況論ともよばれている．たとえば，親方師匠の周辺に先輩，先輩の周辺に新人，新人の周辺に一般社会のような構造である．新人は先輩を「観察・見習う」ことで，新人が先輩に近づいていき，その様子が社会的実践共同体の深まりともとらえられ「どんな軽い仕事でもなくてはならない仕事＝正統的」と理解する．また，「熟達している人の仕事を見よう見まねで行っているうちにできるようになる＝十全化」であり，周辺的立ち位置から中心的立ち位置に変わっていくことが仕事の熟達ととらえられる．

2―見定めること，分析すること，協業すること

仕事には，「見える部分」と「見えない部分」がある．作業，ものや道具，人，スタイルなどは「見える部分」で，設計，対話，共感，コミュニティなどは「見えない部分」である．

前述した見立てをさらに具体化するためには，①利用者本人の心身状態と能力を見定めること，②仕事（課題）の特性や工程を分析すること，③仕事仲間と協業することの3つのバランスがとれる作業が遂行できるよう働きかけることが原則である．

そして，就こうとする仕事について，一見困難なものについては，習得するまでにかかる労力と時間を見立てて，自助具やさまざまな工夫の導入の検討などを詳細に見定めていくことで，より定着性の高い就労継続を実現できるだろう．一方で，明らかに困難と思われる仕事（課題）や工程は，早期に別の仕事（課題）を再検討することが必要となる．

次に，練習することによって習得できそうな仕事（課題）は，習得するまでに必要となる期間によって，関与の仕方が変わってくるだろう．たとえば，習得に中長期の時間を要する場合には，練習に費やすエネルギーとそれに見合った成果が見込めるかと同時に，将来，別の能力開発への発展が見込めるのかも検討する．もし見込めないようなら別の仕事（課題）を再検討することも必要になる．短期間で習得できそうな仕事については，練習に費やすエネルギーとそれに見合った成果を得ることに適しているので，早期に環境適応や職場定着を促進するためには優れており，自信や達成感が得やすい．一方で，労働意欲も早く下がりやすいため，"練習がなくても即できる仕事"の工夫と同様の取り組みを考慮しておかなければならない．練習がなくても即できる仕事とは，一見すると最良なようにみえるが，実際はチャレンジや成長の機会に乏しく，付随的価値が低いものである．そのような場合は，作業速度や精度，仕事の責任（裁量範囲），仕事の前後の段取りを任せ

ていくなど付随的価値を高めると，就労の継続性を期待できるだろう．

　最後に，自助具や作業環境，工程，道具や材料を工夫することで，格段に仕事をスムーズにできる場合がある．しかし，紆余曲折した結果，最終的には現在までのやり方が最も確実性が高く効率的であった場合もあるため，あくまでも対象者の能力を十分に見定めたうえで検討することが望ましい．これらの見立てを雇用状況に応じて自在に行いつつ，対象者の健康状態と能力の見極めと，職場や仕事の特性と工程を分析していくことを，就労支援に取り組むうえでは押さえておきたい．

5.　障害の開示と職務開発

1―障害の開示の必要性

　求職者の職業選択[※1]や，求人事業所の開拓[※2]，継続した雇用管理支援[※3]などは一体的に行われる必要がある．

　障害の開示・非開示にまつわる事柄は特に相談が多く，慎重に検討を重ねる必要がある．近年は，障害者雇用も増加傾向であるため，障害者（特に精神障害者や発達障害者）へも“障害を開示したほうがよい”という風潮が強いと感じる．筆者も，障害者雇用求人へ申し込む際には，原則，障害者手帳を取得することの必要性や就職に際してよりよい開示をすることの助言（特に就職後の定着支援のために）を行うことも多い．

　しかし，これまでの人生において，障害開示に少なからず悩み苦しんできたであろう人たちが，就職という大きなターニングポイントで，大きな勇気と不安をもって，自身の障害に向き合い，開示を悩んでいることに，支援者はじっくりと時間をかけて寄り添わなければならない．

　多くの求人のなかから，求職者が従事したい職務を発見したり開発したりする際には，それが求職者が働きたいと思う職務内容であることを前提としつつ，求人企業にとっても今後障害者雇用を持続させる仕組みを企業内に構築していける可能性を含んでいることが望ましい．また，雇用管理については，社員としての健康管理，職場内のバリアフリー化，賃金や勤務時間などの設定などの提案，受療支援やその他医療ケアの方法の助言など，具体的な雇用管理支援によって，より長期に雇用継続できる可能性を高めることができる．

2―事例：障害の開示について細やかに相談を重ねた例

・患者背景

　Bさん．30歳代の女性．大学3年生時に統合失調症を発症し休学．その後，復学することなく退学し，自宅で閉じこもりがちな生活を送る．20歳代は無業が続き，アルバイトの職歴もない．本人と母親が，筆者らの就労移行支援事業所へ来所し，就職に向けた相談を開始したことを機に，就労（就職）支援を開始した．障害年金は未受給，精神保健福祉手帳も未取得の状態であった．

[※1] 求職者の職業選択：希望する職場や目標を決めたり，それに必要な技能を検討・開発したりすること．
[※2] 求人事業所の開拓：業務の切り出し，キャリア形成のための職場体験も含む．
[※3] 継続した雇用管理支援：労務管理や，働く障害者および雇用事業所へのサポート．

・就職に向けて

　Bさんは大学在学中も就職活動やアルバイトは行っておらず，今後の就職活動のイメージがもてないままでいた．よって，まずは就労支援および就職までの過程と，就職後の就労定着支援に関する支援過程を説明した．そのうえで，自身の障害を就職先に開示するか否か，また，精神保健福祉手帳を取得するかしないかについて慎重に検討していくこととした．

　相談開始当初，Bさんは障害開示や精神保健福祉手帳の取得に悩み，「会社に障害のことを伝えて求職申し込みをしたら不採用になるのではないか」と不安を口にすることが多かったが，求人ごとに開示/非開示を随時検討すればよいことや，自身が働くうえで配慮を受けたい仕事内容であった場合に障害開示を検討すればよいことなどを説明しつつ，繰り返し相談を重ねることで，自身の障害の受け止め方や伝え方に関する不安が軽減していった．

・就職後の支援

　その後Bさんは，希望の事務職で就職した．就職した事業所では，当初，日当たり4時間×週5日の雇用契約を行い，伝票の整理，経理ソフトへの伝票打ち込み，電話応対と引き継ぎを業務として想定していたが，雇用前実習の際に，特に電話応対やその内容の引き継ぎに関して強い混乱と躊躇が観察されたため，採用時には，日当たり2時間×週3日の雇用契約に変更し，経理ソフトへの伝票打ち込み業務のみを行うこととした．開始当初は伝票の仕訳や勘定科目の入力方法を覚えるのに苦慮したが，メモのとり方を工夫しつつ自分なりに伝票仕訳と勘定科目を習得することが可能となった．次第に慣れが確認できた時点で，日当たり3時間×週5日の雇用契約へ変更し，伝票の整理，郵便物の投函業務を追加した．そのころより，雇用保険への加入を目指し，雇用契約を週20時間まで引き上げることを目標とした働き方を模索するようになり，Bさんから進んで業務の段取りを考えたり効率化を図ったりするようになっていった．

　電話応対や引き継ぎにも少しずつ慣れ始めたころに，日当たり5時間×週5日の雇用契約へ変更し，雇用保険に加入した．Bさん自身も，自ら同僚へ仕事内容について確認したり，電話応対時に混乱しないようメモのとり方を工夫したりと，自分が働きやすいよう調整できるようになっていった．

6. NPO法人と就労支援による事例紹介

　雇用や就労についてのみ支援をするだけでなく，働けるようになるために，また，働き続けられるために，生活全般へのかかわりも欠かすことはできない．以下に例を紹介する．

1—患者背景

　Cさん．40歳代の男性．くも膜下出血後に，顕著な遂行機能障害，地誌的障害を認めた．家族は妻と長男（当時3歳）次男（当時0歳）の4人．次男については，Cさんがくも膜下出血で倒れて約1か月後に出生したため，父子の認識がもてていない．

　病院入院中は病棟内の徘徊が頻繁で作業療法への参加も拒否的であった．Cさんは自営業，妻は専業主婦であったため，退院後の家族生活の再構築と地域生活支援を目的として介入を開始した．

2―家族機能の崩壊により生活困窮状態へ陥った状況の再構築と地域生活への定着

　病院退院前の初回相談．Cさんは入院時の状況，家族構成や生活状況などについての記憶が曖昧であった．妻は「私は夫の仕事を手伝ったことがなく，自営を維持していくことはできないと思う．障害者年金という制度も説明を受けたが，自営業のため国民年金をかけていない時期もあり受給できるかわからない．とにかく子どもも小さいため収入を得られる手段を早急に考えたい．夫に働けるようになってもらいたいが，それまで家族生活が維持できるのかとても不安」とのことだった．親類は自動車で1時間ほどの距離に住んでいるものの，高齢で十分なサポートを期待できる状態ではなかった．また妻は「もし私が働きに出るとしても，夫と子どもたちをどうしたらよいかわからない．数日後には退院する予定だが，何をどうすればよいのかわからない」とも話していた．まずは，Cさんの就労支援の前に，地域生活へのスムーズな定着と，家族機能自体の再構築（妻が働けるために，夫のケアと子どもたちの養育ができる方法を早急に吟味）することとした．

　Cさんには地域活動・相談支援センターからの訪問，相談支援，通所支援を行った．1か月ほどで自転車での通所経路は習慣化し，簡易な単純作業についても手順を図示し，作業場ごとに行為を覚えていくことで作業遂行も安定していった．同時に妻はフルタイムの期間雇用（1年更新）を開始し，ファミリーサポートセンター，親族，ボランティアの連携チームを編成して，子どもたちの保育所送迎を実施した．Cさんは，自宅で子どもたちの風呂入れ，妻が用意していった夕食を食べさせるなどを行い，妻が仕事から帰宅するまでの養育を担当した．複数の介入を同時に行うことで，当面の家族機能を維持できる体制を構築できた．

3―職業生活習慣の定着とレディネストレーニングを開始

　妻の就業状況（平日フルタイム）を基軸としてCさんが段階的に子どもたちの保育所送迎ができるように働きかけた．同時に日中の施設活動を，就労継続支援B型事業所へ移行し，模擬的就労生活（週20時間）を習慣化していった．公共職業安定所への障害者求職登録を行い，短時間雇用（週20時間程度）の斡旋を受けるようになった．

4―雇用支援と家族機能のバランスを考慮しながらの介入

　既存の障害に加えて，自転車移動による子どもの保育所送迎時間を妨げない時間帯での短時間雇用へマッチングしようとしていたことも障壁となり，採用までに至らない時期が続いた．妻は「自分の仕事の契約期間切れのタイミング（1年）ごとをねらって夫の就職活動を行いたい．子どもたちの物心がつき始めるまでには，自分たちの考えるそれぞれの役割（父は正社員で働いて母はパートで働いて基本的には家にいる）に戻していきたい」との要望が聞かれた．

5―公共職業安定所の専門相談と就労移行支援を利用した雇用支援

　引き続き公共職業安定所からの求人斡旋と通所施設での就労支援を継続した．通所施設では，就労継続支援B型事業所から就労移行支援へ移行し，就労支援員やジョブコーチを就職希望先の企業へ直接派遣できるよう支援体制を整備した．Cさんは自営業の期間が長く，雇用労働の経験が少なかった（アルバイトのみ）ため，多様な職種を経験するために企業見学，実習，説明会への参加を斡旋し，職業選択の幅を広げていった．その後は企業への採用が決定し，現在も雇用継続されてい

る．妻は，自身の仕事を短時間勤務に変更し，子どもの世話と家事も行える状況が確保できた．

7. 地域における就労支援で必要なこと

　今後の就労支援においては，地域のあらゆる事業主や労働者とできる限り協力し合い，障害の有無を問わない雇用の創出が必須であり，ディーセントワーク，エンクレーブ方式に代表される保護雇用など，さまざまな就労形態を考慮して，障害者の就労を発展させていく必要がある．

■参考文献
1) 厚生労働省：令和2年社会福祉施設等調査の概況　https://www.mhlw.go.jp/toukei/saikin/hw/fukushi/20/dl/tyosa.pdf（2022年7月参照）

（宮崎宏興）

Column 14

外国人の生活支援にかかわって

　筆者は，かつては精神分野で訪問看護を行うOTでしたが，今はテイクアウトのインドカレー屋を営んでいます．公立病院で働いていたころに病院のなかでのリカバリーの実現に限界を感じ，その後，就労支援に力を入れているクリニックのデイナイトケア，ACTという重度精神障害を有する人に多職種チームでアプローチする診療所や訪問看護ステーションで働きました．

　インドとの出合いは，20年前職場の先輩看護師に誘われてインドへ旅したことです．もともと料理が好きだったこともあり，スパイス料理に目覚め，アーユルヴェーダに関心をもち，現地へ料理を学びに足を運ぶまでとなりました．

　その後たまたま静岡大学大学院に留学していたインド人たちと親しくなるうちに，日本語がわからないながら来日，卒業し，就職する友人が増えてきました．日本で就職したいという留学生には，履歴書の翻訳や作成代行をします．専門医療を受ける場合にはどこへ受診すればよいか助言し，必要に応じて受診同伴をします．就学前の子どもたちと単身や夫婦で留学している家族には，地域のリサイクルスペースを活用できるよう，ルールを説明して顔つなぎをします．

　医療機関のOTだったときには，当事者・家族のリハビリテーションに重点を置いていたために，暮らしやすい地域を作っていくかかわりの必要性を感じていながらも，なかなか行動に移すことができませんでした．でも今は，マイノリティが小さいコミュニティのなかで地域との関係性を育み，暮らしやすい環境を整えていけるよう，彼らの暮らしぶりやインドの文化背景を発信し微力ながら支援し続けています．

（菅沼映里）

国家試験過去問題

第48－57回（2013-2022年）就労支援に関する国家試験問題の傾向

	制度	臨床
第48回（2013）	1	0
第49回（2014）	1	3
第50回（2015）	2	4
第51回（2016）	2	3
第52回（2017）	1	2
第53回（2018）	1	3
第54回（2019）	1	4
第55回（2020）	3	3
第56回（2021）	2	0
第57回（2022）	1	3
合計	15	25

　過去10年の傾向では，就労支援に関する問題は必ず出題されています．特に障害者総合支援法（2013）が施行されて以降の出題数が増えています．

　内容は就労系障害福祉サービスや法定雇用率，各就労支援機関など，制度に分類される問題が15問，評価法や支援方法などの臨床問題が25問出題されています．

　就労支援のニーズは今後もいっそう高まるものと推察されるので，しっかりと学習してポイントを押さえましょう！

OT一般問題

第57回　午前41　　　1-7　**5** 参照

職場の作業に近い13種類の課題から構成される職業評価はどれか．
1. 内田クレペリン精神検査
2. GATB
3. 障害者用就職レディネス・チェックリスト
4. マイクロタワー法
5. MODAPTS

解答　4

1（×）内田クレペリン検査：連続加算法による作業検査で，性格や行動面の特性，偏り，異常を判定する．作業量の継時的な変化，作業曲線の型，誤りの数などから，比較的変化しにくく日常の行動場面に現れる「その人らしさ」が理解できる．

2（×）GATB（厚生労働省編一般職業適性検査）：紙筆検査（11項目）と器具検査（4項目）から構成され，能力面からみた個性を客観的に把握する職業適性検査である．検査結果を9つの適性能に分類する．

3（×）障害者用就職レディネス・チェックリスト：6種の職業興味領域（理実的，研究的，芸術的，社会的，企業的，習慣的）に対する興味の程度と自信度がプロフィールで表示される．基礎的志向性（対情報，対人，対物）も測定されるので職業選択に対する基礎的思考の学習にも役立つ．

4（○）マイクロタワー法：ワークサンプル法に含まれる．小集団で行い，5領域（運動神経能力，空間知覚，事務的知覚，数的能力，言語能力）13種目で構成され，職業適性を総合的に評価する．

5（×）MODAPTS（modular arrangement of predetermined time standards）：生産性向上のため反復動作の無理や無駄を省き，作業効率向上を目的に行う時間設定法である．

1-2　2　参照

就労定着支援事業について正しいのはどれか.
　　1.　利用期間は1年である.
　　2.　他の職場への斡旋を行う.
　　3.　目的は職業上の適性を確認することである.
　　4.　一般就労を6か月継続している者が対象である.
　　5.　日常生活や社会生活上の相談・指導は行わない.

解答　4

1（×）利用期間は3年である.

2（×）就労の定着に向けた支援を実施する. 他の職場への斡旋は行わない.

3，5（×）対象者の日常生活や社会生活の課題を把握し，相談・指導を行う. また，企業を含む関係機関との連絡調整を行いながら課題解決に向けた支援を実施する. 職業上の適性を確認することが目的ではない.

4（○）対象は，就労移行支援，就労継続支援，生活介護，自立訓練の利用を経て一般就労へ移行した障害者で，就労に伴う環境変化により生活面・就業面の課題が生じ，一般就労後6か月を経過した者である.

 1-2　2　参照

精神障害者の就労支援について正しいのはどれか.
　　1.　精神障害者は障害者雇用義務の対象ではない.
　　2.　ジョブコーチは事業主への支援を行うことはできない.
　　3.　精神障害者は障害者職業能力開発校の支援対象ではない.
　　4.　障害者就業・生活支援センターでは職場実習を斡旋しない.
　　5.　就労継続支援B型事業所では最低賃金が保障されていない.

解答　5

1（×）障害者雇用義務：平成30年よりこれまで障害者雇用義務の対象としていた身体障害者，知的障害者に，新たに精神障害者が加わった.

2（×）職場適応援助者（ジョブコーチ）：職場に出向いて障害者本人への職場適応を図るための支援を行う. また，事業主には障害特性に配慮した雇用管理（職務内容の設定や配置転換など）に関する支援を行う.

3（×）障害者職業能力開発校：障害者に対してその能力に適応した職業訓練を行うための公共職業能力開発施設である. 身体または精神に障害がある者を支援対象としている.

4（×）障害者就業・生活支援センター：就業およびそれに伴う日常生活上の支援を必要とする障害のある方に対し，センター窓口での相談や職場・家庭訪問などを実施している. 就職に向けた準備支援として，職業準備訓練や職場実習の斡旋を行う.

5（○）就労継続支援B型事業所：一般企業などの雇用に結び付かない者や雇用契約に基づく就労が困難である者に対して，就労や生産活動の機会を提供するとともに，就労の知識および能力の向上や維持を図ることを目的とする. 雇用契約を結ばないため，最低賃金は保障されておらず，対象者には工賃が支払われる.

「ビンの蓋閉めと箱づめ」,「コネクター組み立て」,「釣銭計算」,「郵便番号調べ」などの職場の作業に近い課題を実施し,適性能を測定する職業評価で正しいのはどれか.

1. GATB
2. 場面設定法
3. MODAPTS
4. ESCROW Profile
5. マイクロタワー法

解答　5

1（×）GATB：紙筆検査とペグ・丸鋲などを使った器具検査で構成されている.

2（×）場面設定法は,実際の職場に似せた作業環境による作業場面を用いて,行動・能力・制約を体系的に観察する評価法である.

3（×）MODAPTS（modular arrangement of predetermined time standards）：生産性の向上のため反復動作の無理や無駄を省き,作業効率向上を目的に行う時間設定法である.

4（×）ESCROW Profile：社会活動評価であり,環境,社会交流,家族構成,経済状態,総合判断力,就労/就学定年後の状況の6領域で構成されている.

5（○）マイクロタワー法：運動神経能力（ビンの蓋閉めと箱づめ,コネクター組み立て）,数的能力（釣銭計算,賃金計算）,事務的知覚（郵便番号調べ,在庫記録の照合）,空間知覚（図形の理解）,言語能力（伝言の受け取り）などの5領域13種目の評価で構成されている.

注意欠如・多動性障害の患者の就労に関して適切な助言はどれか.

1. 優先順位にこだわらないようにする.
2. 多彩なやり方で物事を行うようにする.
3. 周囲の人に配慮を求めないようにする.
4. 自分だけの時間や場所を作るようにする.
5. 便利なハイテク機器などは利用しないようにする.

解答　4

注意欠如・多動性障害（ADHD）の基本的な特徴は,不注意・多動性・衝動性である.持続的集中や落ち着いて行動することが困難な一方で,自身の興味関心に対しては高い集中力を発揮することもある.

1（×）優先順位をつけることで,仕事中も注意をそらさず次の業務に向かうなど効率よく業務ができる.

2（×）作業工程は固定しておくことで,注意が持続する.

3（×）障害の特性について周囲の理解と配慮を求め協力を仰ぐことは,就労の継続にあたり重要である.

4（○）自分のだけの時間や場所を設けることで,周囲からの刺激をコントロールできる.

5（×）ハイテク機器は,操作が単純化されているものもあり作業効率向上のためにも利用していく.

IPS（Individual Placement and Support）モデルによる援助付き雇用の原則として適切なのはどれか．2つ選べ．

1. 医療や生活支援と連携する．
2. 障害が重くても支援の対象となる．
3. 長期間訓練をしてから職場開拓を始める．
4. 企業から提案があった業務に合わせて求職活動を行う．
5. 企業に採用された後は職場の担当部署に以後の支援を任せる．

解答 1，2

IPSモデルとは，短時間・短期間でも一般就労を目指すための個別就労支援プログラムである．

1（○）就労支援・医療保健の専門家でチームを作る．
2（○）障害の程度を理由に就労支援の対象外としない．
3（×）施設内での訓練は最小限にし，職場のなかで包括的な支援を行う．
4（×）対象者の技能や興味に基づいて，職を探す．
5（×）就業後も，ジョブコーチや職業継続に関する支援を継続的に行う．

OT実地問題

33歳の男性．ミュージシャンを志していたが，21歳時に統合失調症を発症し，2回の入院歴がある．3か月前から就労移行支援事業所への通所を開始し，支援によってコンサートホールの照明係のアルバイトに就いた．就労移行支援事業所のスタッフは，定期的に職場訪問を実施して本人と雇用主の関係調整を行っており，主治医やケースワーカーとも連携して支援活動をしている．
　この患者に行われているプログラムはどれか．

1. CBT（Cognitive Behavioral Therapy）
2. IPS
3. NEAR
4. SST
5. WRAP

解答 2

1（×）CBT（Cognitive Behavioral Therapy）：認知行動療法である．物事の受け取り方や考え方に偏りがある場合に修正を行い，ストレスの軽減を図る．
2（○）IPS（Individual Placement and Support）：就労支援を専門とするスタッフと医療チームが協力し，一般就職を目指す．設問より就労移行支援事業所が主治医と連携しながら患者と雇用主の関係調整を行っており，IPSに該当する．
3（×）NEAR（Neuropsychological Educational Approach to Cognitive Remediation）：認知矯正療法とよばれる，コンピューターゲームを用いて認知機能障害の改善を図るためのトレーニングである．
4（×）SST（Social Skills Training）：社会生活技能訓練である．対人関係を中心に，人が円滑な社会生活を送るために必要となる技能を習得することを目的としている．
5（×）WRAP（Wellness Recovery Action Plan）：元気回復行動プランとよばれる，人が元気でいるため，また気分が優れないときにも元気を取り戻すために行動プランを考えて，回復を促進させるものである．

46歳の男性．脳梗塞による右片麻痺．Brunnstrom法ステージは上肢Ⅴ，手指Ⅴ，下肢Ⅴ．発症7か月が経過し，認知機能はMMSEが24点，軽度の注意障害を認めている．既に退院し，父母と同居している．発症前は内装業に従事していたが，同職での復職が困難であることから，就労移行支援による雇用を目指している．

作業療法士が患者に実施する内容で正しいのはどれか．

1. 就労準備は課題がなくなるまで続ける．
2. 雇用されたら支援が終了となる．
3. 実際の場面での職業評価を行う．
4. 雇用条件通りの就業を目指す．
5. 通勤は付き添いを前提とする．

解答　3

就労移行支援事業は，一般就労への移行に向けて，知識・能力の向上，実習，職場探し，就労後の職場定着のための支援である．標準利用期間は2〜3年で，通所サービスを原則とし，個別支援計画をもとに職場訪問などによるサービスを組み合わせた支援である．ジョブコーチによる支援などを得て就職した場での訓練と継続的なサポートを得ることができる（place-then-train）という考えが重視されている．

1（×）就労準備は職場で適応できるように支援を検討することを課題とする．

2（×）就労後は定着支援を受けることができる．

3（○）可能な限り職場見学・実習，トライアル雇用などを勧め，職場での適正を評価する．

4（×）必ずしも，希望通りの就労ができるとは限らない．さまざまな評価により対象者の適性や能力に合わせて，仕事内容や職場とのマッチングを検討する．

5（×）本症例は，軽度の運動麻痺と注意障害を呈している．交通機関などの通勤の評価の結果，通勤時の付き添いを検討する場合もあるが，前提とはしない．

3-2 **2**, **3** 参照

第55回　午後98

うつ病の復職支援プログラムの内容として最も適切なのはどれか.
1. 認知の歪みは修正しない.
2. 服薬自己管理の練習をする.
3. キャリア再構成の検討は行わない.
4. コミュニケーション能力の改善を図る.
5. 配置換えをしないことを前提に職場との連絡調整を行う.

解答　4

1（×）うつ病は物事のとらえ方や考え方が偏る傾向にあり,このような認知の歪みに対し認知行動療法を行い修正を図ることを目指す.
2（×）復職支援プログラムは,精神症状が落ち着き,規則的な生活が維持できている人が対象となる.服薬自己管理はプログラムには含まれない.
3（×）休職の原因を探ったり再発防止のために休職前のキャリアは見直す必要がある.
4（○）復職に当たりコミュニケーション能力は重要な要素となるため,プログラムを通して改善を図る.
5（×）職場との連絡調整では,配置換えをしないことも検討をするが,対象者の状態に応じて配置換えや労働条件を見直し,スムーズな職場復帰を目指す.

3-2 **3** 参照

第54回　午後99

うつ病のリワークプログラムで正しいのはどれか.
1. 集団療法として位置づけられる.
2. 精神科医療機関では実施されない.
3. 診断や就労状況などで対象者は限定されない.
4. 実施にあたり主治医との情報共有は制限される.
5. 急性期からプログラムに参加することが推奨される.

解答　1

リワークプログラムは,復職支援プログラムとも呼ばれ,うつ病などの気分障害を原因として休職している労働者に対して,職場復帰に向けたリハビリテーションを行うことを目的としたプログラムである.
1（○）個別でも実施されるが,集団療法として扱われることが多い.
2（×）地域障害者職業センターや一般企業,精神科医療機関で実施されている.
3（×）うつ病などで休職している人や復職と休職を繰り返している人を対象とし,未就労者や離職者は対象としていない.また,精神症状が落ち着き,規則的な生活が維持できている人が対象となる.
4（×）医師,看護師,精神保健福祉士,作業療法士,心理士など,多職種でプログラムが運営される.
5（×）うつ病の急性期では休息が重要であり,病状の安定化が優先される.リワークプログラムは,復職支援が必要となる回復期から維持期にかけての導入が推奨される.

臨床で役立つ資料

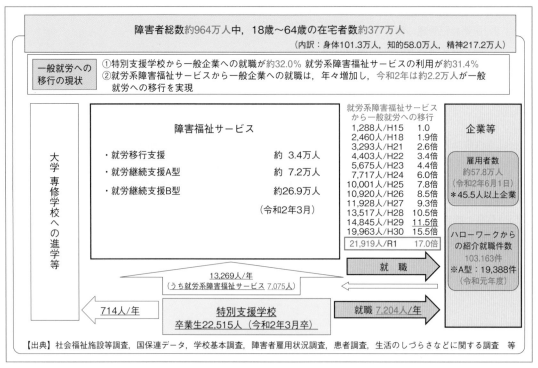

障害者総数約964万人中，18歳〜64歳の在宅者数約377万人

（内訳：身体101.3万人，知的58.0万人，精神217.2万人）

| 一般就労への移行の現状 | ①特別支援学校から一般企業への就職が約32.0% 就労系障害福祉サービスの利用が約31.4%
②就労系障害福祉サービスから一般企業への就職は，年々増加し，今和2年は約2.2万人が一般就労への移行を実現 |

大学 専修学校への進学等

障害福祉サービス

・就労移行支援　　　　　　　　約 3.4万人
・就労継続支援A型　　　　　　約 7.2万人
・就労継続支援B型　　　　　　約26.9万人

（令和2年3月）

就労系障害福祉サービス
から一般就労への移行

1,288人/H15	1.0
2,460人/H18	1.9倍
3,293人/H21	2.6倍
4,403人/H22	3.4倍
5,675人/H23	4.4倍
7,717人/H24	6.0倍
10,001人/H25	7.8倍
10,920人/H26	8.5倍
11,928人/H27	9.3倍
13,517人/H28	10.5倍
14,845人/H29	11.5倍
19,963人/H30	15.5倍
21,919人/R1	17.0倍

企業等

雇用者数
約57.8万人
（令和2年6月1日）
＊45.5人以上企業

ハローワークからの紹介就職件数
103,163件
※A型：19,388件
（令和元年度）

就　職

13,269人/年
（うち就労系障害福祉サービス 7,075人）

714人/年

特別支援学校
卒業生22,515人（令和2年3月卒）

就職 7,204人/年

【出典】社会福祉施設等調査，国保連データ，学校基本調査，障害者雇用状況調査，患者調査，生活のしづらさなどに関する調査　等

図1　就労支援施策の対象となる障害者数/地域の流れ　　　　　　　（厚生労働省発表資料より引用）

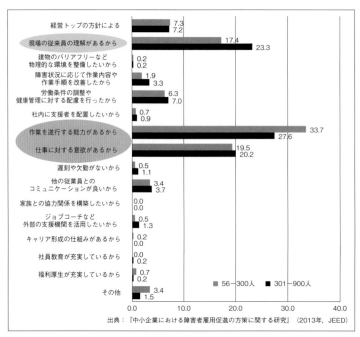

出典：『中小企業における障害者雇用促進の方策に関する研究』（2013年，JEED）

図2　企業の考える「自社で雇用した障害者が定着している理由」
（平成29年9月20日　厚生労働省職業安定局　「障碍者雇用の現状」より引用）

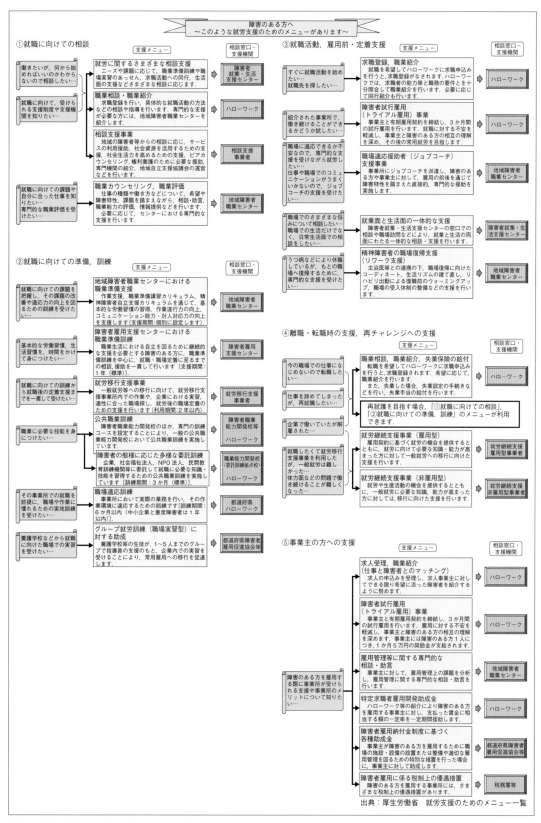

図3　就労支援のためのメニュー一覧　　　　　　　　　　（厚生労働省資料より引用）

表1　就労支援のための訓練生用チェックリスト

（独立行政法人　高齢・障害・求職者支援機構より引用）

領域	No.	チェック項目	内容	4（できる・ある）	3（だいたいできる・だいたいある）	2（あまりできない・あまりない）	1（できない・ない）
I 日常生活	1	生活のリズム	起床、食事、睡眠などの生活リズムは規則正しい。	生活リズムは規則正しい。	生活リズムはだいたい規則正しい。	生活リズムはあまり規則正しくない。	生活リズムは規則正しくない。
	2	健康状態	健康に気をつけ、自分で服薬管理し、良好な体調を保っている。	健康状態は良い。	健康状態はだいたい良い。	健康状態はあまり良くない。	健康状態は良くない。
	3	身だしなみ	場に合った服装をし、清潔である。身だしなみはきちんとしている。	身だしなみはきちんとしている。	身だしなみはだいたいきちんとしている。	身だしなみはあまり気にしないが、注意されればできる。	身だしなみはきちんとしていない。
	4	金銭管理	小遣い等を計画的に使う。必要なものを買う。金銭管理ができる。	小遣い等の金銭管理ができる。	小遣い等の金銭管理はだいたいできる。	小遣い等の金銭管理はあまりできない。	小遣い等の金銭管理はできない。
	5	交通機関の利用	通学（通所、通勤）に交通機関が使える。	交通機関を一人で利用できる。	遅延等の事故がなければ交通機関を一人で利用できる。	交通機関の利用は迷いやすく、当分の間は付き添いが必要である。	交通機関の利用は一人では利用できない。
	6	規則の遵守	規則や決められたことを守る。	規則を守る。	規則をだいたい守る。	規則をあまり守らない。	規則を守らない。
	7	危険への対処	危険と教えられたことをせず、自分の安全を考えて行動する。	危険への対処ができる。	危険への対処がだいたいできる。	危険への対処があまりできない。	危険への対処ができない。
	8	出席（出勤）状況	正当な理由（通院、病気、欠席等）のない遅刻・早退・欠席（欠勤）はない。	遅刻・早退・欠席は月1回までである。	遅刻・早退・欠席は月2～3回ある。	遅刻・早退・欠席は月4～5回ある。	遅刻・早退・欠席は月6回以上ある。
II 対人関係	1	挨拶・返事	相手に応じた挨拶・返事ができる。	相手に応じて挨拶・返事ができる。	きまった挨拶・返事ができる。	相手から挨拶されれば返すことはできる。	挨拶・返事ができない。
	2	会話	会話に参加し、話についていくことができる。	会話ができる。	会話についていくことができる。	相手の内容によっては会話がある方である。	会話ができない。
	3	意思表示	自分の意思（参加したい、トイレ休憩をとりたい、助けてほしい等）を相手に伝えることができる。	意思表示ができる。	意思表示がだいたいできる。	相手の内容によっては意思表示ができる。	意思表示ができない。
	4	電話等の利用	相手を伝えるのに電話、メール、FAXを利用できる。	電話等を利用できる。	簡単な内容であれば、電話等を利用できる。	電話等をあまり利用できない。	電話等を利用できない。
	5	情緒の安定	感情のコントロールができ、安定している。	情緒は安定している。	情緒はだいたい安定している。	情緒はあまり安定していない。	情緒は安定しない。
	6	協調性	他人と力を合わせて助け合うことができる。	協調性はある。	協調性は普通である。	協調性はあまりない。	協調性はない。
III 作業力	1	体力	1日（7～8時間）を通して作業ができる体力がある。	1日（7～8時間）の作業ができる。	6時間程度の作業ができる。	半日（3～4時間）の作業はできる。	半日（3～4時間）の作業もできない。
	2	指示内容の遵守	指示された通りに作業をする。	指示通りに作業をする。	だいたい指示通りに作業をする。	あまり指示通りに作業をしない。	指示通りに作業をしない。
	3	機器・道具の使用	作業機器や道具類を教えられた通りに正しく使える。	機器・道具を正しく使える。	機器・道具をだいたい正しく使える。	機器・道具をあまり正しく使えない。	機器・道具を正しく使えない。
	4	正確性	見えなど正確に作業する。	正確に作業する。	だいたい正確に作業する。	あまり正確に作業しない。	正確に作業しない。
	5	器用さ	器用の方である。	器用である。	器用さは普通である。	あまり器用でない。	器用でない。
	6	作業速度	必要とされる作業速度（指導員の作業速度）がこなせる。	必要とされる作業速度の8割程度である。	必要とされる作業速度の6割程度である。	必要とされる作業速度の4割程度である。	必要とされる作業速度の2割程度である。
	7	作業変化への対応	作業の内容、手順等の変化に対応できる。	作業変化に対応できる。	作業変化にだいたい対応できる。	作業変化にあまり対応できない。	作業変化に対応できない。
IV 作業への態度	1	就労意欲	社会に出て働く意欲がある。	就労意欲がある。	就労意欲は普通である。	就労意欲があまりない。	就労意欲がない。
	2	質問・報告・連絡	必要な時に適切な質問、報告（作業の終了、失敗等）・連絡ができる。	質問等ができる。	質問等がだいたいできる。	質問等があまりできない。	質問等ができない。
	3	時間の遵守	時間（作業開始時間、締め切り等）を守る。	時間を守る。	時間をだいたい守る。	時間をあまり守らない。	時間を守らない。
	4	積極性	作業に自分から積極的に取り組む。	作業に積極的に取り組む。	作業にだいたい積極的に取り組む。	作業にあまり積極的に取り組まない。	作業に積極的に取り組まない。
	5	集中力	作業への集中力がある。	集中力はある。	集中力は普通である。	集中力はあまりない。	集中力はない。
	6	責任感	与えられた作業や当番などは最後までやる。	与えられた作業や当番などは最後までやる。	作業や当番などはだいたい最後までやる。	作業や当番などはあまりやらない。	作業や当番などはやらない。
	7	整理整頓	作業場の整理整頓ができる。	整理整頓ができる。	整理整頓がだいたいできる。	整理整頓があまりできない。	整理整頓ができない。

表2　令和2年度平均工賃（賃金）

施設種別	平均工賃（賃金）		施設数（箇所）	令和元年度（参考）	
	月額	時間額		月額	時間額
就労継続支援B型事業所（対前年比）	15,776円（96.4%）	222円（99.6%）	13,441	16,369円	223円
就労継続支援A型事業所（対前年比）	79,625円（100.8%）	899円（101.4%）	3,757	78,975円	887円

（厚生労働省発表資料より引用）

＜障害者差別の禁止＞

A　募集・採用時

点検項目	点検結果
1. 障害者であることを理由として，募集又は採用の対象から障害者を排除していない． （例）障害者からの応募を拒否することや，障害者でない者を優先的に採用することは差別にあたります．	はい ☐
2. 募集又は採用に当たって，障害者に対してのみ不利な条件を付していない． （例）障害者に対してのみ特定資格を有することを応募要件とすることは差別にあたります．	はい ☐

B　採用後

点検項目	点検結果
1. 労働能力を適正に評価することなく，「障害者だから」という理由で，賃金，配置，昇進，教育訓練，契約の更新，雇用形態の変更，定年，福利厚生などの面で差別的な取扱いをしていない． （例）次に掲げる措置を講ずることは差別に当たります． 　・障害者であることを理由として，昇進，教育訓練の受講，労働契約の更新，福利厚生の措置等の対象者としない． 　・一定の職務への配置，雇用契約の変更，解雇の対象者の選定等において，障害者のみに不利な条件を付す． 　・労働能力に基づかず，障害者を優先して降格や退職勧奨の対象とする．	はい ☐

＜障害者への合理的配慮の提供＞

A　募集・採用時

点検項目	点検結果
1. 障害者である応募者から合理的配慮の提供を求められた場合は，過重な負担（注）とならない範囲で，必要な配慮を提供することとしている． （例）視覚障害がある方に対し，音声などで採用試験を行うことや，聴覚・言語障害がある方に対し，筆談などで面接を行うことが配慮に当たります．	はい ☐

B　採用後

点検項目	点検結果
1. 雇用している障害者に対して，合理的配慮の提供（※）が事業主に義務付けられていることを知っている． （※）「合理的配慮」とは，障害者と障害者でない人との均等な待遇の確保または障害者の能力の有効な発揮の支障となっている事情を改善するための措置のことを言います．	はい ☐
2. 雇用している労働者が障害者であることを把握した場合（注）は，当該労働者に職場で支障となっている事情がないか確認をしている． （注）障害者の把握・確認をする場合は，利用目的を明確にし，業務命令として回答を求めるものではないことを伝えた上で，プライバシーに十分に配慮して行う必要があります．	はい ☐
3. 障害者から支障となっている事情があると確認された場合は，過重な負担（注）とならない範囲において，合理的配慮を提供している．	はい ☐
4. 雇用している障害者からの相談に応じるための相談窓口を設置して，雇用している労働者に周知をしている．	はい ☐
5. 雇用している障害者が合理的配慮に関して相談したことを理由に，不利益な取扱いをしていない．	はい ☐

図4　事業主の皆様へ　自主点検資料〜障害者の差別禁止・合理的配慮の提供のために〜

（厚生労働省発表資料より引用）

211

索引

就労支援の作業療法
　─基礎から臨床実践まで─　　　　　　　　　　　ISBN978-4-263-26663-2

2022年9月10日　第1版第1刷発行

　　　　　　　　　　　　　　　　　　　　　編　者　中　村　俊　彦

　　　　　　　　　　　　　　　　　　　　　　　　　建　木　　　健

　　　　　　　　　　　　　　　　　　　　　　　　　藤　田　さより

　　　　　　　　　　　　　　　　　　　　　発行者　白　石　泰　夫

　　　　　　　　　　　　　発行所　医歯薬出版株式会社

　　　　　　　　　　　〒113-8612　東京都文京区本駒込1-7-10
　　　　　　　　　　　TEL.（03）5395-7622（編集）・7616（販売）
　　　　　　　　　　　FAX.（03）5395-7624（編集）・8563（販売）
　　　　　　　　　　　https://www.ishiyaku.co.jp/
　　　　　　　　　　　郵便振替番号 00190-5-13816

　　乱丁，落丁の際はお取り替えいたします　　　　印刷・木元省美堂／製本・愛千製本所
　　　　　　　Ⓒ Ishiyaku Publishers, Inc., 2022. Printed in Japan